方邦江治疗急重疑难病证学术经验

主审　方邦江

主编　周　爽　卜建宏

孙丽华　宋景春

中国中医药出版社

·北京·

图书在版编目（CIP）数据

方邦江治疗急重疑难病证学术经验 / 周爽等主编 . —北京：中国中医药出版社，2018.9

ISBN 978 – 7 – 5132 – 5111 – 2

Ⅰ.①方… Ⅱ.①周… Ⅲ.①中医急症学 – 中医临床 – 经验 – 中国 – 现代②疑难病 – 中医临床 – 经验 – 中国 – 现代 Ⅳ.① R249.7

中国版本图书馆 CIP 数据核字（2018）第 160239 号

中国中医药出版社出版

北京市朝阳区北三环东路 28 号易亨大厦 16 层

邮政编码 100013

传真 010-64405750

廊坊市三友印务装订有限公司印刷

各地新华书店经销

开本 880×1230 1/32 印张 17.5 字数 331 千字

2018 年 9 月第 1 版 2018 年 9 月第 1 次印刷

书号 ISBN 978 – 7 – 5132 – 5111 – 2

定价 58.00 元

网址 www.cptcm.com

社 长 热 线 010-64405720

购 书 热 线 010-89535836

维 权 打 假 010-64405753

微信服务号 zgzyycbs

微商城网址 https://kdt.im/LIdUGr

官 方 微 博 http://e.weibo.com/cptcm

天猫旗舰店网址 https://zgzyycbs.tmall.com

如有印装质量问题请与本社出版部联系（010-64405510）

《方邦江治疗急重疑难病证学术经验》
编委会

学术顾问

晁恩祥　沈宝藩　朱培庭

主　审

方邦江

主　编

周　爽　卜建宏　孙丽华　宋景春

副 主 编

陈　淼　郭　全　沈桢巍　王长德　徐中菊

编　委（以姓氏拼音为序）

Chemen Kurbanova（土库曼斯坦）

Mina Mirahmadpou（伊朗）

Seidikhalyk Zhanar（哈萨克斯坦）

阿里木江·牙生

卜建宏	蔡仪丽	曹　敏	陈宝瑾
陈　钢	陈　淼	陈燕琼	陈振翼
戴彦成	邓　冬	冯蓓蕾	耿　赟
郭　全	黄金阳	黄　烨	季学清
李华成	梁晓强	凌　丽	刘　月
鲁婵婵	陆姣姣	陆逸莹	马智慧
潘志国	彭　博	彭　伟	沈俊逸
沈桢巍	宋景春	孙丽华	屠玉文
汪　翔	王　蓓	王　宏	王　林
王　炜	王长德	吴秋成	解婉莹
徐中菊	闫　诏	杨　婕	叶苗青
郑　友	赵　平	朱　玲	邹长鹏

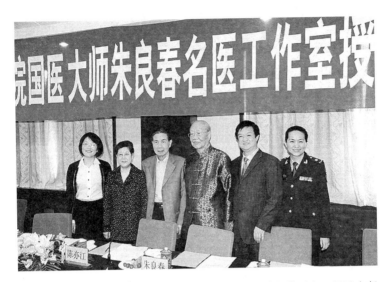

◇ 方邦江教授在向著名中医流派"孟河医派"学术传承人、国医大师朱良春教授拜师仪式上与上海市卫生局副局长、中医药发展办主任郑锦教授和国医大师刘嘉湘教授、上海市名中医陈湘君教授夫妇合影

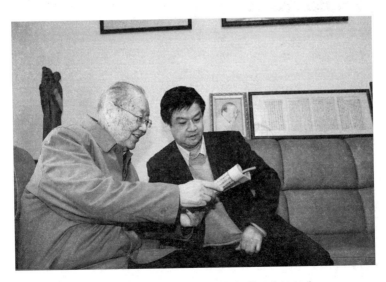

◇ 国医大师朱良春教授指导弟子方邦江教授学习中医经典

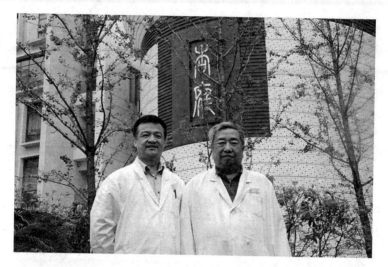

◇ 方邦江教授与国家非物质文化遗产、著名海派中医"顾氏外科"学术传承人、上海市名中医、恩师朱培庭教授合影

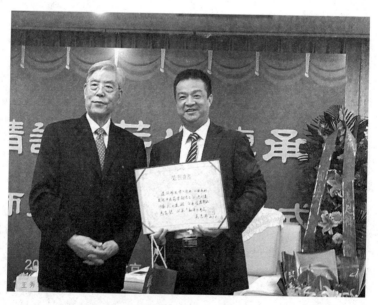

◇ 方邦江教授与国医大师晁恩祥教授在拜师仪式上合影

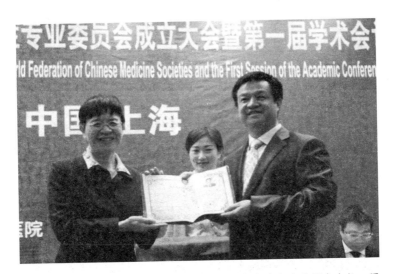

◇ 方邦江教授当选为世界中医药学会联合会急症专业委员会会长，原国家卫生部副部长、国家中医药管理局局长、世界中医药学会联合会会长佘靖为方邦江教授颁发证书

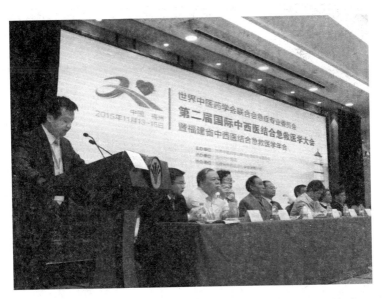

◇ 方邦江教授参加国际中西医结合急救医学大会并做大会主题报告

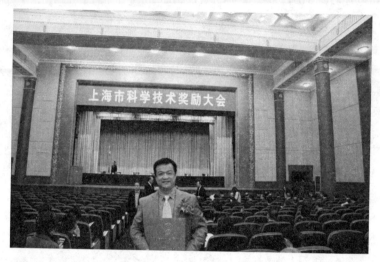

◇　2015年方邦江教授获得上海市科技进步一等奖

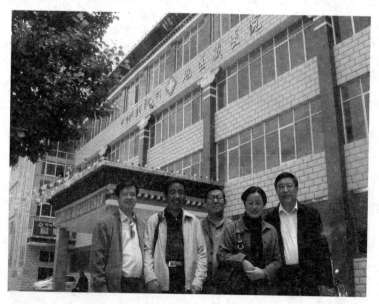

◇　方邦江教授作为首批上海市卫生局对口支援讲学专家指导西藏自治区日喀则地区藏医院工作

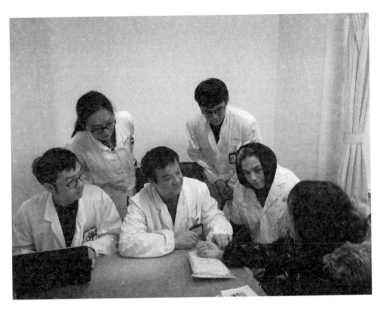

◇ 方邦江教授指导学生临证

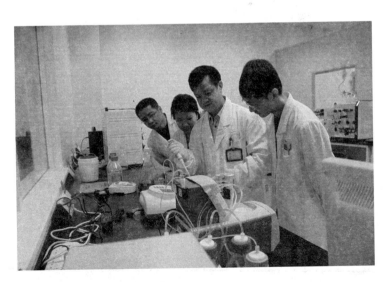

◇ 方邦江教授指导研究人员

方邦江教授简介

  方邦江博士是上海中医药大学附属龙华医院急救医学科主任、急救医学教研室主任、急救医学研究室主任、主任医师、教授、博士研究生导师。现为国家卫生健康委员会国家重点临床专科中医急诊科学科带头人，国家中医药管理局重点学科中医急诊学学科带头人，国家中医药管理局中医急诊临床基地学科带头人，国家中医药管理局急诊协作组组长，上海市重点临床专科中医急诊科学科带头人，上海市重要薄弱学科急诊与危重病医学学科带头人，上海市卫健委急诊、ICU质控中心委员兼中医、中西医结合医院质控组长，中国中西医结合学会急救医学继续教育基地主任。兼任上海市中医药学会急诊分会主任委员、上海市医学会急诊分会副主任委员、中华医学会急诊分会全国常委兼重症医学组副组长、中国医师协会急诊分会全国常委兼中西医结合急重症专业委员会主任委员、中国中西医结合学会急救医学专业委员会副主任委员、中国中西医结合学会重症医学专业委员会副主任委员、世界中医药学会联合会急症专业委员会会长等职务。

沈　序

伟大领袖毛主席指出："中国医药学是一个伟大的宝库，应当努力发掘，加以提高。"

习总书记在中国中医科学院成立 60 周年纪念大会发来的贺信中，更具体指明："希望广大中医药工作者，增强民族自信，高攀医学高峰，深入发掘中医药宝库中的精华，充分发挥中医药独特优势，推进中医药现代化，推动中医药走向世界，切实把中医药这一祖先留给我们的宝贵财富，继承好，发展好，利用好。"

方邦江教授是海内外享有盛誉的著名中医、中西医急症医学专家，潜心从事中医、中西医结合治疗急危重症 30 余载，积累了丰富的临床经验。在周爽教授的组织下，由其门生编撰出版的《方邦江治疗急重疑难病证学术经验》，就是继承、发展中医药，推进中医药现代化的重大举措。

综观此书，资料丰富，论点明确，论据精当，尤为可贵的是创新颇多。如倡"急性虚证"学说指导治疗急危重症；创新提出"早期截断、扭转"的"治未病"学术观点，用于防治脓毒症多脏器功能衰竭等疾病，无不展现出其丰富的中医治疗急危重症学术经验和闪烁智慧光芒的创新思想。

本书理论联系实际，辨病、辨证和辨体质相结合，并与中医药的现代研究成果融合，因而还具有中西医结合的特点。继承中有发扬，发掘中有创新，是一部对临床、教学、科研都很有参考价值的杰作。

吾耄耋之年，得见此上乘佳作，不敢懈怠，谨志数言，表达颂贺之忱。

国医大师 沈宝藩

2018 年 3 月

施 序

　　数千年来，在没有现代医学介入的漫长历史长河中，中医学为中华民族的健康和繁衍做出了巨大贡献，形成了完整的理论体系，积累了丰富的实践经验。其中中医急救理论与技术更是中医学术的精华之所聚。《方邦江教授治疗急重疑难病证学术经验》的出版，不仅是对方邦江教授三十多年中医、中西医结合治疗危急重症学术经验的传承，更是在当今中医急救处于弱化的历史背景下，对弘扬中医、振兴中医急诊的重要贡献。

　　方邦江教授严谨务实，对中医急诊事业执着追求是造就他今日学术成就的最根本源泉。方教授早年即坚定投身于中医急诊专业，在长期临床中，形成了独到的治疗急危重症的学术经验和学术观点，医、教、研同步发展，建树良多。中医药的生命在于临床，中医药的关键在于疗效。方邦江教授的学术经验源于长期的急救临床实践，如他率先系统地提出并打破了"急则治其标"的传统学术观念，首倡"急则亦可治其本"的学术观念；"早期截断、扭转"的"治未病"思想指导治疗脓毒症及其防治多脏器功能衰竭的临床理论体系；创造性提出的"复元醒脑"学术思想运用于脑复苏等重症脑病，这其中深刻蕴含了他在中医学理论上的继承与创新。故而，本书撷取了方邦江教授学术精髓和临床经验。

今闻周爽教授携卜建宏教授等门人在方邦江教授从事急救事业 35 年之际，系统整理编著了《方邦江教授治疗急重疑难病证学术经验》一书，并有幸先睹，实为一部不可多得的有关中医药治疗急危重症的示范之作，感慨至深。中医学自医圣张仲景伤寒六经辨证始，以至历代如孙思邈、金元四大家、明清温病学说兴起无不缘于急危重症之救治，革故鼎新，游刃于膏肓之疾，起死回生，创造了辉煌的历史，积累了宝贵经验，成为中医药学伟大宝库的重要组成部分。然而，历史的车轮已经进入一个多元文化汇聚的新时代，西学东渐，现代医学近百年来在世界范围内几乎是一统天下，在中国也不例外。虽然有党的中医政策和五千年中华传统文化的支撑，中医药学以其独特的优势深受亿万民众的信赖，但往往定格于慢性病的防治，而于急诊往往无用武之处，亦无立足之地。方邦江教授值得令人崇敬之处正是他敢于创新，不畏艰辛与风险，从而在他主持的龙华医院急诊科开创了一片新的天地，打造了中西医结合急诊的创新模式和医、教、研一体的高端平台，并且形成了自己的独创学术思想和宝贵经验。正是"人间四月芳菲尽，山寺桃花始盛开。长恨春归无觅处，不知转入此中来。"（白居易《大林寺桃花》）习近平总书记号召中医药事业要努力实现创新性发展，创造性转化。我以为方邦江教授和他的学术团队当为之楷模，他们的成就应当得到推广，可为同道之枕鉴，后学之圭臬。相信本书的出版，必将促进中医急诊学术发展并产生积极影响，故欣而为序。

上海中医药大学原校长
上海市中医药学会原会长
中华中医药学会原副会长

2018 年 5 月

编写说明

　　方邦江教授是我国急救医学界知名的中医急危重症医学专家，在中医、中西医结合急救领域辛勤耕耘35载，锲而不舍，积累了丰富的中医药治疗急危重症经验，形成了独特的学术理论体系。

　　方邦江教授是1984年卫生部发布关于《医院急诊科（室）建设方案》的通知后，建立急诊科室的第一批我国急诊专业医师。早年大学毕业后在基层中医药治疗急重疑难病证的实践和历练，奠定了他日后良好的临床基础。凭着顽强的毅力和优异的成绩方邦江教授先后完成了硕士、博士研究生与博士后的学习研究工作，极大地丰富和提高了他的理论知识和研究能力。他在跟师上海市名中医朱培庭教授，全国名中医陈绍宏、陈如泉教授，国医大师朱良春、晁恩祥等诸名家学习过程中，深得诸名家大师治疗急危重症之真传并加以创新应用。已故著名国医大师陆广莘教授生前常讲"巨人肩上攀登，继承就是创新"。陆老的精神在方邦江教授身上得到了充分的印证与体现。

　　方邦江教授在学术上的深邃思想和远见卓识，在治疗急危重症方面实可谓独树一帜。如他率先系统提出的"早期截断、扭转"的"治未病"思想指导治疗脓毒症及其防治多脏器功能衰竭的临床理论体系；创新拓展中医"治痿独取阳明""肺与大肠相表里"理论，采用"中药灌肠""胃肠减压技术"治疗呼吸衰竭，解决呼吸机上机和脱机困难；创造性提出的"复元醒脑""荣脑醒神"的学术思想运用于脑复苏等重症脑病；首创中医"序贯疗法"治疗缺血性中风；开创性提出"耐药菌感染"之中医"脾胃中枢失衡"核心病机，从脾、从湿论治的学术观点。尤其是他在总结借鉴前人学术经验的基础上，首次系统提出的"急性虚证"理论，更是基于临床实践，另辟蹊径，打破了"急则治其标"的传统学术观念，首倡"急则亦可治其本"的学术观念，极大地丰富和发展了中医药治疗急危重症的急救理论体系等。这些无一不反映方邦江教授对发展中医药治疗急重疑难病证的真知灼见和突出贡献。在当今疑难急危重症已成为严重制约中医药生存与发展的时期，方邦江教授治疗急危重症的学术思想和经验显得尤其难能可贵。

　　在周爽教授的组织下，吾等门生有感于恩师数十载诊治急重疑难病证的宝贵经验，不揣寡陋，特总结成书，以飨同仁。本书共分为六章，分别从医家传略、学术思想、学术经验、临证验案、用药经验、薪火传道等方面，介绍了方邦江教授治疗急危疑难重症的学术经验。在本书编写中，方邦江教授再三要求本着严谨求实的精神，对本书编撰进行了严格把关。可以讲每一个医案、每一段医话、每一种药物都是方邦江教授真实的临床写照。本书无论从理论体系还是临床实践，都充分体现了方邦江教授丰富的临床经验以及由此凝聚而成的学术思想。

衷心感谢国医大师晁恩祥教授、沈宝藩教授，全国名老中医朱培庭教授对本书的悉心指导和审阅。上海中医药大学原校长、上海中医药学会原会长施杞教授，上海中医药大学校长、上海市医学会会长徐建光教授，上海市卫生和计划生育委员会领导郑锦教授，上海中医药大学附属龙华医院院长肖臻教授等有关领导对本书给予了热情鼓励和大力支持，并在百忙之中为本书作序、题跋。本书尚得到上海市重要薄弱学科急诊与重症医学学科建设项目、全国名老中医朱培庭工作室项目、国医大师晁恩祥工作室项目、国医大师朱良春工作室项目的支持，在此一并谨致谢忱。

《方邦江治疗急重疑难病证学术经验》编委会

2018 年 3 月

目　录

第一章

医家传略

（本文摘选于 2013 年 3 月 7 日《人民政协报》"救死扶伤显神韵，真情待患春满园"采访纪实）

在我国医学界，有一位颇负盛名的中医急诊专家，他数十载辛勤耕耘，锲而不舍，如今硕果累累，誉满医界。他就是我国著名中医急诊医学专家方邦江。他苦学医科，行医济世，怀着对患者高度负责的态度，赢来了患者对他的高度信赖和赞誉。

方邦江，上海中医药大学附属龙华医院急诊科博士生导师、博士后导师，现任国家中医药管理局重点专科协作组组长、上海市中医药学会急诊分会主任委员、世界中医药学会急症专业委员会会长，也是当时全国中医系统中，唯一在中华医学会急诊分会、中国医师协会急诊分会等西医专业兼具常委的中医医务工作者。30 多年来，方邦江教授从事中医、中西医结合急救临床与研究工作，在中医药救治脓毒症、脑复苏、脑卒中、急腹症、多脏器功能衰竭等急危重症领域建树颇多。他所带领的急诊医学科已建设成为著名的国家重点临床专科、国家区域中医急诊与重症医学诊疗中心、国家中医药管理局重点学科和重点专科、中国中西医结合急救医学继续教育基地等，获得了全国中、西医急救医学系统同行的广泛认同和赞誉。其学科和个人工作业绩先后被《人民日报》《解放日报》《文汇报》《中国中医药报》《健康报》、中央电视台、上海电视台等众多媒体宣传报道。

立志岐黄 大器初成

20 世纪 60 年代方邦江出生在鄂西北地区，紧邻"医圣"张仲景故里。方邦江回忆年少时期讲道："当时家乡经济落后，缺医少药，在家乡良好的中医医疗氛围中耳濡目染，潜移默化。中医药"简、便、廉、验"的临床疗效使年少的他立志要在中医药这个伟大的医学宝库里奋斗终生，造福人民。1983 年，方邦江以优异成绩完成大学教育，积极响应国家对大学生分配提出的"面向基础，服务祖国"的号召，主动要求回到家乡农村。方邦江被分配到距"医圣"张仲景故里河南省邓州市一步之遥的湖北省老河口市孟楼镇医院。当时他是"文革"后医院第一个大学生，市卫生局和当地政府非常重视，但方邦江克服困难，没有向组织提任何要求。由于当时医疗条件十分落后，使学习中医的他在治疗急重疑难病证方面有了尝试和用武之地。为了方便服务患者，他用自己刚领的工资买了辆自行车做交通工具，时常走村串户，走访患者。他刻苦钻研，虚心向老医师学习，自己的工资几乎都用来买了医学书籍。虽然自己有经济困难，但每当看到患者无钱治病时，方邦江都会主动帮患者支付医药费。1984年，当地一苗姓民办教师患上"肾病综合征，肾功能不全"，因家贫病重，被当地上级医疗机构——"市人民医院"宣判"死刑"，放弃医治在家。方邦江得知后，立刻来到患者家，当时患者高度水肿、少尿，多个脏器功能不全。为了更好地观察病情，他吃住在患者家，并通过研究文献和病情，大胆应用具有毒性作用的"攻逐水饮"方"十枣散""舟车丸"，并配合玉米须煮粥食疗等治疗方法。功夫不负有心人，该患者经过一个多月的治疗转危为安，病情痊愈。方邦江全心为民的高尚医德和妙手回春的医疗技术，引得湖北襄阳、河南南阳等地方圆几百里的疑难杂症患者慕名到这家"小医院"来找他这个小医生看病，于是，他成了远近闻名的"神医"。在赢得患者广泛信任的同时，当地政府和卫生部门十分重视他的成长。1985年，方邦江加入了中国共产党，并被组织选拔为该院业务院长，成为当时全市最年轻的医院院长。1986年，组织欲调其到市卫生局工作，被他婉言谢绝。后来，组织为了更好发挥方邦江的学术引领作用，调其到老河口市中医院任内科主任兼急诊科主任。这使其医疗水平日益提高，业务能力有了更大的施展舞台，从而救治了更多的危急疑难患者。

时隔30年，当时老河口市供电局病友马云华在网络留言时忆起当年看病的情形，深情地写道："我脑血栓住院后仍头晕无力，方邦江大夫为我诊治。我服用三剂中药后病情顿轻，连服 1 个月后，最终治好了疾病。后来他去读博士，回老河口又为我开方，使我有了战胜疾病的信心。如今，我已过古稀之年，仍然健康的生活，我永远感谢方邦江大夫！"时任老河口市市长、现任湖北省人大农工委副主任的高全明同志如是评价："方邦江同志不愧为一个对患者极其热诚，对医术精益求精的时代楷模。"

精勤不倦　博采众长

1984 年，方邦江教授在原国家卫生部关于《医院急诊科（室）建设方案］的通知后，第一批建立急诊科室的急诊专业医师。在扎实掌握中医基础理论的同时，他渴望学到更多知识，于是他先后向全国多位著名老中医拜师学艺、求知取经。1990 年，为了更好地提升中医急救水平，方邦江只身投学于四川省十大名中医、全国中医急诊创始人之一的著名中医急诊大家、成都中医药大学附属医院陈绍宏教授门下，在陈绍宏教授悉心传授下，通过两年多的临床跟师学习，方邦江的中医急救理论和临床水平得到了大跨步提高，尤其是在中医药治疗"消化道出血""呼吸系统急危重症"等领域深得陈老真传。1992 年始，他又师从于我国著名中医内分泌和血液病专家、湖北中医药大学附属医院陈如泉教授，在中医内分泌和血液病急诊临床和科学研究方面积累甚多。其研究成果获得了湖北省人民政府授予的科学技术进步奖等多项奖励。在完成硕士、博士研究生教育后，为了不断拓展中医急救知识，提高科学研究水平，方邦江来到素有"中医殿堂"之称的国家四大中医临床基地之一的上海中医药大学附属龙华医院博士后流动站进行博士后研究工作，其合作导师是全国著名中西医结合专家、上海市名中医朱培庭教授。在导师的倾力指导下，他深得"海派中医"——国家非物质文化遗产"顾氏外科"治疗急危重症精髓。方邦江的科学研究水平突飞猛进，其中医药治疗"急腹症"相关研究先后获得中国博士后科学研究基金、国家自然科学基金、国家中医药管理局科学研究项目等研究课题，是上海中医药大学附属龙华医院博士后流动站建站以来首位获得国家科学研究基金项目资助的在站博士后。其研究成果先后获得国家教育部高等学校科技进步奖、中华中医药学会科技进步奖、上海市科学进步奖等多项科学奖励。

国医大师朱良春教授是国家授予的首届"国医大师"，在海内外享有盛名，从医 70 余载，在治疗疑难危急重症和虫类药物临床应用方面具有丰富的临床经验，是我国较早提出辨证与辨病相结合的中医临床专家。晁恩祥教授是第二届"国医大师"，是我国中医急诊和中医呼吸疾病学科奠基人之一，从医 60 余年，长于肺病急症，创新中医"风邪"理论，形成风咳、风哮辨治体系，在近年我国抗击"非典"等重大传染疾病中做出了突出贡献。二老有感于方邦江对中医急诊事业的献身精神和扎实的中医专业知识，在耄耋之年，由有关政府部门指导和专家的见证与主持下，破例纳方邦江为入室弟子。通过数年潜心跟师学习，方邦江在治疗急危疑难重症，尤其是虫类药物的呼吸系统急症临床应用方面收获颇丰，成为我国著名中医流派"孟河医派"的重要学术传承人，总结完成了朱老学术经验专著《国医大师朱良春治疗疑难危急重症经验集》，并先后负责主编了系统介绍我国国医大师临床经验的《国医大师治疗危急重症经验》等重要学术专著，牵头制定了国家中医药管理局"喘证（慢性阻塞性肺疾病急性加重期）""外感热病（医院获得性肺炎）"的中医诊疗方案和中医临床路径等国家标准。

天道酬勤，方邦江凭着坚定毅力和"勤求古训""博采众长"的学术信念，通过 30 年的临床历练，积累了丰富而又独特的经验，使他中医、中西医结合治疗急重疑难病证的临床技能与研究能力越发炉火纯青，被同行誉为上海"中医急诊第一人"。

衷中参西　创造奇迹

临床中，方邦江教授始终聚焦急危重症，着眼于急救医学中尚有诸多现代医学无法攻克的"难关"和"禁区"。如"多脏器功能衰竭""脑复苏""肺纤维化"等，迄今仍使人望而却步。面对一个个鲜活的生命从自己身边逝去，方邦江异常痛心，同时也激起了他立志在急救医学领域攻克世界难症的雄心壮志。

如今，他谈起 2010 年上海世博会期间发生的一个病例仍深感痛心，惋惜不已。有一位身负上海世博会安保任务、年仅 20 岁的战士，因病突发循环、消化、泌尿、呼吸等脏器功能衰竭送医院抢救，虽然医护人员高度重视，全上海市急救医学专家联手救治，但最终还是不幸死亡。看到家属悲痛欲绝的伤心场景，方邦江的心被深深刺痛，也再一次鼓起了向世界难症发起"进军"的决心。

2011 年，有一年轻女性在手术过程中突发心脏、呼吸停止，因心肺复苏后出现"多脏器功能衰竭"，在上海一所西医医院急救中心救治半个月仍处于持续高热、深度昏迷，并发继发性癫痫、脓毒症休克、呼吸衰竭等，病情垂危。医生告之家属患者已属不治，随时可能死亡，故家属慕名将患者转诊方邦江教授。方邦江查阅了古今中外大量有关文献，请教名老专家，大胆摒弃传统中医学"醒脑开窍"之法，独辟蹊径，开创性地提出了以大剂量人参为主的"复元醒神"法运用于"脑复苏"的治疗。经过 1 周的治疗，患者体温恢复正常，脱离呼吸机治疗，并出现意识恢复迹象；半个月治疗后患者意识苏醒；治疗 1 个月痊愈出院，创造了生命奇迹。患者丈夫感动至极，跪地向方邦江道谢："方主任您救了我爱人，就是救了我们全家啊，您是我们家永远的大恩人！"这个病例让上海急诊学界震惊了，全国急诊学界也给予了高度评价，得到了全国媒体的广泛关注。他的成功给中医药介入

"脑复苏"治疗带来了曙光，也更加坚定了方邦江攻克急诊难关的信心。

2012年，一澳大利亚籍中年男子因高热以脓毒症休克、急性左心衰竭、急性肾功能不全、急性弥散性血管内凝血等多脏器功能衰竭收治该急诊科。当时患者病情特别危急，血小板下降至 $20×10^9/L$，不及正常人的 $1/10$，已有明显自发出血，情况十分危急，治疗十分棘手。"多脏器功能衰竭"中医没有同类疾病，只是在浩瀚中医古籍里有零星类似证候的记载，并没有对应的治疗方法。看到患者及家属伤心绝望的眼神和投来的饱含期待的目光，方邦江教授在原有临床基础上结合病理分析，创造性地采用中医"益气扶阳止血"等方药结合血液净化技术，以中药防治因血小板过低使血液净化治疗过程可能出现的出血风险。为了更好地观察病情，他放弃了手里的其他工作，日夜守护在患者身边，通过1周的精心治疗，患者器官衰竭得到纠正，从死亡线上拉了回来。出院前，患者十分感激，拥抱着他说："方教授您让我见证了中医药的神奇。您是我见到的世界上最伟大的医生，我一生都要谢谢您。"

方教授在中医药治疗急危重症领域取得了重大进展和突破，不断有全国各地的患者前来就医。方邦江受邀到全国四处会诊、讲学，他的丰富中西医急救理论与实践经验、仁善之心和幽默的感召语言深深感染着同行和患者。他的会诊、讲学几乎遍布全国中、西医高等院校和医院。他先后被组织委派到西藏、新疆、革命老区以及边疆地区进行讲学、诊疗。2010年，方邦江参加上海市首批医学专家团兼保健医生赴西藏日喀则地区半个月的医疗对口支援（前几次因严重高原反应中途返回），在海拔5000多米的高原地区，他不顾自己高血压和严重呕吐、头痛、失眠等高原反应，每天坚持4个多小时讲学和各地的会诊活动。他高超的技术、良好的医德和不畏艰苦的拼搏精神深深感动了藏族同胞和专家组的成员，受到当地政府和医患的欢迎和高度评价。在医学最高学术组织中华医学会急诊分会和中国医师协会急诊分会中，他是全国中医系统唯一的全国常委。其学术地位可见一斑，他是全国中医系统少有的享誉于西医同行的著名中医急救专家。他以德服人、以术服人的崇高风范赢得了全国同行和患者的广泛赞誉。他曾先后被聘为湖北省"楚天学者"、海南省"候鸟人才"，被湖北中医药大学、宁夏医科大学、西南医科大学、河南中医药大学第一附属医院、河南中医药大学第二附属医院、浙江中医药大学附属温州中医院、南京中医药大学附属南通中医院、广州中医药大学附属三亚中医院、甘肃中医药大学附属甘肃省中医院、上海市中西医结合医院、湖北省黄石市中医院、黑龙江省齐齐哈尔市第一人民医院、云南省建水中医院等全国十余家高等院校和三级医院聘为特聘教授、兼职教授、终身教授等。他个人多次被全国有关政府和组织授予"全国急诊医师中坚""全国优秀中医急诊专家""优秀共产党员""优秀科主任""优秀研究生导师""优秀对外金牌教师"等光荣称号。

面对"世界难症",方邦江满怀信心地说:"中医学是个伟大的宝库,早在公元前春秋战国时期,我们的祖先在《黄帝内经》中就告诫我们,世上无不治之症,所谓言不可治者,只是未得其术罢了。我们相信,只要潜心学习,与时俱进,充分发挥中医学、西医学和科学技术的优势,所谓的难关、禁区我们一定能闯过!"

百尺竿头　继往开来

中医药治疗急危重症具有悠久历史,其内容丰富,在没有西方医学介入的漫长年代中,一切急、慢性疾病尽在中医治疗之中。历史上著名的医家扁鹊、华佗、孙思邈、张仲景、叶天士等皆是急救大家。在现存的史料中,中医有大量救治急危重症的记载。早在1700多年前东汉时期,"医圣"张仲景所著的《金匮要略》杂疗方中就有关于"心肺复苏"的记载:"救自缢死,且至暮虽已冷必可治;又云,心下微温者,一旦以上犹可治。"方法是:"徐徐抢前,一人以手按胸上数动之,一人摩捋臂胫屈伸之。若已疆,则渐渐强屈之……如此一炊顷,气从口出,呼吸眼开,而犹引按莫置。"其与现代心肺复苏术如出一辙,比起始于中世纪的西方心肺复苏技术要早得多。可见中医药救治急危重症已非常成熟,中医药为保障中华民族的生命健康与繁衍做出了巨大贡献。但是近代以来,由于西医学的冲击,以及其他客观因素影响，中医急诊学的发展出现低谷，甚至倒退，发展中医急诊已刻不容缓。

在认真做好传承工作基础上，方邦江教授在中医药治疗急危重症上勇于大胆创新。他所提出的用"复元醒神"法治疗"脑复苏"；"表里双解，早期截断"防治脓毒症多脏器功能衰竭等，先后获得了多项上海市和国家科研课题资助和奖励。在系统总结名老中医顾伯华、朱培庭教授治疗胆石症等急腹症的基础上，方邦江率先从代谢和胆道动力学途径揭示利胆中药治疗胆石症的作用靶点与机制，丰富了中医治疗急腹症的理论体系。其有关诊疗技术已纳入国家级指南和全国高等中医药教材《中西医结合急救医学》中，被国家市场监督管理局、国家中医药管理局列为国家标准在全国推广应用，以第一完成人获得国家教育部科技进步二等奖、上海市科技进步一等奖（当年上海市中医药类唯一的一等奖）。近年来，方邦江教授先后承担了国家自然科学基金、国家科技部"十五""十一五""十二五"重大项目以及其他省部级以上科研课题 20 余项，发表医学论文 300 余篇，主编医学著作《中医急诊内科学》《国医大师治疗危急重症》等 10 余部，主持编写了全国本科生、研究生和规培生国家规划教材《急救医学》《中医急重症学》《中西医结合急救医学》《中西医结合急救医学临床与研究》10 余部，获得省部级以上科研成果奖励 10 余项。

方邦江教授还是上海中医药大学首批全英语博士生导

师，并在充分发挥创建国际正式学术组织世界中医药学会联合会急症专业委员平台的基础上，与全球30多个国家急救学科建立了学术联系与交流机制，先后在境内外组织了10余次大型国际中西医结合急救医学大会。迄今培养海内外博士后、博硕士研究生、留学生50余人，跟师学生40多人，并成为全国各大中西医院的学术骨干和学科带头人。其学科形成了以"脑复苏""耐药菌感染""急腹症"等具有鲜明中西医结合特色的急救医学学科，得到了国内外急救同行的广泛认同和赞许。

第二章

学术思想

一、名医之路

　　方邦江教授大学毕业后响应国家号召，被分配到距"医圣"张仲景故里河南省邓州市一步之遥的湖北省老河口市孟楼镇医院。那里中医氛围浓郁，当时他也是"文革"后医院第一个大学生，由于当时医疗条件十分落后，使学习中医的他有了用武之地，在治疗急重疑难病证方面有了尝试和起始。当时医院条件差，上级医师少，因此无论是内、外、妇、儿各科的患者均得诊治，对个人能力的挑战很大。面对缺医少药的农村，尤其是农民的贫穷和疾苦，他几乎白天看病，晚上看书，除了深入研习中医四部经典和中医其他古籍如《景岳全书》《神农本草经》《本草纲目》《千金要方》《临证指南医案》等外，还要大量学习西医急救知识以备临床所需，同时还要汲取民间验方，搜集"简、便、验、廉"的中医治法和方药，力求使基层群众少花钱看大病。当时一苗姓民办教师患上"肾病综合征，肾功能不全"，因家贫病重，被当地上级医疗机构——"市人民医院"宣判"死刑",放弃医治在家。方邦江得知后,立刻来到患者家,患者已呈现高度水肿、少尿,多个脏器功能不全。为了更好地观察病情,他吃住在患者家,并通过研究文献和病情,大胆应用具有毒性作用的"攻逐水饮"方"十枣散""舟车丸",并配合玉米须煮粥食疗等治疗方法。功夫不负有心人,患者经过一个多月的治疗转危为安,病情痊愈,这在当地反映强烈。在基层医疗单位度过的学习积累阶段,成为方师宝贵的人生财富,也为以后学术思想的建立打下了坚实的临床基础。

名师的指导与教诲是学业精进的重要源泉。方邦江教授一直告诫学生:"我的一点学术成就是站在巨人肩膀上获得的。众多名家的倾囊相授,加之自己的刻苦学习、反复临床实践,才能获得。"1984年,原国家卫生部关于《医院急诊科(室)建设方案》的通知后,方邦江成为我国第一批建立急诊科室的急诊专业医师,在担任市级医院的急诊科主任后,他有幸跟随全国名中医陈绍宏教授学习。陈绍宏教授是首届四川省"十大名医",也是我国现代中医急诊医学的奠基人之一。陈绍宏教授反对认为中医只是四平八稳的"慢郎中",只能治疗慢性病,只能调养。陈绍宏教授指出:在没有现代医学介入的漫长年代,中医对急危重症的治疗及保障中华民族的生命健康有着不可磨灭的贡献。随诊陈绍宏教授,方邦江教授的中医急救理论和临床水平得到了极大提高,尤其是在中医药治疗"消化道出血""呼吸系统急危重症"等方面深得陈老真传。方邦江教授在临床一线工作10余年后，深感临床研究的重要性，他婉言谢绝了当地领导们考虑的今后进一步重用，毅然决然地考取了湖北中医药大学的硕士生、博士生。再一次回到学校学习，师从全国名老中医陈如泉教授。陈如泉教授是我国中医学界血液病与内分泌病学大家。方邦江教授随诊陈如泉教授6年，不仅系统学习了中西医血液病学、内分泌病学理论，还培养了扎实的临床科研能力，为今后的临床与科研紧密结合奠定了良好的基础。

在长年的急诊工作中，方邦江教授已具备了较扎实的内、外、妇、儿各科理论知识及实践经验，但他认为学无止境，遂跨专业，投入上海市名中医朱培庭教授门下，系统地进行了博士后的研究生涯。朱培庭教授是"海派中医"流派重要组成部分"顾氏外科"的嫡系传人。"顾氏外科"是中医外科集大成者，于2014年被列为国家级非物质文化遗产代表项目，融疮疡病、肛肠病、乳腺病、皮肤病、急腹症等为一体，是具有鲜明中医特色和优势的中医外科学术体系。方邦江在朱培庭教授的悉心指导下，系统学习了"顾氏外科"的急腹症理论，并结合自己博士后研究特点，创新发展了中医急诊医学的以中医"胆胀病"为代表的"急腹症"理论。作为上海中医药大学附属龙华医院第一位优秀的出站博士后，也是全国"中医外科"领域第一位出站博士后，他秉承"海派中医"——著名国家非物质文化遗产"顾氏外科"创始人顾伯华先生"中医不仅能治慢性病，更能治疗急症""中医外科的发展是急腹症"的教导，潜心研究"急腹症"。其研究成果先后获得上海市科技进步一等奖等多项奖励。

方邦江教授始终践行"学海无涯"的信条，于2011年拜师首届"国医大师"朱良春教授。江南吴越大地是温病学派的发源地，历来名医辈出，曾孕育了叶天士、吴鞠通等诸多医学巨匠。近代以来，更是名医流派昌盛，而其中最耀眼的明珠即是"孟河医派"，其代表医家有费柏雄、马培之、巢崇山、丁甘仁（孟河四大家）。朱良春教授作为马家的入室弟子，也曾随诊丁甘仁得意门生章次公先生，深得丁、马两家真传。章次公先生曾手书"发皇古义，融汇新知"予朱良春教授，鼓励他努力进取。朱良春教授治学严谨，勤于实践，师古不泥，锐意创新，擅长虫类药治疗疑难杂症。作为朱良春大师喜爱的入室弟子，方邦江教授亲聆朱老教诲，深得大师应用虫类药物治疗疑难危重症的理论心法，成为学有特长的"孟河医派"新一代学术传承人。

晁恩祥教授是我国第二届"国医大师"，也是我国中医急诊医学的奠基者。他从医60余年，长于呼吸系统急症的治疗，其悉心钻研，创新中医"风邪"理论，形成风咳、风哮辨治体系。在抗击"非典"中，晁恩祥教授勇于担当，展现了中医药在治疗急症方面的特色。方邦江教授有感于晁恩祥教授的人格和风骨，一直潜心向大师学习，并于2017年正式拜于大师门下。方邦江教授虽然诊务繁忙，但还是坚持赴北京聆听大师的指教。方邦江教授通过系统学习晁恩祥教授的学术经验,更加完备了自己的急诊理论体系。在晁恩祥教授的指导下,其牵头制定了国家中医药管理局"喘证(慢性阻塞性肺疾病急性加重期)""外感热病(医院获得性肺炎)"中医诊疗方案和中医临床路径,并成为国家中医标准。

繁忙的医、教、研之余,方邦江教授谨记恩师朱良春"日有一得"的学习精神,长期坚持中医经典、现代科学与医学理论的学习。他认为:"中医历代名家大多是治疗急危重症的高手,无论是'医圣'张仲景,还是'金元四大家',以及温病大家叶天士、吴鞠通等,概莫如此。"中医经典是中医各科理论的源泉,是经过千百年临床实践的结晶,以四大经典理论著作为代表的中医经典蕴涵了丰富的内容,任何中医理论的创新,都离不开经典。他说:"经典是基础,学习中医药,如不熟读经典、跟随名师、深入实践、融会贯通,是不可能得其精髓而有所造诣的。"自古经典出医家,中国医学史上名医没有一个是不熟读经典的。不深入探索的,只有通过深入思考,通过心悟,再结合实践,把经典理论深入脑海里,才能有所突破与创新。不能限于今天理解了一段经义,治好了几个病就沾沾自喜,是要在这个基础上触类旁通、举一反三,才可以得出新的东西。所以现代医家不深入经典,那是很肤浅的。只有深入到经典,才能得其精髓,才能在理解上融会贯通。但是经典的学习是比较艰辛的,特别是《内经》,可以说是文简义博,理奥趣深。文字很简洁,意义很广博，道理很深奥，只有融会贯通了之后，其乐无穷，趣味很浓。而熟读经典，首先要通读原文，理解全书的主要精神，特别是分清精华和糟粕，把最好的精华部分拿来熟读，掌握它的精髓。正所谓："书读百遍，其义自见。"

经过30余载的临床历练和实践，方邦江教授形成了一系列独特的治疗急危重症的学术思想和经验。如率先系统提出"早期截断、扭转"的"治未病"指导思想治疗脓毒症及其防治多脏器功能衰竭的临床理论体系；创新拓展中医"治痿独取阳明""肺与大肠相表里"理论，采用"中药灌肠""胃肠减压技术"治疗呼吸衰竭，解决呼吸机上机和脱机困难；创造性提出的"复元醒脑""荣脑醒神"的学术思想运用于脑复苏等重症脑病；首创中医"序贯疗法"治疗缺血性中风；开创性提出"耐药菌感染"属中医"急性虚证"，从脾、祛湿论治的学术经验。尤其是他在总结借鉴前人学术经验的基础上，首次系统提出的"急性虚证"理论，更是基于临床实践，另辟蹊径，打破了"急则治其标"的传统学术观念，突破了"急则治其标"的传统理论，首倡"急则亦可治其本"的学术观念，极大地丰富了中医药治疗急危重症的急救理论体系等。

作为上海乃至全国中医急诊学科的领头人，方邦江教授潜心临床，侍诊名师，学习经典，创新开拓，完备了中医、中西医结合治疗急重疑难病证的理论体系，为我国中医、中西医结合急诊医学的发展打下了自己的烙印。

二、学术思想撷要

（一）急则亦可治其本

中医素有"急则治其标，缓则治其本"，方邦江教授认为这句话应该具体问题，具体分析。如果认为急症多因实邪入侵，病情就为实，就为标，这一点是有失妥当的。急症病因虽为外感六淫、疫疠、中毒、外伤等各种实邪，但外邪作用于人体的结果是正气迅速耗伤，表现为气血、津液、阴阳迅速耗损甚至耗竭，更何况还有各类失血、失液等急性虚证的病因，因此正气亏虚才是临床各种急危重症易产生严重后果的根本机制。即便是脓毒症、难治性外感热病早期邪实正亦实，但随着病情的发展，表现为正气急剧亏损，后期邪虽已去，但如不能及时补充耗散的正气，亦会出现阴阳离决，终告不治。方邦江教授以临床实践为基础，创造性地提出了"急症多虚"的理论。

方邦江教授指出，虽然《黄帝内经》等经典理论著作无"急症多虚"的观点，但相关记载比比皆是。如《内经》中记载"三虚至，其死暴疾也"（《灵枢·岁露论》）；"三虚相搏，则为暴病卒死"（《灵枢·九宫八风》）；"下虚则厥，上虚则眩"（《灵枢·海论》），而正气亏虚的结果就为"出入废，则神机化灭；升降息，则气立孤危"（《素问·六微旨大论》）。作为中国古代的内科全书——《景岳全书》中指出"气虚卒倒者，必其形气索然，色清白，身微冷，脉微弱，此气脱证也……血脱者如大崩、大吐或产血尽脱，则气亦随之而脱，故致卒仆暴死。"方邦江教授认为急性虚证产生的病因病机关键在于六淫、七情内伤、失血、失液、外伤等暴袭人体，导致的人体急剧的正气耗损，气血、津液、阴阳严重耗伤，甚至阴阳离决。而疫疠、中毒、脓毒症、难治性外感发热等病证，虽然早期多表现为实证，但还是有正气的严重亏耗，故疾病后期虽然邪已祛，但患者还是易发生临床不治。细考原因，关键机制还是在于正气严重虚耗未复。方邦江教授指出：虽然急性虚证无外气、血、阴、阳的亏耗，但又有"虚损"与"暴脱"之别。"虚"为"脱"之基础，"脱"是因"虚"无固守而致；但反过来，"脱"会导致"虚"不受补，因此治疗上更为棘手。

正因为正气亏损暴脱难复，在治疗急性危重虚证时，需在应用补气益血、养阴温阳之品时，药物剂量要大，药味要少，药性要专，如"独参汤""四逆汤"等。古代名家张景岳总结出的临床救治的主要药物是将"人参、熟地黄、附子、大黄"称为"中药四维"，视为治疗急危重症不可缺少的药物。其中四药之中，人参、熟地黄、附子三药均为补益药物。同时，因有正气暴脱之虞，故临证时还需加入固脱之品，这也是中西汇通大家张锡纯抢救危重病喜用龙骨、牡蛎、五味子等药的原因。方邦江教授也不排斥现代医学的发展对急重症巨大的帮助，他认为在危重病时期，静脉输注血制品、益气温阳养阴制剂，可以更好地助于正气来复，但同时要把握度的问题，需防"虚不受补"。其表现正如现代医学发现急危重症时容量过度可引起心力衰竭、肺水肿等并发症。

（二）脓毒症重在早期"截断、逆转"

脓毒症多属于中医外感温热病范畴，是临床急诊的常见疾病，中医认为病因多为感受六淫之邪或温热疫毒之气，导致营卫失和、脏腑阴阳失调，出现发热，伴有恶寒、面赤、烦躁、脉数等的一系列外感病证。属外感六淫为病者，其病多轻，病程较短，预后较好；而属疫疠毒气、体内正虚或内生之邪化火，又感六淫或疫毒者，其病多危重，病程较长，预后较差。现代多见于急性感染性疾病、急性传染病，包括病毒、立克次体、细菌、螺旋体及寄生虫等感染引起脓毒症与重症脓毒症，变症百生，最终可导致"厥脱"（休克）、"多器官功能障碍综合征"等危重症。

方邦江教授认为：从古至今，伤寒与温病两大中医学主要流派均是以外感热病为主要治疗对象，而尤以叶天士、吴鞠通为代表的温病学派影响大。今人治疗外感热病，多宗《温热论》中所言："大凡看法，卫之后方言气，营之后方言血。在卫汗之可也，到气才宜清气，乍入营血，犹可透热转气分而解，如犀角、元参、羚羊等物是也，至入于血，则恐耗血动血，直须凉血散血，如生地、丹皮、阿胶、赤芍等物是也，若不循缓急之法，虑其动手便错耳。"即在外感热病的治疗过程中要严格按照卫、气、营、血四个阶段来处方遣药。但是某些外感热病，特别是传染病导致的高热，病情急，发展快，"按部就班"极易延误病情。脓毒症的早期病机也是以热毒内盛为主，耗津伤液，炼液成痰，灼伤血络，血瘀内停，可致毒热、瘀血、痰浊内阻，瘀阻脉络，进而令各脏器受邪而损伤。脓毒症治疗的要旨也是在脓毒症初期阶段即要截断其病势，防止向脓毒症休克的方向发展，这与《黄帝内经》提出的"治未病"理论不谋而合。

方邦江教授依据外感热病的病机关键点，提出了脓毒症早期以"清热解毒"和"急下存阴"为治疗大法，以冀扭转病情的进一步恶化与截断病势的迁延，首次将中医"既病防传"的"治未病"引申到防治脓毒症多脏器功能衰竭的临床与实践。

脓毒症的中医主要临床特点是邪毒内侵，热盛毒生，毒不除，则热不去，久必生逆。虽有宣透、清气、化浊、清营、凉血诸法，但"清热解毒"之法是贯穿始终的。方邦江教授指出，用好清热解毒要注意两点：一要早用，在卫分阶段即可加入清热解毒之品；二要重用，量要大，剂要重，这样才能阻断病势，使之不能向内传变。方邦江教授临证，除应用常规的清热解毒药，如金银花、连翘、大青叶、蒲公英、贯众、黄芩等味之外，还喜用国医大师朱良春创建的表里和解丹、葛苦三黄丹与名方"安宫牛黄丸"。表里和解丹组方为僵蚕、蝉衣、大黄、皂角、姜黄、滑石、甘草等以新鲜藿香汁、薄荷汁、萝卜汁泛丸，具有疏表清热、清肠解毒之功，能促使邪毒从表里双解，通过汗、清、下之综合措施给邪以出路。葛苦三黄丹包括葛根、苦参、黄芩、黄连、大黄、滑石、蝉衣等药味，立方处法之意类表里双解丹。安宫牛黄丸虽习用为清心开窍之良药，但方邦江教授指出当外感热病患者出现高热神识恍惚时，就要及时应用，要早用，避免邪热犯及心包，变生他证。

脓毒症传变快，病情重，死亡率高，其首要并发症是多脏器功能衰竭。方邦江教授首次将中医"既病防传治"的"治未病"引申到防治脓毒症多脏器功能衰竭的临床与实践中，成为一大创举。中医温病学说素有"下不厌早"之说，温病治疗中使用下法，重在祛邪热、存阴液，其次才是通燥屎、逐瘀积。而温病早投攻下，则能更有效地体现这一目的，因此有"温病下不厌早"的观点及原则。倡导"温病下不厌早"观点者，应该首推明代医家吴又可，他在《温疫论》中提出："温疫可下者，约三十余证，不必悉具，但见舌黄、心腹痞满，便予达原饮加大黄下之。"并告诫"大凡客邪贵乎早逐""勿拘于下不厌迟之说"，并阐释说："应下之证，见下无结粪以为下之早，或以为不应下之证，误投下药，殊不知承气本为逐邪，而非专为结粪设也。"指出下法并非单纯为攻逐肠道燥屎而设，更主要的是攻逐肠道的疫邪，突出了逐邪治本的思想。清代医家戴北山同样赞成"温病下不厌早"，他在《广瘟疫论》治疫五法之一的下法中也阐述了这一观点，他认为："一见舌黄、烦渴诸里证，即宜攻下，不可拘于下不厌迟之说。"柳宝诒在《温热逢源》中也说："温病早投攻下，不为大害。"其观点可见一斑。此后持"温病下不厌早"观点的医家甚多，如杨栗山、吴坤、顾晓澜等，皆有阐发说明。"温病下不厌早"，体现了下法在温病治疗中的重要作用和地位。

方邦江教授认为当代脓毒症"急下存阴"法就是通过荡涤胃肠，泻下大便或积水，引而竭之，使停留蕴结的宿食、燥屎、实热之邪，下泻而出，这也是快速截断的重要手段。外感热病一旦见有气分证，热毒之邪往往会入腑内结，不管是否便闭，先用通腑攻下，急下存阴，使邪有出路，这也符合"温病下不厌早"的思想。吴又可《温疫论》也说"温邪以祛邪为急，逐邪不拘急粪"，"得大黄促之而下，实为开门祛贼之法"。苦寒攻下，急下存阴在于迅速排泄邪热温毒，能有效地截断、祛除温热之邪，对截断病邪最为合拍。且早用苦寒攻下，有形之积先予畅通，热毒之邪就不致内结而变证丛生。

（三）"肺与大肠相表里"是解决呼吸系统重症的重要基石

"肺与大肠相表里"理论是中医藏象学说的重要内容之一。正确理解和应用"肺与大肠相表里"在危重病的防治中占有重要一席。手太阴肺经与手阳明大肠经的相互属络是"肺与大肠相表里"的结构依据。而肺主气，主宣发肃降；大肠是传导之官，以通降为顺。两者功能上的关系为肺气肃降有司，气机流畅，才能保证大肠通降；同样，大肠通降正常，才能保证肺气的宣发肃降，气机升降有序。肺为水之上源，大肠主津，两者相互配合才能初步完成体内津液的形成与输布。现代研究中发现，人类最初的胚胎发育，呼吸道上皮和腺体及肠腺体均由原肠内胚层分化而成，两者的来源相同。在危重病如MODS中，早期各种原因导致的肠道黏膜屏障功能减弱，肠道正常菌群失衡，异位菌群过度生长，其分泌的各类毒素及刺激产生的炎症因子弥散入血。由于肺接受了所有的回心血流，且存在广泛的毛细血管网，细菌及毒素可在肺部停留，引起肺部重症感染及呼吸功能衰竭，继而引起其他脏器的衰竭，因此MODS往往首见肺衰竭。

方邦江教授在多种危重病的治疗中，均有"肺与大肠相表里"治疗原则的体现，举例如下：

肺性脑病是临床常见病、多发危重病，患者在急性发作期可因肺气壅塞而出现痰浊蒙窍之证。方邦江教授根据"肺与大肠相表里"理论，运用攻下通里之剂，使大肠通、肺气宣、痰浊消、神志转清。方邦江教授认为，下法也是"肺与大肠相表里"的重要体现。《内经》有云："中满者，泻之于内。"其"中满"，可认为是肺气胀满，不能敛降的临床表现。下法不仅可以直接祛除病邪，疏利肠胃，还可以通调升降，荡涤邪热，宣通肺气，实为"肺与大肠相表里"的临床重要治则。除脾胃虚寒泄泻患者外，临床习用方药生大黄末30～60g等以泻腑开肺、醒神开窍。除此之外，大黄还有良好的抗炎作用和调节肠道菌群失调、抑制肠道细菌迁徙作用。

重症肺部感染也是临床呼吸系统的危急重症之一，其病机初起为痰热闭肺，日久化毒，后期可致阴阳衰竭。方邦江教授基于中医学"肺与大肠相表里"的观点，提出重症肺炎是由于肺气因邪而郁，失于宣肃、治节，故痰热之邪无路而出，导致病情迁延加重。临床患者除有高热、痰多等症外，还多有腹胀、便秘。"肺与大肠相表里"，肺气失于肃降而腑气不通，大肠失于传化又影响肺气的开宣，终致恶性循环。他提出内外合治、通腑泻肺，并创立泻肺通腑汤（大黄9～30g，黄芩15g，全瓜蒌15g，枳实15g，拳参30g，白花蛇舌草30g，蒲公英30g，郁金30g），其中大黄为君，有开关斩将之效。现代研究表明，大黄具有抑菌作用，其抑菌的有效成分为蒽酮类衍生物，其中以大黄酸、大黄素和芦荟大黄素的抗菌作用最好，对痢疾杆菌、金黄色葡萄球菌、伤寒杆菌、铜绿假单胞菌、大肠杆菌及幽门螺杆菌等均有一定抑制作用，抗菌谱较广；鞣质成分能凝固微生物体内的原生质及多种酶，对多种细菌、真菌及酵母菌有明显的抑制能力；大黄素对流感嗜血杆菌具有明显的体外抑制作用。

呼吸机治疗是近年西医学治疗呼吸衰竭的主要措施，但是长期使用呼吸机易导致呼吸机依赖和呼吸机相关性肺炎。方邦江教授根据临床实践，结合中医理论，创新性解决了呼吸机依赖所产生的脱机困难。方邦江教授基于中医学"肺与大肠相表里"的观点，提出呼吸肌疲劳是由于肺气因虚而痹郁于内，失于宣肃、治节，致大肠传导失司，出现腹胀、便秘，而大肠失于传化又影响肺气的开宣，终致恶性循环的观点。他提出内外合治，通腑泻肺，并创立泻肺通腑汤（黄芩15g，全瓜蒌15g，枳实15g，大黄9g，陈皮9g，金银花30g，蒲公英30g）灌肠取得良好疗效。呼吸机脱机困难与呼吸肌疲劳、呼吸肌质和量的下降关系密切。方邦江教授拓展中医"治痿独取阳明"理论，采用针灸脾胃腧穴"独取阳明"，大大缩短了患者的脱机时间，改善了呼吸功能。临床中方邦江教授还发现在呼吸机"人机对抗"现象中，大多患者存在胃肠胀气、腑气不通，根据"肺与大肠相表里"理论，开展胃肠减压术治疗人机对抗、呼吸机上机困难，避免使用和减少使用肌松剂，充分发挥了中医特色，获得满意效果。

（四）益气健脾祛湿法治疗多重耐药菌感染

多重耐药菌（MDRO）主要是指对临床使用三类或三类以上抗菌药物同时呈现耐药的细菌。随着临床广谱抗生素的大量使用，细菌耐药问题也日趋严重。细菌耐药性广泛存在于高收入和低收入国家，已成为世界范围内的重大公共健康问题。

对于多重耐药菌的感染与治疗，方邦江教授首倡"从湿论治"的观点。方邦江教授在长期危重病的临床实践中，领悟到耐药菌感染类似中医所论之"湿"邪；耐药菌由外侵袭而入可归为外感六淫之"湿"邪范畴。方邦江教授指出外来细菌侵袭机体，取类比象，当属外感六淫之范畴。因耐药菌感染病程缠绵，疾病反复，与湿邪性质类似。因对人体致病的各类细菌的生长适宜温度及环境都符合湿热的情况，各类致病菌及条件致病菌的最佳生长温度均为37℃，耐药菌更是如此。同时耐药菌引起的各类感染，又有病情反复、缠绵难治的特性，与湿邪相类似。湿为阴邪，无处不到，所以耐药菌感染可见于呼吸道、消化道、泌尿道、肢体局部等多处部位。湿性趋下，而泌尿道感染、女性生殖系统感染多反复发生，易产生耐药菌，即为明证。固有耐药菌，在体内多寄居于消化道黏膜。消化道，中医或归为阳明，或归为太阴，阳明、太阴为多气多血之脏腑，在各类病因影响下，易产湿化热，或化为寒湿，同气相求，故致耐药菌定植。湿性黏滞，耐药菌感染后往往病位固定，病情反复，反复应用多种抗生素无效；同时耐药菌产生的耐药生物被膜，从宏观角度看，也是一种属性黏滞之品。对耐药菌的治疗，现代医学还是以抗生素治疗为主。一般根据中药药性理论，抗生素大多可归为清热解毒类药物，正因为耐药菌感染性质类似湿邪，故用清热解毒之品不能尽祛湿邪，反易致病情缠绵。所以方邦江教授认为耐药菌感染，当从"湿"论治。

方邦江教授认为目前耐药菌感染高发，不仅与滥用抗生素相关，也与现代人体质、气候、地域环境等密切相关。目前我国生活水平普遍提高，饮食习惯发生改变，饮酒、过食肥甘厚味之人日渐增多，恣食生冷、乐逸贪凉之辈与日俱增，致使脾胃受损，阳气困遏，湿邪内生。因此，在临床中素体湿邪内蕴的患者比比皆是。内湿易引外湿，两因相袭，致耐药菌感染流行。加之现代人情志劳倦，常精神紧张、思虑气结，更易使津液停聚，湿邪内生。而当前由于温室效应，气温普遍升高，更易产生湿热之邪。地域对于感邪性质也有一定影响。正因耐药菌感染属"湿"，方邦江教授临证治疗便"从湿论治"。

多重耐药菌感染病程缠绵，长期可耗伤正气。而由于病邪内伏，邪气亢盛，超越机体正常的抗御能力，故多重耐药菌患者往往表现出气虚之象，尤其以"脾胃气虚"最为突出，呈现以"急性气虚证"为主的病理状态。据此，方邦江教授认为，健脾益气为多重耐药菌感染的扶正大法。因而对多重耐药菌感染的治疗，方邦江教授认为除了应用达原饮、三仁汤等祛湿方药外，益气健脾也是除湿关键，临床中往往伍用补中益气汤以健脾祛湿。实验研究也提示，补中益气汤具有广泛的抗感染作用，可以通过直接抑制细菌、病毒或通过提高机体免疫功能发挥抗感染作用，从而显著提高耐药菌清除率。

（五）复元醒神开清窍

目前，各类急性脑血管意外的发病率很高，如何防治急性脑血管意外，是急诊医学研究的热点与重点。方邦江教授认为包括急性脑血管病在内的重症脑病，中老年人发病居多，并且病势急暴，来势汹汹，其病因主要以元气虚损为根本，以痰瘀互结、痰热生风为标。从生理角度而言，肾精、肾气是人体生长发育及各种功能活动的物质基础，是决定气血阴阳津液盛衰的根本，其盛衰贯穿于人体的生、长、壮、老、已生命周期始终，会有一个从充盛逐渐趋向衰退的过程。《素问·上古天真论》有"女子七七""男子八八""天癸绝"等记载，可见随着年龄的老化，肾精气会渐渐亏虚，从而气血津液亏耗，形神俱伤，导致阴阳失调，疾病丛生。而在中风急性期，还可见痰、瘀、风、火等标象，痰、瘀为元气亏虚导致的中间病理产物，一旦生成，痰瘀互阻，化风生热，风火相扇，又成为新的病理过程启动之因。所以本虚标实，是急性中风的根本病理机制。而风火痰瘀相扇，清窍蒙蔽，神志不清，心失所主，还可继发全身多个脏腑功能受损，变生他疾。

对心搏呼吸骤停的患者，心肺复苏后，如何恢复脑功能，也是医学界的一个大难题。方邦江教授认为，阴阳离决是心搏、呼吸骤停的根本原因，而阴阳离决则是正气亏虚的极端表现。猝死患者经抢救虽然暂时恢复了心率，但虚脱的正气尚未复原，因此心肺复苏后的脑复苏，一定要益养元气。

据此，方邦江教授创制了复元醒脑汤。该方以扶持元气为主，佐以逐瘀化痰、泄热息风、补肾壮髓等，体现了中医中药治疗脑损伤的精髓。复元醒脑汤组方包括人参、胆南

星、石菖蒲、三七、水蛭、益母草、大黄等药物，方中重用
人参大补元气，补肺健脾。脾气健运，肺气宣畅，则痰浊无
化生之源；气为血之帅，气行则血行，瘀血不生，则可达扶
正祛邪之目的，乃治本之药；三七止血不留瘀，针对出血性
中风不仅可以止血，而且可以达到化瘀的目的；胆南星，化
痰息风，性凉兼有清热之功，可治疗"痰热生风，风火相
扇"；水蛭破血通经；大黄清热解毒，通腑泻下，兼具祛痰
化瘀之功，兼顾痰、瘀，与三七合用，一通一涩，止血而不
留瘀；石菖蒲化浊祛痰，芳香开窍；益母草养血活血，行滞
消瘀，利水消肿，清热解毒。该方对各类急性脑损伤均有显
著保护脑功能的作用。

　　方邦江教授在临床治疗重症脑病，尤其是心脏停搏、
重症脑血管病、重症颅脑损伤引起的缺血缺氧性脑病，善
于使用安宫牛黄丸。方师认为安宫牛黄丸是目前包括西药
在内的最有效的醒神开窍药物，几百年来，延续至今，安
全性好，疗效确切，在救治急危重症中发挥了重要作用。
方师习惯使用享有盛誉的老字号药厂杭州胡庆余堂、北京
同仁堂生产的药物，他认为药物的产地非常重要，同一种
治疗方法和药物，临床效果差异关键在于是否是道地药材。
药物的剂量也非常重要，方师使用安宫牛黄丸根据患者的
病情轻重和体质状况，一般每日 1～4 丸；对于重症脑病患
者往往每日 4～6 丸，均取得了出乎意料的临床效果。本药
的安全性可靠，在几十年的应用过程中，没有发现肝肾功

能损害等副作用，所以说安宫牛黄丸是国宝级治疗重症脑病的有效、安全药物。

（六）内外相宜，动静结合

方邦江教授危重病治疗不仅重视药物内服，还很重视外治法。他认为传统中医主要是通过胃肠道给药，但在危重病中，很多情况下胃肠道血供下降，因此药物的吸收并不好，而外治法可以解决这些问题。在脑出血急性期，他善用针灸配合药物治疗，取得了较好疗效。对于 AECOPD 患者，方邦江教授通过针刺阳明经及其他经络的穴位，让呼吸肌得以补益和滋养，提高腹部呼吸肌的质量和力量，使精气重新得以传输到肺，以消除咳喘症状。对使用无创呼吸机的患者，方邦江教授用自拟的泻肺通腑汤（黄芩 15g，全瓜蒌 15g，枳实 15g，大黄 9g，陈皮 9g，金银花 30g，蒲公英 30g）灌肠，与 BiPAP 共同治疗 AECOPD，可降低无创通气过程中的最高压力，减少腹胀，缩短肺部感染控制时间及机械通气时间。

呼吸机依赖是急诊与重症监护科遇到的棘手问题，危重病患者病情好转后，呼吸机依赖往往会导致撤机失败，给患者造成不必要的痛苦和经济负担。方邦江教授针对呼吸机撤机困难患者，除积极治疗原发病、控制院内感染、保持呼吸道通畅、充分重视痰液引流，及湿化、雾化、控制肺部感染等常规措施外，还提倡中医综合治疗。他以泻肺通腑汤内服，对口服困难的患者采用灌肠法，配合针灸粗针针刺膻中、关元等穴位，促进呼吸肌群肌力的恢复；同时对于病情改善的患者，还主张早期待机时行床上锻炼，动静结合，倡导因地制宜，应用中医功法，锻炼呼吸肌运动，提高肺功能。八段锦起源于北宋，至今有八百年历史，是社会上流传较广、简单易学、强身养生祛病的有效功法，深受群众欢迎。此功具有调和阴阳、通理三焦之功效，以动入静，以静入动，动静皆宜。我们在临床中对使用呼吸机、呼吸衰竭的患者和 AECOPD 患者的观察，通过 1 个月以上的研究表明，肺功能指标 FEV_1、FVC、FEV 和 $FEV_1/FVC\%$ 均有明显改善，呼吸机脱机时间缩短，一些上机数年的呼吸机依赖患者也成功脱机，临床疗效非常显著。

第三章

学术特色

一、"急则亦可治其本"——倡"急性虚证"理论

（一）急性虚证概念的提出

急性虚证是突感六淫、疫疠之邪，或因急性的、严重的中毒、失血、失液、外伤等，导致人体正气迅速耗伤的一种病理状态。急性虚证是指邪气过盛，超越人体的抗病能力，造成人体气血、津液、阴阳迅速耗损、耗散甚至耗竭，正气虚于一时，是临床急危重症中最常见、最严重的一种正邪交争的病理形式，在急危重症的抢救当中具有重要地位。

急性虚证有别于一般的虚证，一般虚证是对人体正气虚弱各种临床表现的病理概括。虚证多由先天不足、后天失养和疾病耗损等多种原因导致的慢性虚证，而急性虚证兼具急、危、重的特征，更甚于一般虚证。

有鉴于急性虚证在急危重症中的普遍性和重要性，方邦江教授在总结前人对急性虚证的相关论述和中医、中西医结合急救医学有关研究的基础上，结合急救临证30余载对

急性虚证的认识和心得，将散在的、片面的、不完善的相关阐述，进行系统的总结、整理、完善，首次提出了"急性虚证"理论，进一步拓展中医药治疗急危重症理论，为中医药治疗急危重症开辟一条新的思路。

（二）急性虚证的有关历史源流

急性虚证在中医学中并没有系统提过相关病名，但历代医籍的论述中有类似记载，如在《黄帝内经》一书中多以"暴""卒（猝）""厥"等对急性虚证进行描述，并以此区别于非急性疾病，认为"三虚至，其死暴疾也"（《灵枢·岁露论》），"三虚相搏，则为暴病卒死"（《灵枢·九宫八风》），"出入废，则神机化灭；升降息，则气立孤危"（《素问·六微旨大论》）。《灵枢·厥病》中描述："厥心痛，与背相控，善瘛，如从其后触其心……色苍苍如死状，终日不得太息……真心痛，心痛甚，手足清至节，旦发夕死，夕发旦死。"所描述的与现代急诊医学诊断的"急性冠状动脉综合征"非常相似。该病多以邪实为主，继而正伤，正气败绝，而见阳亡阴竭之危象。

《金匮要略·禽兽鱼虫禁忌并治》："所食之味，有与病相宜，有与身为害，若得宜则益体，害则成疾，以此致危，例皆难疗。凡煮药饮汁，以解毒者，虽云救治，不可热饮，诸毒病得热更甚，宜冷饮之。"并有"治自死六畜肉中毒方""治食生肉中毒方"的记载。至晋代葛洪在《肘后备急方》中提出"中毒急症"之病名，列出"卒中溪毒""卒中诸药毒"等19种中毒急症及数十首急救方。《诸病源候论》更把中毒设为专章。这些文献均从不同角度论述毒物伤正，造成阴阳离决，甚至致死的临床表现和救治方法，内容十分丰富，为中毒急症积累了宝贵经验，有效地指导了临床急救。

《景岳全书·厥逆》："气厥之证有二，以气虚气实皆能厥也。气虚卒倒者，必其形气索然，色清白，身微冷，脉微弱，此气脱证也……血脱者如大崩、大吐或产血尽脱，则气亦随之而脱，故致卒仆暴死。"此皆急性虚证之危候。针对急危证候，张景岳总结出临床救治的主要药物，并将人参、熟地黄、附子、大黄称为"中药四维"，视为治疗急危重症不可缺少的药物。四药之中，人参、熟地黄、附子三药均为补益药物，可见张氏对于顾护正气在急危重症中的重视程度之高。

对于急性虚证的临床表现，历代医家在不同的疾病中均有确切描述。在临床急危重症的救治中，发挥了重要的作用。

（三）急性虚证形成的病理机制

突感六淫、七情内伤、疫疠、中毒、失血、失液、外伤等，导致人体急剧的正气耗伤，气血、津液、阴阳严重耗伤，甚至阴阳离决，这是急性虚证常见的致病因素。

急性虚证是致病因素导致的机体短时间内出现阴阳、气血、脏腑功能迅速虚衰的证候。多表现为"邪实未去，正气已虚"，起病急，变化快，并发症多，病情危重，即"急、重、虚"的证候特点。

导致急性虚证的原因甚多，虽不离乎五脏，但不外乎气、血、阴、阳的亏虚。急性虚证常见的病理机制如下：

1. 气虚、气脱

人体之气主要来源于先天之精所化生的先天之气、肺的呼吸功能吸入的自然界的清气和脾胃运化作用所化生的水谷之气，还要靠肾的纳气功能才能吸入体内。正所谓"肺为生气之主，脾胃为生气之源，肾为生气之根"。若气的生成不足或耗散过多，就会导致气虚，从而表现为气滞、气逆、气陷、气闭或气脱等气机失调的病理状态。其中气脱与急性虚证的关系尤为密切。若正不敌邪，或正气持续衰弱，以致气不内守而外脱散失；或因大出血、大汗出等气随血脱、气随津泄而致正气外散虚脱，以致机体功能活动突然衰竭。这是各种虚脱病变的主要机理，在临床中常见于脓毒症休克，因毒热炽盛，耗气伤阴，正气暴虚。暴吐、暴泻在短时间大量失液而致气随液脱。急性创伤也可见气随血脱，元气不能内守而见神昏气脱之证。休克、急性出血、崩漏都可因失血亡津而导致气随血脱、气随津脱。

2. 血虚、血脱

脾统血，脾胃为"气血生化之源"，其运化生成的水谷精微是化生血液的主要物质基础。营气和津液是化生血液的主要成分；肾藏精，肝藏血，防止出血并能调节血量。肾精与肝血之间有着相互滋生、转化的同源关系，并靠肺主治节的功能输布全身。若脾失健运，脾气亏虚，统摄无力，气不摄血，则致血溢脉外，而见咯血、吐血、便血，甚或崩漏等各种出血证。如果肝脏的藏血功能失常，就会引起血液方面的病变，如疏泄太过，肝气上逆，血随气逆，又可导致吐血、崩漏等病变。出血严重则可出现血脱，甚则气随血脱的危候。因此，病发于血，有外生者，多因疫病之气、寒热外邪所致；有内生者，每由饮食不节、意外损伤或喜怒失常而成。其病先成于营，而后累伤于血，则邪扰血络，以致血不能安行脉中，轻则血瘀络甚，重则络破脉伤，而生痰生瘀，或内溢外泄，甚至亡血脱气。其病先成于气，造成气血逆乱，奔走横逆，脉络郁痹不通，变生厥逆阻绝之危候；亦有邪毒入血，逆陷腠理而发内痈外疮之患。"血者，水也。"津液也在其中。血液内变，津血失常，渗而为饮，聚结成痰，滞而生瘀，痰瘀之邪随血脉运行而流窜周身，阻闭气机，故病发为重。亦有血虚生风而发抽搐；或邪血相结，内扰神明，而见证多端。在临床中常见于大咯血、上消化道大出血、崩漏等短时间内因大量出血而出现血脱者，是急性虚证的一种表现。

3. 阴虚、阴脱

阴虚多由热病之后或杂病日久伤耗阴液，或因五志过极、房事不节、过服温燥之品等，使阴液暗耗而成阴液亏少，机体失于濡润滋养；同时由于阴不制阳，则阳热之气相对偏旺而生内热，故表现为一派虚热干燥不润、虚火躁扰不宁的证候。而阴脱的主要病因是机体内大量脱失津液，表现为身热肢暖、烦躁不安、口渴咽干、唇干舌燥、肌肤皱瘪、小便极少、舌红干、脉细数无力。阴脱以大汗淋漓，其汗温、咸而黏为特征，是疾病的危险证候，若救治稍迟，死亡立见。在临床中常见于暴吐、暴泻后阴液暴脱致亡阴，及休克时的失血亡津，津血耗伤，脉络空虚，阳随阴亡。

4. 阳虚、阳脱

阳脱的主要病因是阳气亡脱。因为气可随液脱，可随血脱，所以阳脱也常见于汗、吐、下太过以及大出血之后，同时，许多疾病的危笃阶段也可出现阳脱，主要表现为身凉恶寒、四肢厥冷、蜷卧神疲、口淡不渴或喜热饮、舌淡白润、脉微欲绝。阳脱以大汗出，汗冷、味淡为特征，也是疾病的危险证候，若救治不及时，可致死亡。在临床中常见于心脏停搏、急性左心衰之心阳暴脱证、小儿肺炎喘咳重证所致的心阳暴脱证；休克及暴吐、暴泻之后阴竭于内，阳无以附而致亡阳证。

（四）急性虚证的治疗原则

"虚则补之"（《素问·五常政大论》）是急性虚证的治疗原则。针对人体气血阴阳不足和脏器的虚损，分而补益是急性虚证的治疗方法。分而言之，可分为补益法、温里法、固涩法等。

1. 补益法

（1）补气：适用于气虚的病证，如倦怠乏力、呼吸短促、动则气喘、面色㿠白、食欲不振、便溏、脉弱或虚大等。

（2）补血：适用于血虚的病证，如头晕眼花、耳鸣耳聋、心悸失眠、面色无华、脉细数或细涩等。

（3）补阴：适用于阴虚的病证，如口干、咽燥、虚烦不眠、便秘，甚则骨蒸潮热、盗汗、舌红少苔、脉细数等。

（4）补阳：适用于阳虚的病证，如畏寒肢冷、冷汗虚喘、腰膝酸软、泄泻水肿、舌胖而淡、脉沉而迟等。

2. 温里法

（1）温中祛寒：适用于寒邪直中脏腑，或阳虚内寒而出现身寒肢凉、脘腹冷痛、呕吐泄泻、舌淡苔白、脉沉迟等。

（2）温经散寒：适用于寒邪凝滞经络，血行不畅而见四肢冷痛、肤色紫暗、面青、舌有瘀斑、脉细涩等。

（3）回阳救逆：适用于疾病发展到阳气衰微，阴寒内盛而见四肢逆冷、恶寒蜷卧、下利清谷、冷汗淋漓、脉微欲绝等。

3. 固涩法

（1）固表敛汗：适用于表虚不固的多汗证，无论自汗、盗汗，皆可固表敛汗。

（2）涩肠止泻：适用于脾阳虚弱或脾肾阳衰，以致久泻（或久痢）不止、大便滑脱不禁的病证。

（3）涩精止遗：适用于肾气虚弱，膀胱失约、小便失禁的病证。

（五）常见急性虚证疾病举隅

1. 脓毒症

脓毒症是由感染失控引起的宿主反应导致的危及生命的器官功能障碍。中医古代文献中并无此病记载，但在中医的"伤寒""温病""喘病""关格""急黄""血证""脱证"等病证的发生发展过程中，常呈现脓毒症的临床特征。脓毒证早期以外感热病为特征。清代叶天士创"卫气营血辨证"，著《温热论》，其曰："温邪上受，首先犯肺，逆传心包。"《伤寒论》载："凡厥者，阴阳气不相顺接，便为厥。厥者，手足逆冷是也。""伤寒六七日，脉微，手足厥冷，烦躁，灸厥阴，厥不还者死。""伤寒发热，下利厥逆，躁不得卧者死。"严重脓毒症（继发于感染的急性器官功能障碍）、脓毒症休克（严重脓毒症伴经液体复苏仍难以逆转的低血压），以厥脱为主要表现，均为临床急危重症。本病属中医"脓毒流注""疔疮走黄""热毒内陷"等病证范围。其基本病机是正虚毒损，毒热、瘀血、痰浊壅滞脉络，气机逆乱，脏腑受损。其发生主要责之于正气不足，邪毒炽盛，内侵化热，毒热炽盛，耗气伤阴；正气暴虚，毒邪内蕴，内陷营血，络脉气血营卫运行不畅，导致毒热、瘀血、痰浊内阻，壅滞脉络，进而各脏器受邪而损伤，引发本病。根据其临床表现可分为虚实两类：病变的初期以实证为主，表现为"正盛邪亦盛"的病理变化；随着病情的不断深入发展变化为"虚实夹杂"的复杂证候；极期突出表现为"正衰邪盛"及"正衰邪衰"的状态，由脏器的功能失调最终发生"脏器衰竭"的局面；恢复期多表现为"正虚邪恋"的状态。

脓毒症常见的急性虚证病因病机是六淫、戾气、虫兽、金刃、毒物等侵袭机体，正邪交争，耗伤正气，邪毒阻滞，正虚邪实，气机逆乱，脏腑功能失调。

脓毒症的发生主要责之于正气虚弱，邪毒入侵，正邪相争，入里化热，热毒炽盛，耗气伤阴；正气不足，毒邪内蕴，内陷营血，络脉气血营卫运行不畅，导致毒热、瘀血、痰浊内阻，瘀滞脉络，进而令各器官受邪而损伤，引发本病。其基本病机是正虚毒损，毒热、瘀血、痰浊瘀滞脉络，气机逆乱，脏腑功能失调，邪实未去，正气已虚。病机特点为本虚标实。

2. 多器官功能障碍综合征

多器官功能障碍综合征（MODS）是指机体受到严重感染、严重创伤、严重烧伤、休克等打击后，在相关急性致病因素所致机体原发病变的基础上，相继引发 2 个或 2 个以上器官同时或序贯出现的可逆性功能障碍的临床综合征。其恶化的结局是多器官功能衰竭（MOF）。

本综合征具有高发病率、高病死率、高耗资的特点，是当前重症患者中后期死亡的主要原因。MODS 及 MOF 是当前重症医学所面临的最大挑战。

MODS 和 MOF 是随着现代危重医学科学技术的进步与发展，不断延长危重患者的生存时间，于 20 世纪 70 年代后出现的新课题。中医学历代医籍中没有相应的固定病名论述，故直接使用"多器官功能障碍综合征"这一病名。历代文献相关证候表现散见于"喘促""关格""虚劳""厥证""脱证"、急性热病重症（温病、伤寒）等论述中，与亡阴、亡阳、闭证、脱证、气血俱衰等脏气衰败而导致的急性虚证的逆传危候多有相似之处。MODS 常见的急性虚证病因病机如下：

（1）外感或内生邪毒。外感热毒、暑湿、疫戾之邪；或毒邪直中；或误治内陷，发生变证；或内生邪毒，正邪交争，邪热内盛而耗气、伤津、动血，邪气严重可遏阻经脉，从而导致气机郁闭逆乱，邪盛正衰，络脉瘀滞，气虚阴伤阳损，伤及脏真而引发多器官功能障碍综合征。

（2）严重创伤，严重烧、烫、冻伤，大手术，急性药物或毒物中毒。此类原因多直接伤及气血、津液、阴阳，造成正气大亏，痰饮、瘀血内生，脏腑丧失本来的生克平衡，出现乘侮逆乱，耗伤脏真，阻滞经脉，引发多器官功能障碍综合征。

（3）各种原因导致的猝死复苏后正气严重亏虚，阴阳不相包含，渐致阴阳将离的脱证；或阴阳暴然离决，气不得接续而呈现临床死亡，虽经心肺复苏得以阴阳相互维续，多接近孤阴、孤阳状态，生化顿失，阴阳初得续时必有邪气滞留，气机逆乱，脏真受损，引发多器官功能障碍综合征。

3. 休克

休克又称急性循环衰竭，是指各种原因导致的机体有效循环血量明显下降，引起组织器官灌注不足、细胞代谢紊乱和器官功能障碍的临床病理生理过程，是一个由多种病因引起的综合征。临床常表现为意识障碍、呼吸表浅、肢体湿冷或皮肤花斑、尿量减少、血压下降等。临床上各种危急重症均可出现休克。

休克在中医学中的记载可溯到"脱证"的论述。"脱"之名源自《灵枢·血络论》。《景岳全书·厥逆》云："气并为血虚，血并为气虚，此阴阳之偏败也。今其气血并走于上，则阴虚于下，而神气无根，是即阴阳之气相离之候，故致厥脱而暴死。"清代吴鞠通进一步认识到温热病出现厥脱则预后不良，如《温病条辨》97条云："温病内陷，下利，最易厥脱。"休克的急性虚证常见病因病机如下：

（1）外感六淫：外感六淫邪气，尤其是火热暑邪，最易炽盛猖獗而耗散正气，亡竭津液而致脱证。本证多见于感染引起的分布性休克。

（2）脉络受损：外伤或脏腑病变导致的脉络受损，血溢脉外，量多不止，亡失阴血，气随血脱而致脱证。本证多见于外伤失血引起的容量不足性休克。

（3）大汗、大下：病邪势盛，或正气不固，或过用发汗、吐下，致使津液亡失，气无所载而致脱证。本证多见于各种原因导致脱水引起的容量不足性休克。

（4）情志刺激：大怒、大恐、惊恐、疼痛等强烈刺激亦可导致脱证。本证多见于分布性休克。

4. 脑出血

脑出血据其症状和体征一般可归属于中医学"中风"范畴。有关脑出血认识的记载可追溯到《黄帝内经》。如《素问·生气通天论》中描述："大怒则形气绝，而血菀于上。"《素问·调经论》载："血之于气并走于上，使人大厥。"脑出血发生固然与积损正衰有关，但大多数脑出血患者为先实后虚，因实致虚，甚至导致阳气欲脱的危急虚候。其主要的急性虚证的病因病机为阳浮于上，阴竭于下，阴阳有离决之势；正气虚脱，心神颓败，故见突然昏仆、不省人事、目合、口张、鼻鼾、手撒、舌痿、二便失禁等五脏败绝之危证。呼吸低微、多汗不止、四肢厥冷、脉细弱而微等均是阴精欲绝，阳气暴脱之证。治宜益气回阳，救阴固脱。

方邦江教授十分推崇王清任及其创立的补阳还五汤，并参补阳还五汤重用黄芪，常用至150g，甚或更大剂量，对于气虚者，煎水代茶，疗效亦佳。黄芪具有双向调节血压的作用，临床用量小时为升血压，重用黄芪则降血压，故方邦江教授指出不必拘于血压高低，辨证为气虚者，大剂量用之，必获良效。针对中风病导致的快速元气耗损，提出了以大量人参复元醒脑治疗脑出血的方法，取得了良好的临床疗效，进一步印证了脑出血急性虚证理论的可靠性。

5. 猝死

猝死（即卒死），是指各种内外因素导致心之脏真、脏器受损，阴阳突然离决，气机不能复返，心搏接近停止跳动或刚刚停止跳动，表现为发病疾速，忽然神志散失，寸口、人迎、阴股脉搏动消失，呼吸微弱或停止，全身青紫，瞳仁散大，四肢厥冷等一系列临床病危象的疾病。猝死之名始见于《灵枢·五色》："人不病而卒死，何以知之？黄帝曰：大气入于脏，不病而卒死矣。"葛洪《肘后备急方·卒死论》云："卒死……皆天地及人身自然阴阳之气，忽有承离否隔，上下不通，偏竭所致。"

猝死相当于现代医学的心搏、呼吸骤停，即心脏射血功能的突然停止，临床上表现为心音消失、脉搏不能触及、血压测不出、呼吸不连续甚至停止、瞳孔散大、意识丧失。本病短时间内可致死亡，预后极差，是对生命具有极大危害的突发急危重症。

其病机为瘀浊内闭心脉，或气逆血冲致心神大乱；或伏遏不行，开阖之枢机骤停，脑髓突被痰瘀、邪毒所闭，脑气与脏真之气不相顺接；枢机闭塞，气道为异物梗阻，肺气内闭而衰绝等，均导致心气骤损、肺气耗散、脏腑气机阻隔，升降之机闭塞，伏而不行，气息不用，神机化灭而发生猝死。

从中医临床角度来看，其基本病机为气机逆乱，出入闭阻，阴阳之气相互离决。病机有虚实之分，病位主要在五脏

（心、肝、脾、肺、肾）。常见的猝死急性虚证的病因病机如下：

（1）七情内伤：七情内伤，气逆为病，因大怒而猝死者多。若所愿不遂，肝气郁结，肝气上逆，或大怒而气血并走于上，以致阴阳之气不相维系。

（2）瘀血阻滞：血统摄于心，化生于脾，藏受于肝，宣布于肺，施泄于肾。五脏功能障碍，气机运行失常，都能导致瘀血内生。瘀血内阻，闭阻经络，瘀塞心窍，使营卫不通，加之情志刺激，阴阳气血突然离决而致猝死。

（3）痰邪内伏：多见于形盛气弱之人，嗜食酒酪肥甘，脾胃受伤，运化失常，以致聚湿生痰，痰阻中焦，气机不利，如遇恼怒气逆，痰随气升，清阳被阻，心窍为之蒙蔽，神机失用则可发为本病。

（4）亡血伤津：如因大汗吐下，气随液耗，或因创伤出血，或产后大量失血等，以致气随血脱，阳随阴消，神明无主，均可出现猝死。

（5）外邪侵袭：感受六淫或秽恶之邪，使气机逆乱，阴阳之气难以接续，即可发为猝死。此即《素问·缪刺论》所谓："邪客于手足少阴、太阴、足阳明之络……五络俱竭，令人身脉皆动，而形无知也，其状如尸，或曰尸厥。"六淫致死，其中以中寒、中暑导致元气耗伤、阳气暴脱比较多见。

总之，无论外感、内伤，均可导致机体的急性阳气暴脱，进而发生猝死。

6. 急性左心衰竭

急性左心衰竭在中医学归属"暴喘""心水""心力衰竭"等范畴，是指心体受损，脏真受伤，心脉"气力衰竭"，无力运血行气所导致的常见危重急症。主要病因有外邪侵袭、过度劳倦或久病伤肺、情志失调、饮食不节等内外二因交互作用于心体，造成心体受损、心用衰耗、血脉失用而成。病机以心阳虚衰为本，每因感受外邪、劳倦过度、情志所伤等诱发。病变脏腑以心为主，涉及肝、脾、肺、肾，同时与气（阳）、血、水液关系密切。病性为本虚标实、虚实夹杂。虚证以气虚、阴虚、阳虚为主，重则为气脱、阴脱、阳脱，造成心之阳气日渐耗损，心之运血行脉之功受累，发生心力衰竭；实证为痰饮内停、瘀血内阻，甚则寒水射肺、水气凌心，均可导致心体受损，心之"气力衰竭"而成心力衰竭。国医大师颜德馨认为心力衰竭是本虚标实之证，与气血失常关系密切，"气为百病之长，血为百病之胎"，心力衰竭的病机是心阳虚，气虚瘀阻。在临床上将心力衰竭分为心阳虚、心血瘀阻。心阳虚为主者，温运阳气是重要法则；心血瘀阻为主者，行气活血是关键。治疗以麻黄附子细辛汤加减，佐以活血化瘀、行气益气等药味，畅利气机，净化血液，共奏扶正祛邪、固本清源之功，具备多方面的双向调节作用。

7. 外感热病

外感热病是感受六淫之邪或温热疫毒之气，导致营卫失和、脏腑阴阳失调，出现病理性体温升高，伴有恶寒、面赤、烦躁、脉数等的一类外感病证，是发热时人体对于致病因子的一种全身反应。外感高热主要见于急性感染性疾病、急性传染病等，多属卫气同病之候。"毒""疠"是外感发热的致病因素。晋代葛洪重点论述了"毒""疠"的概念，认为"毒""疠"与"六淫"不同，"不能如自然恶气治之"。提出了"疠"具有传染性，丰富了中医学"毒"的范围。外感热病主要病理特点容易伤阴耗血，导致急性虚证。邪自内发，病初即见里热证；病情复杂多变，易闭窍、动风、动血；易耗伤阴液，后期多肝肾阴伤。如温热病邪，病位深而邪热重，故极易耗伤阴液。初起可见烦渴、尿短赤、便秘等症；病程中阴伤见症突出；病程后期，多耗伤肝肾之阴，出现低热、颧赤、口燥咽干、脉虚、神倦、手足蠕动、舌干绛而萎缩等症状。正气素虚，无力束邪，毒邪入血，弥漫血络而为毒瘀证；阴阳格拒为厥为脱；衰耗脏气易伤及心阳，造成心之"气力衰竭"，而发心力衰竭、心悸等症。

方邦江教授认为，外感热病应以六经、卫气营血及三焦统一的辨证体系为基础，突破原有的辨证理论框架，构建更加全面的"外感热病三维辨证观"非常必要。据临床观察，外感热病的证候及其病理变化都是由病期、病位和病性三大基本要素组成的。病期反映的是外感热病过程中的各个层次或阶段，体现了出一般外感热病发展过程的顺序和规律，可划分为卫分期、气分期、营血分期、正衰期、恢复期。病位指的是病变所在部位，反映了邪正相争的主要场所。一般会出现此部位功能失调的一系列证状，大致可分为邪在肌表、邪在半表半里、邪在脏腑、邪恋经络。病性是指病变的性质，包括病变的正虚邪实状况、寒热属性以及病邪性质等。方邦江教授的"外感热病三维辨证观"学术思想得到了其他学者的印证。在治疗外感热病过程中，立足于病期、病性及病位的外感热病三维辨证方法，提倡"从风立论"、表里双解、养阴生津、顾护胃气，并善用虫类药物，疗效颇佳。治疗包括传染病在内的感染性疾病如"脓毒症"，意在"早期截断，防治传变"。临床证明，该法对"禽流感""猪流感"（H1N1）""非典"等有明显疗效。

8. 暴吐

暴吐是指邪毒犯胃，胃气不宁，暴逆上冲而引起的急性呕吐的病证。国医大师张镜人认为暴吐是夏秋二季的多发病、常见病。炎暑之际，人体正处于外盛内衰的生理状态，所谓内衰者，是言阴气盛于内，阳气弱于中。脾胃为中气之源，因中阳外趋，中气随之外达，造成外强内弱的生理状态。在此状态下，邪毒容易内侵为病。外有所感，内邪招引外邪内入，致使胃乏腐熟下降之功，脾失磨化上升之能，引发升降功能障碍，运化功能呆滞，中焦痞塞，毒邪内逆，激惹胃气上逆而成暴吐之疾。因此，治疗则拟温中和胃、降逆止呕法。

总之，不论外感寒湿秽浊之气，抑或猝受暑热疫毒之邪，一旦壅迫胃腑，失却和降，即可夹食夹痰上逆外涌为患。暴吐后，短时间内大量失液而至阴竭，导致气随液脱，阳无以附而亡阳。然暴吐既为势急之呕吐，无疑更多是因于邪实，少数因于正虚。正如《景岳全书·呕吐》所说："所谓邪者，或暴伤寒凉，或暴伤饮食，或因胃火上冲，或因肝气内逆，或以痰饮水气聚于胸中，或以表邪传里聚于少阳、阳明之间，皆有呕证，此皆呕之实邪也；所谓虚者……必胃虚也。"

9. 暴泻

暴泻是以突然暴迫下注如水，腹痛肠鸣，甚或抽搐、厥脱为主要临床表现的一类疾病。四季皆可发病，但以夏秋季节多见。病因病机不外乎外感湿邪，或饮食内伤，或由脾肾虚寒，脾胃运化失权，大肠传导失职，水谷与糟粕混杂而下，发为暴泻。暴泻病位在脾胃和大肠、小肠，与肝肾关系密切。病性以邪实为主。暴泻后，短时间内大量失液而致阴竭，导致气随液脱，阳无以附而亡阳。国医大师邓铁涛认为暴泻病位在中焦脾胃，因脾胃损伤，不能转输水谷，致使脾胃成为受邪之官，毒生之所，又是邪毒转移之枢。中气虚不能束邪，邪毒下注于大小肠，潜藏于肠内之脂膜，成为发病之源。就其病性而论，多以实者为要，但亦有虚中夹实者。治疗上拟定理脾、和胃、分利清浊、止泻保津、固气防脱等治法。

10. 急性出血

急性出血是指出血量较大、出血势较急，以及有广泛出血倾向的一类血证。本病发病急，病情重，病情变化迅速，并发症多（常见血脱、窒息等），不及时处理可危及生命。临床上急性出血主要见于咯血、呕血、便血。急性出血属中医"血证"范畴，乃血液不循常道，上溢于口鼻诸窍，下泄于二阴或渗出于肌肤所形成的疾患。早在《内经》中就有"血溢""血泄"等记载。

咯血属中医"血证"之"咳血"范畴，是因损伤肺及气道脉络而引起痰血相兼、唾液与血液同出的病证。肺为娇脏，脏腑之华盖，喜润恶燥，喜清恶浊，不耐寒热。内外之邪扰肺，肺气上逆则为咳，损伤肺络血溢脉外则为咳血。本病与肝脾密切相关。国医大师朱良春推崇仲景"柏叶汤"合刘鸿恩"独梅汤"化裁治支气管扩张症咯血或肺痨咯血急症，其用药特点为"温不伤阴"。朱老认为风湿性心脏病之咯血，一方面是气虚不能帅血归经，一方面是瘀阻而新血难守，虚实错杂，殊难措手。选唐容川治"瘀血乘脾，喘逆喘促"之"参苏散"加味，消瘀宁络，治咯血，益气固本寓其中，每收速效。

呕血属中医"血证"之"吐血"范畴，是血由胃而来，经呕吐而出，颜色暗红或咖啡色，多夹有食物残渣，并常伴有脘胁胀闷疼痛的病证。呕血主要属脾胃病变。胃为水谷之海，多气多血之腑，脾主运化统摄。病因多与外感病邪、饮食不节、情志不和、劳倦过度、脾胃虚弱等因素使胃的脉络损伤，而见吐血。若失血甚则气血不足，可见神疲乏力、头晕心悸等；倘若出血量大，可致气随血脱，乃见昏厥、汗出肢冷等危证。国医大师邓铁涛认为上消化道出血辨证时首分虚实：实证为火热气盛，胃络受损，迫血妄行；久病多虚，失血失液过多，气随血脱，阳气虚衰，气虚不摄。

"便血"属于中医"血证"范畴。便血的基本病机为外感湿热、饮食不节、情志失调、劳倦内伤等导致胃肠积热、胃肠脉络受损；或瘀血阻络，血不循经；或气不摄血，血液下溢入肠道，由肛门排出体外。

总之，急性出血的病因病机有虚实之别，实证责之于各种原因导致的火热熏蒸，迫血妄行；虚证责之于气虚不摄，血溢脉外，或阴虚火旺，迫血妄行。实证和虚证虽各有不同的病因病机，但在疾病的发展变化过程中，又常常发生实证向虚证的转化。疾病的早期往往多表现为火盛气逆，迫血妄行之实证，但反复出血则会导致阴血亏损，虚火内生；或因出血过多，气无所附，以致气虚阳衰，不能摄血。另外，出血之后，离经之血不能及时排出体外，留积体内而为瘀血，瘀血又妨碍新血的产生和气血的正常运行，形成瘀血致血虚，血虚加重瘀血的恶性循环。

11. 中暑

中医认为中暑是在长夏季节感受暑热之邪，伤津耗气而骤然发生的以高热、汗出、烦渴、乏力或神昏、抽搐等为主要临床表现的一种急性热病。对暑病的论述始于《素问·刺志论》，其称之为"伤暑"。中暑的发病具有明显的季节性，多发于长夏季节。病因病机乃外感暑热之邪，内兼正气虚弱，两虚相得而成。轻者耗气伤津，气津两伤；重者可致暑热内闭，或内陷心包，蒙蔽心神，或暑热乖张，引动肝风，或暑热伤阴，阳亢风动，发为暑风。病位在肺、心与心包络，累及肝、脾、肾诸脏。病性虚实夹杂，既有暑热内盛，又有气阴两虚。

12. 小儿肺炎喘嗽

肺炎喘嗽是小儿时期常见的肺系疾病之一。重证肺炎喘嗽又被称为肺炎喘嗽变证。在病程中突然出现面色苍白或青紫、呼吸浅促，甚而神昏抽搐，为肺炎喘嗽的急危重症。其发病较急，来势凶猛，迅速出现心阳虚衰、内陷厥阴的证候，常可危及患儿生命。本病四季皆有，而以冬、春两季尤为多见，好发于婴幼儿，年龄越小发病率越高，病情也越重。肺炎喘嗽的外因责之于感受风邪，内因责之于小儿肺脏娇嫩，形气未充。主要病机是外邪袭肺而致肺气闭塞。病理产物是痰热。其病位虽在肺，但与他脏互有关联，特别是肺炎喘嗽之重症的病理演变可累及脾、心、肝。若热邪炽盛，热从火化，内陷厥阴，则出现邪热内迫肝经、内陷心包之实证。若正不胜邪，肺气闭塞，则心血瘀阻，心失所养，心气不足，而致心阳虚衰之虚证。同时，心阳不振则血脉不得温运，亦会加重血瘀和肺气闭塞。病理上的恶性循环最终会导致阳气暴脱。

13. 崩漏

崩漏是指由于冲任不固，不能制约经血而引起的妇女不在行经期间，阴道突然大量出血或淋沥不断者。一般来势急、突然出血、量多者，称为"崩"；来势缓、出血淋沥、量少者，称为"漏"。两者在疾病发展过程中常常相互转化，呈现崩漏交替，缠绵难愈，为妇科临床常见的急重证。崩漏的发病机制主要是冲任不固，不能制约经血，胞宫蓄溢失常，经血非时而下。崩漏病因有血热、肾虚、脾虚、血瘀等，但由于损血耗气，日久均可以转化为气血两虚、气阴两虚，或阴阳俱虚，失血过多重则致气随血脱。无论病起何脏，但其本在肾，即"四脏相移，必归脾肾"，"五脏之伤，穷必伤肾"。崩漏发病机制复杂，病程较长，常为因果相干、气血同病、多脏受累。

14. 毒蛇咬伤

毒蛇咬伤是指被毒蛇咬伤后，蛇毒侵入机体引起的一种急危重症。该病起初在肌肤，但可迅速侵袭神明、营血、脏腑，造成严重的全身症状，甚至死亡。中医认为蛇毒系风火二毒，风者善行数变，火者生风动血、耗伤阴津。风毒偏盛，每多化火；火毒炽盛，极易生风。风火相扇则邪毒鸱张，必客于营血或内陷厥阴，或闭肺，或伤肾，导致急性的正气虚损，形成严重的全身性中毒症状。

（六）临证经验

急性虚证可见于临床各种急危重症的发生发展过程中，

起病急，变化快，病情危重，复杂多变，并发症多，预后差，若治疗不及时，常常危及生命。方邦江教授既往在中医急诊辨证的过程中要求快速审查四诊，迅速判断病情，抓住疾病的主要矛盾，准确辨证，果断处理，用药稳、准、狠，运用药性峻猛或大寒、大热、大辛、大苦、有毒之品，药物剂量超出常量，以突出其功效。急救过程中主张辨证运用中药注射剂，方便快捷速效，切合中医理论。而急性虚证是机体短时间内出现阴阳、气血、脏腑功能迅速虚衰的证候，因此临证救治应时刻不忘救逆、扶正、固本为要。

二、"阳明法"内外兼治老年重症咳喘

老年重症咳喘包括了慢性阻塞性肺疾病急性加重期、重症肺心病等的症状，临床多以咳嗽、呼吸急促，甚至张口抬肩、鼻翼扇动，"喘脱"为特征的一类危急病证。其包含了中医之"咳嗽""哮病""喘病""肺胀"等疾病。中医认为，肺属金，脾属土，脾为肺之母，脾为生痰之源，肺为贮痰之器，补母令子实，健脾即可化痰，故有"五脏六腑皆令人咳，非独肺也"之说。老年重症咳喘多有肺、脾、肾三脏亏虚的情况，脾胃为后天之本，生痰之源，在老年重症咳喘发生发展中，具有重要地位。在老年重症咳喘急重症阶段的传统疗法中，往往以祛邪为主，缓解期以扶正为主。方邦江教授不泥于古，独辟蹊径，提出了治本健脾为主，以杜绝生痰之源，倡导"急则亦可治其本"，针对老年重症咳喘呼

吸功能下降，甚至呼吸衰竭，首创"阳明法"治疗老年重症咳喘。依据"治痿独取阳明"的中医理论，我们采用内外结合、针药并进的方法治疗老年重症咳喘呼吸功能下降，甚至呼吸衰竭的患者，通过临床观察表明，患者肺功能指标FEV_1、FVC、FEV1%和FEV_1/FVC均有明显改善，呼吸机脱机时间缩短，一些上机数年的呼吸机依赖患者也成功脱机，取得了良好的临床效果。目前，该方法作为上海市中医临床适宜技术在全上海推广应用，并辐射华东，影响全国。

"治痿独取阳明"语出《黄帝内经·素问》。"肺主身之皮毛，心主身之血脉，肝主身之筋膜……五脏因肺热叶焦发为痿。肺热叶焦则生皮痿，心气热则生脉痿，肝气热则生筋痿，脾气热则生肉痿，肾气热则生骨痿"（《素问·痿论》）。《灵枢·根结》亦云："痿疾者，取之阳明。""独取阳明"是中医治疗痿证的基本法则。"治痿独取阳明"的理论依据如下：

1. 阳明为五脏之本

阳明是五脏六腑营养的源泉。阳明在上肢者隶属大肠；在下肢者归属胃腑。然《灵枢·本输》曰："大肠、小肠皆属于胃。"胃主受纳，腐熟水谷，为"五脏六腑之海"。《素问·五脏别论》说："胃者，水谷之海……五味入口，藏于胃，以养五脏气。"《素问·玉机真脏论》也说："五脏者，皆禀气于胃。胃者，五脏之本也。"阳明经为多气多血之经，胃居中焦，是水谷精微汇聚之处，为人体后天之本，气血生化之源；五脏以胃为本，五脏功能的正常运行依赖于后天之本脾胃的濡养，胃气的盛衰有无，直接关系到机体生命的存亡，故"治痿独取阳明"是求本之法。

2. 太阴、阳明经脉相连，生理相关，病理相系

"治痿独取阳明"中的"阳明"，从藏象的角度是指胃腑、大肠；从经脉的角度是指手足阳明经。但治疗时不应只考虑胃，还应考虑中焦脾乃至大、小肠的情况。在十二经脉中，手足阳明分别与手足太阴互为表里。手太阴属肺，肺朝百脉，外合皮毛，主一身之气；足太阴属脾，应于四肢，代胃行其津液，两脏在"痿证"的病理变化中至关重要。若肺热叶焦，则易形成皮痿；脾与胃同居中焦，互为表里，生理病理都密不可分，若脾气亏虚，气血难以资生，不能营养四肢百骸，久而成痿。《素问·太阴阳明论》曰："四肢皆禀气于胃，而不得至经，必因于脾，乃得禀也。今脾病不能为胃行其津液，四肢不得禀水谷气，气日以衰，脉道不利，筋骨肌肉，皆无气以生，故不用焉。"由此可见，后天脾胃与五体关系密切，脾胃为水谷气血之海，后天气血生化之源，五脏六腑都赖其濡养。若脾胃健运失常，阳明经气血虚少，难以营运精微物质至经脉之中，可致五脏、五体失养，肌肉失充，表现为"五体痿"，所以在"取阳明"时，既要着眼于胃，又要兼顾于脾，而采用补中健脾和胃、和中通腑、健脾燥湿等法，实为"治痿独取阳明"之意。

3. 阳明主润宗筋

经筋的作用是连接骨骼、关节，主持肢体运动。痿证属于十二经筋病变。经筋有赖于十二经脉，特别是足阳明胃经气血津液的濡养滋润。《素问·痿论》曰："阳明者，五脏六腑之海，主润宗筋，宗筋主束骨而利机关也。冲脉者，经脉之海也，主渗灌溪谷，与阳明合于宗筋，阳明乃宗筋之会，会于气街，而阳明为之长，皆属于带脉，而络于督脉。故阳明虚则宗筋纵，带脉不引，故足痿不用也。"阳明是五脏六腑营养的源泉，可润养宗筋，而宗筋有束骨、利关节之功能，人体的骨节筋脉依赖于阳明化生的气血濡润，才能运动自如。阴阳经总会于宗筋，合于阳明。冲脉为十二经之海，将来自于阳明的气血渗灌溪谷，并与阳明合于宗筋。若阳明脉虚，不能行气血、营阴阳，就不能濡筋骨、利关节，上无以供心肺至皮毛，脉络枯竭，下不能充肝肾，使筋膜、骨骼软弱，发为痿证。因此，阳明脉病变与痿证的发生密不可分。

肺痿之证是汉代医家张仲景在《金匮要略》中提到的病名，分"寸口脉数，其人咳，口中反有浊唾涎沫"的虚热肺痿和"吐涎沫而不咳者，其人不渴，必遗尿，小便数……必眩，多涎唾"的虚寒肺痿。其基本病机是"热在上焦"。仲景继承了《内经》思想，根据"治痿独取阳明"的原则，在治疗时着重于取阳明。其所拟的麦门冬汤、甘草干姜汤、生姜甘草汤等方剂，主要药物如麦冬、甘草、干姜、生姜等都养胃益气，通过壮中焦、滋化源来润肺养阴或扶阳，达到治疗肺痿的目的。老年重症咳喘久咳伤气，肺叶枯萎不荣，痿弱不用。肺痿与老年咳喘尽管主要症状不同、表现各异，但从病机的"肺热""痿弱"等方面看，二者是相通的。根据"治痿独取阳明"及异病同治的原则，亦可运用阳明法来治疗老年咳喘。

其理由除了上述原因外，尚有以下几点：

（1）阳明为"五脏六腑之海""气血生化之源"和"后天之本"，为中宫转输精气之机关。《素问·经脉别论》曰："饮入于胃，游溢精气，上输于脾，脾气散精，上归于肺。"精气不输于肺，则肺痿生，出现咳喘之症。阳明健则化源充足，气血津液旺盛，全身的脏腑经络、四肢百骸、皮毛筋骨都能得到充养，故在治疗时着重于取阳明，补益脾胃。

（2）五行相关：脾属土，肺属金，土生金。老年咳喘久咳耗伤肺气，演变过程多由肺虚渐至脾虚，可以运用培土生金法，通过补脾气而达到补肺气的目的。

（3）脾主肌肉：《素问·痿论》云："脾主身之肌肉。"全身的肌肉，都要依靠脾胃所化生的水谷精气来充养，脾气健运，肌肉才能丰满、发达、健壮。老年咳喘患者往往存在脾气虚弱、呼吸肌疲劳，出现呼吸气短、乏力、动则气促的表现，若脾气健运，肌肉得以充养，肺才得以主司呼吸，起到的宣肃之功。

综上所述，"治痿独取阳明"正是取阳明，补脾肺，培土生金，补母养子，充卫气，资后天之治法。治疗老年咳喘，采用阳明之法，临证每获意外之喜。

三、"三通疗法"表里双解治疗外感高热

高热是指体温超过 39℃的常见急症，临床分为感染性高热和非感染性高热。各种病原体如细菌、病毒、支原体、衣原体、真菌、螺旋体及寄生虫侵入人体是感染性高热的常见病因。非感染性高热多由于恶性肿瘤、结缔组织病、内分泌疾病、体温中枢调节异常和药物引起。

中医学认为高热是机体在内外因素作用下，脏腑气机功能紊乱，阳气亢盛引发的以体温升高为主症的一系列病证，分为外感高热和内伤高热两大类。高热是指体温在39℃以上，并持续数小时不退者，或体温下降后，又逐渐升高，伴有面赤、心烦口渴，或咽喉有腐烂白点、颈项肿胀，或咳喘胸痛、痰多黄稠，或小便黄赤、频急涩痛，或大便秘结，或腹泻黄臭稀水、腹胀满、腹痛拒按、烦躁谵语，或斑疹隐隐。主要从辨外感内伤、察热型和审寒热真假三个方面来分析诊断。

《伤寒论》也可以说是有关中医急症的第一部专著，重点论述了外感风寒发热的诊治。经过历代医家（尤其是刘河间、吴又可）不断完善，至清代叶天士、吴鞠通创立的温病学说，则更详尽地论述了发热性疾病的病理机制及辨证治疗原则。外感发热多是六淫、疫疠之邪侵袭，人体不能战胜外

邪而发病。正邪相争，风、暑、燥、火等阳邪易从火化，阳气亢奋，即"阳盛则热"；而寒、湿等阴邪易郁阻阳气的运行，即"郁阳发热"。六淫风寒邪毒乘人体正气之虚，卫外之阳不固而侵袭机体。"阳郁"的病机贯穿外感高热证的各个阶段，成为高热不可忽视的主要矛盾。

先师朱良春推崇刘河间对热病的治疗创新，打破卫气营血的传变规律，提出"先发制病，发于机先"。热病初起即采用表里两解法，不泥于先表后里、温病三禁的常规。治外感高热，要见微知著，防微杜渐，先发制病；攻病宜早，达邪为先，集中兵力，挫其锐势，阻断传变。这与已故著名中医学家，原上海医学院姜春华教授倡导之"截断、扭转"之说甚合。在朱老的学术思想基础上，我们应用该方治疗包括传染病在内的感染性疾病如脓毒症，意在"早期截断，防治传变"，具有重要的临床意义。用于"禽流感""猪流感（H1N1）""非典"等有明显疗效。

方师深刻领会先师朱良春治疗外感高热"先发制病，攻病宜早"的学术理念，并大胆突破治疗观念，提出了多管齐下、齐头并进，即发表、攻下、通利三法并举，直挫热势，阻断传变的"三通疗法"。方药重用麻黄、大黄、滑石三药，共为统领，直捣病巢。

麻黄轻扬上达，性温辛散，善于宣肺气，开腠理，透毛窍，为治疗外感高热发汗透邪、退热之要药。《日华子本草》又言："麻黄能调血脉，开毛孔皮肤。"《神农本草经百种录》

提出麻黄："轻阳上达，无气无味，乃气味之最轻者，故能透出皮肤毛孔之外，又能深入积痰凝血之中。凡药力所不能到之处，此能无微不至，较之气雄力浓者，其力更大。"现代研究表明，麻黄挥发油、麻黄碱、L-甲基麻黄碱等均有发汗、解热、抗炎作用；麻黄碱能抑制过敏介质释放；麻黄水提取物及醇提取物可以降低血清溶血素水平，并具有抗补体作用，故而具有抗变态反应作用。此外，麻黄还有抗病原微生物的作用。

大黄具有泻下攻积、清热泻火、凉血解毒、逐瘀通经的功效。大黄是重要的泻下药、清热药和止血药，其功效迅速，常用于急危重症。张仲景的《伤寒论》与《金匮要略》中有32首处方中使用了大黄，其中的大承气汤、小承气汤、大柴胡汤、三黄泻心汤、桃核承气汤等，至今依然在临床上被广泛使用。大黄是一味攻下结毒、通利湿热之品，故《本草正义》谓其"迅速善走，直达下焦，深入血分，无坚不破，荡涤积垢，有犁庭扫穴之功"。因之世人咸目之为峻利之剂，而不轻用之。实则大黄不仅能攻病祛邪，而且有"调中化食，安和五脏（《神农本草经》）"之功。大黄善治瘟疫，防治急性传染病。清代吴又可《温疫论》，首创治疫两法——"达原"和"逐邪"。吴又可用攻下逐邪的关键在于峻猛而尽除，他主张"急证急攻""因证数攻""凡下，不以数计"，对于可下之证应"下之""再下之"，直至邪尽。祛邪清热主用大黄。方师对包括流感、肺炎、脓毒症等感染和传染性疾病均主张下法，主要是在辨证论治的方药中加用大黄。"肺与大肠相表里"，古人有"病在脏，治其腑"之说，肠腑疏通，上焦壅遏之邪热、痰浊自有出路。大黄是重要的泻下药、清热药和止血药。它功效迅速，常用于急危重症。

临床中大黄也可用于小儿肺炎高热，可外用敷贴等方法。研究结果表明，大黄在缓解气促、促进肺部啰音吸收、改善缺氧及缩短病程等方面有显著疗效。

现代药理学研究证明，大黄不但用以缓下、健胃、利胆，而且具有较强的抗菌作用，如对甲乙型链球菌、肺炎球菌、金黄色葡萄球菌及伤寒、副伤寒、痢疾、白喉、炭疽杆菌等有较强的抑菌作用，对流感病毒亦有抑菌作用。大黄治疗麻疹肺炎、病毒性肺炎具有一定的疗效。这充分证明了通利疗法的卓越效能。通过实践体会到大黄清热泻火、解毒抗菌的作用，殊为显著，只要用之得当，没有任何副作用。临床以生大黄粉口服或鼻饲，一次可达 50g，但如此大剂量的使用须辨明虚实、邪正之盛衰方可为之。

滑石具有清热、渗湿、利窍的功效，可用治暑热烦渴、小便不利、水泻、热痢、淋病、黄疸、水肿、衄血、脚气、皮肤湿烂。《本经》云："主身热、泄澼，女子乳难，癃闭，利小便，荡胃中积。"《本草纲目》载："滑石利窍，不独小便也，上能利毛腠之窍，下能利精溺之窍。盖甘淡之味，先入于胃，渗走经络，游溢津气，上输于肺，下通膀胱。肺主皮毛，为水之上源。膀胱司津液，气化则能出。故滑石上能发表，下利水道，为荡热燥湿之剂。发表是荡上、中之热，利水道是荡中、下之热，发表是燥上、中之湿，利水道是燥中、下之湿。热散则三焦宁而表里和，湿去则阑门通而阴阳利。刘河间之用益元散，通治表里上下诸病，盖是此意，但未发出尔。"可见滑石治疗热病，古早有之。

方师长于应用滑石退高热，意寓导热下行，兼有润热病之燥，并当使用量必不可少，30～90g，实大病非重剂不可挽沉疴之典范。现代研究表明，滑石对伤寒杆菌与副伤寒杆菌、脑膜炎球菌等具有良好的抗菌和抑菌作用。

四、"早期截断、逆转"防治脓毒症多脏器功能障碍的"治未病"理念

脓毒症（Sepsis）是由感染失控引起的宿主反应导致的危及生命的器官功能障碍。随着人口的老龄化、肿瘤发生率的不断增加、器官移植不断增多、免疫抑制剂的广泛使用等，使得脓毒症的发生率不断上升，全球每年新增数百万病例，其中有超过1/4的人死亡。中医古籍中没有"脓毒症"这一名词，但因其有发热的表现，一般被认为属于中医"外感热病"或"温病"范畴。

2016年1月，ESICM和SCCM共同提出了新的诊断标准。新定义认为，脓毒症是宿主对感染的反应失调，产生危及生命的器官功能损害。脓毒症新定义强调感染导致的器官功能障碍，反映了比普通感染患者更复杂的病理生理状态，

不再采用 SIRS 的概念。脓毒症与普通感染的区别在于存在异常的或失控的宿主反应及器官功能障碍。

方邦江教授认为，有关脓毒症认识从以往的单纯立足于炎症反应发展到全盘考虑机体综合级联反应。从哲学的观念看，体现了从部分到整体的转变和对内因的重视。整体论、重视内因与中医的观点有共通之处，也更接近脓毒症的本质，这也完全符合中医的整体观念。脓毒症所体现的"反应失调""危及生命"与"器官功能障碍"三个关键因素，可谓与中医一脉相承，殊途同归。

所谓"反应失调"是脓毒症发生发展的始动因素。机体对感染的反应失调会损害器官功能以至危及生命。《素问·阴阳应象大论》云："冬伤于寒，春必温病。"《素问·金匮真言论》云："故藏于精者，春不病温。"在《内经》里，"温病"并无特殊含义，即泛指外感热病。然而这句话被后世认为是"伏气温病"的最早记载。而伏气温病相对新感温病来说更危重，从这点来看，"伤于寒""不藏精"更容易造成病情向严重的方向发展，即更易使反应失调。肾主藏精，通于冬气，肾阴、肾阳乃一身阴阳之根本，故肾脏功能的失调（包括肾阴、肾阳、肾精的不足等）更易使"反应失调"。在《伤寒论》里，总的来说三阳病较轻，而三阴病较危重。病邪从表入里为病情加重，即传经。张仲景在《伤寒论》第 97 条云："血弱气尽，腠理开，邪气因入，与正气相搏，结于胁下。"提示气血不足，邪气即从表向半表半里传，但尚未导致病情危重。但若阳气不足，邪气亦可从阳经向阴经传，此时病情则较前为重，麻黄细辛附子汤即是为解太阳之邪有内传少阴之势而设。总之正邪相争，正退则邪进。《温热论》云："或平素心虚有痰，外热一陷，里络即闭。"所谓里络闭者，即热闭心包，出现神志改变，为危重状态。所以"心虚""有痰"者更容易造成"反应失调"。这里"心虚"指的是心阴不足；"有痰"则可以提示一种体质。可以认为"反应失调"与心、肾二脏关系较密切，而心肾同属少阴，故少阴（包括阴、阳、精）的不足有可能使反应更容易失调，同时痰湿体质亦能为"失调"推波助澜。

至于"危及生命"则意味着脓毒症是危重症，而不是一种简单的、普通的感染性疾病。早在《素问·热论》中就有"人之伤于寒也，则为病热，热虽甚不死；其两感于寒而病者，必不免于死。"可见在《黄帝内经》时期，已经认识到普通感染与脓毒症是不同的。据原文可知，"两感于寒"即"病一日则巨阳与少阴俱病……二日则阳明与太阴俱病……三日则少阳与厥阴俱病"。可见阴阳表里二经同时受病，即可危及生命。《素问·玉版论要》云"病温虚甚，死"，则表明机体的虚实情况对预后有直接影响。《温病条辨·原病篇》云"病温之人，精血虚甚，则无阴以胜温热，故死"，亦是此意。虽然《内经》与《伤寒论》中的六经含义不尽相同，但病涉三阴即预后不良则是相同的。《伤寒论》中"死证"大都出现在三阴病篇中，尤以少阴、厥阴篇为多，其次则是阳明。《温病条辨·上焦篇》对温病的死证有5条概括："在上焦有二：一曰肺之化源绝者死；二曰心神内闭，内闭外脱者死。在中焦亦有二：一曰阳明太实，土克水者死；二曰脾郁发黄，黄极则诸窍为闭，秽浊塞窍者死。在下焦则无非热邪深入，消烁津液，涸尽而死也。"吴氏以三焦论温病，与六经不同。肺之化源绝，乃温邪迫血上溢，治以犀、地、银、翘之属，虽归在上焦，实邪热在营血之分也。心神内闭即热闭心包，外脱则邪盛而正已不支。中焦腑实则病在阳明，发黄则病在太阴。下焦则病多津液"虚甚"。综上可以初步得出结论：阴阳二经同病，邪在三阴或阳明，及心包、营血分证，多能危及生命，若素体根本不固或久病耗竭下焦肝肾之阴，亦能危及生命。反之，若素体强健，则虽发病较重，亦有转危为安之可能，如《温热论·辨斑疹》云："斑黑而光亮者，虽属不治，然其人气血充者，根据法治之，或有可救。"

"器官功能障碍"是西医的固有名词，尤其是多脏器功能障碍更加常见、危急、死亡率高。所谓多器官功能障碍综合征（MODS）是指机体受到严重感染、严重创伤、严重烧伤、休克等打击后，在相关急性致病因素所致机体原发病变的基础上，相继引发两个或两个以上器官同时或序贯出现的可逆性功能障碍的临床综合征。其恶化的结局是多器官功能衰竭（MOF），是当前重症患者中后期死亡的主要原因。MODS和MOF是当前重症医学所面临的最大挑战。

本病在中医没有固定的特指范围，一般多涉及三阴，常见于呼吸、凝血、肝脏、心血管、神经、肾脏六大系统。呼吸系统以氧和指数为标准。氧和差则呼吸窘迫，病多在阳明、太阴，以火热多灼肺金，痰饮多阻肺金，而培土多能生金。凝血系统以血小板计数为标准。血小板计数少则易出血，温病言热入营血则恐耗血动血，以六经论，病多在阳明、厥阴，以火热多迫血妄行，肝又主藏血故也。肝脏系统以胆红素为标准，胆红素高则黄疸，病多在阳明、太阴，以黄为中土之色，湿热之兆也，仲景云："太阴者，身当发黄。"心血管系统以平均动脉压为标准，血压低则脉当显不足之象，病多在少阴，以少阴之为病，脉微细也。中枢神经系统以 GCS 评分为标准，评分低则神为之昏，病多在阳明、厥阴，以热盛、腑实、逆传心包皆能神昏谵语。心包者，厥阴之脉，病在厥阴，多有动风痉厥之变。肾脏系统以肌酐或尿量为标准，尿量少则小便不利，病多在阳明、少阴，以阳明热耗津液，阴虚则小便难；又肾者主水，少阴阳虚不能化水，则身肿而小便少也。胃肠功能障碍以呕吐（胃肠减压量）、腹胀或肠鸣音为参考，病多在太阴，以太阴病之为病，腹满而吐。

方邦江教授认为，脓毒症属于中医学"外感热病""脱证""血证""暴喘""神昏"和"脏竭症"等范畴。其发生主要由于身体正气不足，外邪入侵，入里化热，耗气伤阴；

正气虚弱，毒邪内陷，络脉气血运行不畅，导致毒热、瘀血、痰浊内阻，瘀阻脉络，进而令各脏器受邪而损伤。

方邦江教授认为，"毒"是脓毒症发生发展的客观原因，但不宜过分强调。如果仅把内毒和外毒作为内毒素、外毒素的中医代名词，并用中医的术语描述西医的病理过程，则意义不大。之所以被称为"毒"，无非是为了说明其起病急骤，传变迅速，易造成器官功能障碍而死亡率高。对于一些烈性传染病的致病菌，如鼠疫杆菌、SARS病毒来说，被称为毒邪恰如其分，所谓"五疫之至，皆相染易，无问大小，病状相似"。而今ICU中的脓毒症患者，其感染的"毒邪"也许并不那么强，但因其机体的特殊状态，如长期卧床、长期运用抗生素、免疫抑制剂等，使得它对感染的反应易于失调，从而显得非常之"毒"。如ICU中可见的侵袭性真菌病，常发生于严重慢性疾病或长期应用激素的患者，而对于健康人则几乎不会发病。对前者来说是一种"毒"，而对后者来说，只是普通的邪气。

脓毒症的主要中医临床特点是邪毒内侵，热盛毒生，毒不除，则热不去，久必生逆。虽有宣透、清气、化浊、清营、凉血诸法，但"清热解毒"之法是贯穿始终的。方邦江教授指出，用好清热解毒要注意两点：一要早用，在卫分阶段即可加入清热解毒之品；二要重用，量要大，剂要重。这样才能阻断病势，使之不能向内传变。方邦江教授临证，除应用常规的清热解毒药，如金银花、连翘、大青叶、蒲公英、贯众、黄芩等味外，还喜用国医大师朱良春创建的表里和解丹、葛苦三黄丹与名方"安宫牛黄丸"。表里和解丹组方为僵蚕、蝉衣、大黄、皂角、姜黄、滑石、甘草等以新鲜藿香汁、薄荷汁、萝卜汁泛丸，具有疏表清热、清肠解毒之功，能促使邪毒从表里双解，通过汗、清、下之综合措施给邪以出路。葛苦三黄丹包括葛根、苦参、黄芩、黄连、大黄、滑石、蝉衣等药味，立方处法之意类表里双解丹。安宫牛黄丸虽习用为清心开窍之良药，但方邦江教授指出：当外感热病患者出现高热神识恍惚时，就要及时应用，要早用，避免邪热犯及心包，变生他证。

脓毒症传变快，病情重，死亡率高，其首要并发症是多脏器功能衰竭。方邦江教授首次将中医"既病防传治"的"治未病"引申到防治脓毒症多脏器功能衰竭的临床与实践中。中医温病学说素有"下不厌早"之说，温病治疗中使用下法，重在祛邪热、存阴液，其次才是通燥屎、逐瘀积。而温病早投攻下，则能更有效地体现这一目的，因此有"温病下不厌早"的观点及原则。倡导"温病下不厌早"观点者，应该首推明代医家吴又可，他在《温疫论》中提出"温疫可卜者，约三十余证，不必悉具，但见舌黄、心腹痞满，便予达原饮加大黄下之。"同时告诫"大凡客邪贵乎早逐""勿拘于下不厌迟之说"，并阐释说："应下之证，见下无结粪以为下之早，或以为不应下之证，误投下药，殊不知承气本为逐邪，而非专为结粪设也。"指出下法并非单纯为攻逐肠道燥屎而设，更主要的是攻逐肠道的疫邪，突出了逐邪治本的思想。清代医家戴北山同样赞成"温病下不厌早"，他在《广瘟疫论》治疫五法之一的下法中也阐述了这一观点。他认为："一见舌黄、烦渴诸里证，即宜攻下，不可拘于下不厌迟之说。"柳宝诒在《温热逢源》中也说："温病早投攻下，不为大害。"其观点可见一斑。此后持"温病下不厌早"观点的医家甚多，如杨栗山、吴坤、顾晓澜等，皆有阐发说明。"温病下不厌早"，体现了下法在温病治疗中的重要作用和地位。

方邦江教授认为当代脓毒症"急下存阴"法就是通过荡涤胃肠，泻下大便或积水，引而竭之，使停留蕴结的宿食、燥屎、实热之邪，下泻而出，这也是快速截断的重要手段。外感热病一旦见有气分证，热毒之邪往往会入腑内结，不管是否便闭，先用通腑攻下，急下存阴，使邪有出路，这也符合"温病下不厌早"的思想。吴又可《温疫论》也说："温邪以祛邪为急，逐邪不拘急粪。""得大黄促之而下，实为开门祛贼之法。"苦寒攻下、急下存阴在于迅速排泄邪热温毒，能有效地截断、祛除温热之邪，对截断病邪最为合拍。且早用苦寒攻下，有形之积先予畅通，热毒之邪就不致内结而变证丛生。

"锦红汤"是方邦江教授在已故"海派中医""顾氏外科"创始人顾伯华先生治疗急腹症验方的基础上，拓展使用，广泛治疗脓毒症，取得了良好的临床疗效。该方是上海中医药大学附属龙华医院已故名医顾伯华、徐长生教授在中西医结合治疗外科炎性急腹症所积累的经验基础上，根据中医"六腑以通为用"的理论，设计开发和研制的中药新药。1970年，上海市龙华医院开始应用锦红汤于临床治疗急性阑尾炎。锦红汤主要由大黄、红藤、蒲公英等组成，功效清热解毒、行气通腑、活血消肿。大黄是清热通下之要药，为方中之君药。红藤长于清热解毒，消痈止痛，与大黄配伍能增强大黄的清热泻火之功，是方中的臣药。蒲公英清热解毒消痈，剂量大时还有通下作用，与大黄、红藤合用，既可增加全方的清热通下功效，又能弥补大黄、红藤利湿方面的相对不足。方邦江教授应用锦红汤来治疗脓毒症，在科研和临床上均取得了很好的效果。从药理学来看，锦红汤具有直接抑杀细菌、降低内毒素含量、防治细菌移位、调整免疫功能、保护肝肾功能等作用。研究证明，锦红汤可以降低全身性炎症反应综合征患者促炎因子 TNF-α、IL-6、IL-8、NO 水平，升高抗炎因子血浆 IL-2 水平，并使 CRP 水平相对降低。锦红汤还能够降低脓毒症大鼠血浆内毒素水平、减轻胸腺内细胞凋亡，上调 CD_3^+、CD_4^+ 水平。Rab 蛋白是小分子 G 蛋白家族（Ras 超家族）中最大的亚家族，存在于所有的真核生物，在进化过程中高度保守，主要在细胞内囊泡的形成、转运、黏附和融合中起重要作用。Rab27 是 Rab 蛋白家族的重要成员，具有调控血小板内囊泡的形成、转运、分泌等重要功能。方邦江教授团队研究发现锦红汤对脓毒症早期的凝血功能有调节作用，并可改善脓毒症晚期小鼠的血小板、凝血因子和纤溶功能。脓毒症早期血小板聚集功能和 α 颗粒分泌功能表现亢进，致密颗粒分泌功能抑制；脓毒症晚期血小板聚集功能下降，而 α 颗粒分泌功能仍表现亢进，致密颗粒分泌功能仍表现抑制。脓毒症可以调节血小板聚集和 α 颗粒分泌功能，但对致密颗粒无明显影响。脓毒症时可呈现 Rab27b 蛋白水平的低表达状态。锦红汤能够调节脓毒症时 Rab27b 蛋白表达水平。

综上所述，脓毒症的外因是六淫邪气或疫疠之毒，而从内因角度来说，素体正虚之人易感受外邪，一旦感邪，病情往往较重。方邦江教授认为病位与病机可用"邪陷三阴，尤在少阴；外系三阳，独重阳明；心包营血，瘀阻湿闭"24 字概括，临床上提倡"早期截断、扭转"，寒热并用，清托兼施，敛下结合，临证变通，尤擅用锦红汤、五承气汤等加减，取得显著的临床疗效。

方邦江教授依据脓毒症的病机特点，提出了脓毒症早期治疗以"清热解毒"和"急下存阴"为治疗大法，以冀扭转病情的进一步恶化与截断病势的迁延，从而将中医"既病防传"的"治未病"引申到防治脓毒症多脏器功能衰竭的临床与实践。

五、"复元醒脑法"治疗重症脑病

重症脑病包括心肺复苏后缺血缺氧性脑病、重症颅脑损伤、重症脑血管病、重症颅内感染等。一般而言，重症脑病分为抢救、促醒与康复三个阶段，尤其是心脏停搏（CA）后脑复苏的抢救与促醒阶段，诊疗是否及时，方案是否有效，对患者预后意义重大。

心脏停搏是指各种原因引起的心脏突然停止跳动，有效泵血功能消失，引起全身严重缺氧、缺血，临床表现为扪不到大动脉搏动和心音消失；继之意识丧失，呼吸停止，瞳孔散大，若不及时抢救可引起死亡。若心搏停止超过 5 分钟常可造成大脑严重损伤或死亡，即使复跳也往往会遗留不同程度的后遗症。因此，心脏停搏是临床上最危重的急症，必须争分夺秒，积极抢救。迅速采取一切恢复循环和呼吸功能的抢救措施，否则脑复苏希望渺茫。据报道，全球每年发生超过 300 万例心源性猝死，生存率低于 8%。中国每年发生约 54 万例心源性猝死，生存率低于 1%。CPR 后患者的恢复情况直接取决于循环恢复时间。其中危害最大的是循环中断造成的缺血缺氧性脑损伤（HIBI）。HIBI 是指由于多种原因引起的脑缺血缺氧，最终导致脑神经系统损伤的一种疾病。据研究报道，CPR 后死亡的患者中，68% 死于 HIBI，而幸存者中有高达 80% 的患者 CPR 后处于植物状态，神经功能受损。CPR 后恢复较好的患者也遗留不同程度的神经功能障碍、认知障碍与记忆缺陷，且治疗方法有限。中医学在这方面有着自己独到的见解，并有望成为治疗此类疾病新的希望。

方邦江教授认为，重症脑病在内外致病因素的作用下，或呈急性虚证，或病后元气渐损，致"元气亏虚，痰瘀互阻，风火相扇"的病理状态。治拟固本复元为主，佐以逐瘀化痰、泄热息风、通络开窍之法，自拟复元醒脑汤治疗重症脑病，临床通过江浙沪多家中、西医院数百例病患的临床观察，疗效确切。该理论体系先后获得了国家自然科学基金、上海市多项科学基金的资助，有关成功病例先后被《解放日报》等多家知名媒体报道。复元醒脑汤由人参 30～60g，三七粉 10g，大黄粉 30～60g，胆南星 45～60g，石菖蒲 24g，水蛭粉 6g，羚羊角粉 3～6g 等药组成。人参大补元气，补肺健脾，脾气健运，肺气宣畅，则痰浊无化生之源；气为血之帅，气行则血行，瘀血不生，则可达扶正祛邪之目的，乃治本之药。三七止血不留瘀，针对出血性中风不仅可以止血，还可以达到化瘀的目的。胆南星，化痰息风，性凉兼有清热之功，在本方中主要针对"痰热生风，风火相扇"的病机。水蛭破血通经。大黄清热解毒，通腑泻下，兼具祛痰化瘀之功，兼顾"痰、瘀"；与三七合用，一通一涩，止血而不留瘀。石菖蒲化浊祛痰，芳香开窍。羚羊角粉入心、肝二经，气血两清，有清热泻火解毒之效，善治热病神昏、壮热、躁狂、抽搐等症，于重症脑病临床上意识障碍、高热、抽搐非常合拍，实为治疗重症脑病之良药。对此方师深有感触，赞许有加。全方组方严谨，临床依据充分，实验证据确凿，不失为治疗重症脑病的一剂良方。

方师还善于总结前人治疗重症脑病的经验，在先师朱良春治疗"乙脑"极期验方"夺痰定惊散"（炙全蝎 15 只，巴豆霜 0.25g，犀黄 3.5g，硼砂 1g，飞朱砂 1.5g，飞雄黄 1.2g，陈胆星 3g，川贝、天竺黄各 1.5g，麝香 0.15g。共研极细末，密贮，每服 0.7g，幼儿 0.4g，每日 1～2 次，一般鼻饲后 3～4 小时，排出黑色而杂有黄白色黏液的大便，即痰消神苏；未排便者，可续服 1 次）基础上，创新性地用于心肺复苏后脑复苏的治疗，尤其是重症脑病合并呼吸衰竭，疗效确切。该病尤其是颅内感染或心肺复苏后缺血缺氧性脑病、颅脑损伤合并脓毒症者，由于邪毒炽盛，痰浊阻滞，清窍被蒙，高热神昏，喉间痰如拽锯，惊厥频作，往往出现心力衰竭和窒息，内闭外脱而突变。该阶段从"热、痰、风"的临床表现来看，以"痰"为矛盾的主要方面。盖热踞痰为凶险，痰热交蒸，则风动痰厥矣。是以"风"则多变，"痰"则最险，痰阻则窍闭，闭不开则脱变。个人治此症，以涤痰泄热为主要手段，以清心开闭为目标。方中之全蝎，不仅有祛风定惊之功，并可涤痰、开瘀、解毒。张山雷认为蝎尾有"开痰降逆"之功。由于此物开痰解毒、息风定惊功著，故用为主药。巴豆霜之应用，是受到《外台秘要》桔梗白散（桔梗、川贝、巴豆）的启示，取其迅扫膈上之痰涎，下胃肠之壅滞，开气道之闭塞。更以胆星祛风痰；川贝、天竺黄、硼砂清痰热；雄黄、朱砂解毒坠痰；犀黄镇惊、解毒、化痰；麝香开窍慧神。全方共奏化痰开闭、通腑泄浊、息风定惊之功。

方邦江教授在临床治疗重症脑病，尤其是心脏停搏、重症脑血管病、重症颅脑损伤引起的缺血缺氧性脑病，善于使用安宫牛黄丸。方师认为安宫牛黄丸是目前包括西药在内的最有效的醒神开窍药物，几百年来，延续至今，安全性好，疗效确切，在救治急危重症中发挥了重要作用。方师习惯使用享有盛誉的老字号药厂杭州胡庆余堂、北京同仁堂生产的药物。他认为药物的产地非常重要，同一种治疗方法和药物，临床效果的差异关键在于是否是道地药材。药物的剂量也非常重要，方师使用安宫牛黄丸根据患者的病情轻重和体质状况，一般每日 1 ~ 4 丸，对于重症脑病往往每日 4 ~ 6 丸，取得了出乎意料的临床效果。本药在几十年的应用过程中，没有发现肝肾功能损害等副作用，所以说安宫牛黄丸是国宝级治疗重症脑病的有效、安全药物。

六、"序贯疗法"防治中风病

中风病是临床最常见的急重疑难病证，为中医四大难证之首，涵盖了现代医学的短暂性脑缺血发作、脑梗死、脑出血等脑血管病，以突然昏仆、口眼㖞斜、半身不遂为主要临床表现。脑血管病因高发病率、高致残率、高死亡率及高复发率给人类的健康造成了极大威胁。依据世界卫生组织的数据，全球每年新发病例约 1500 万人，17% ~ 35% 的患者因此失去生命，存活的患者中又有 3% ～ 6% 的人留下终身残疾，有 25% ～ 75% 的脑梗死患者在 2 ～ 5 年内复发。因此，对脑梗死的防治日益受到重视。

方邦江教授擅长治疗中风等脑血管病疑难重症，主张中风"未病先防，既病防变，防治并重"的学术理念，不拘出血性或缺血性中风，谨守病机，辨证施治，采用序贯防治法，形成了一套独特的、行之有效的"序贯疗法"学术思想与临床经验。

1. 未病先防，"平"为期

中风的危险因素包括高血压、糖尿病、血脂异常、高同型半胱氨酸血症、吸烟、酗酒、肥胖等，其中尤以控制高血压和糖尿病为预防中风发生的重要环节。糖尿病比非糖尿病患者脑梗死的发病率高 2 ～ 6 倍。Kannel 等对高血压患者随访 18 年，发现血压超过 160/95mmHg 的患者发生脑卒中是正常血压者的 7 倍。故方邦江教授非常重视中风的危险因素，强调未病先防的治未病学术思想，谨察危险因素，辨别阴阳，结合长期的临床实践，提出了"以平为期"的学术理论。

（1）高血压：高血压病属中医"眩晕""头痛"等范畴，"阳亢血瘀"为其发病的重要病理环节。高血压患者或禀性易怒、易激动者，肝失疏泄，郁而化热，久之内耗肝阴，阴不制阳而致肝阳上亢；或年事渐高，肝阴虚损，日久及肾，肝肾阴虚，水不涵木，则风气内动；肝气郁结，气病及血，气滞血瘀；或肝肾阴虚，则血涩生瘀；或嗜食肥甘厚味，脾失健运而内生痰湿，阻碍气机，血行迟滞而为瘀，终至阳亢血瘀之证。另一方面，痰瘀化火又暗耗阴精，久则阴亏风动，肝阳偏亢，恶性循环，阴阳失调，气血逆乱，极易发为中风。方邦江教授依据主要病机，运用活血潜阳法，药用益母草、川芎、羚羊角粉（无羚羊角粉时可用羊角代替）、杜仲等，药证相对，故获显效。实验研究显示，活血潜阳颗粒能通过降低外周阻力发挥降压作用，能改善血液流变学、抗血小板聚集及体内血栓形成，作用温和而持久。临床研究表明，活血潜阳法可降低血瘀阳亢型高血压患者的血压，改善血栓前状态，并能有效控制中风先兆的复发，从而降低脑梗死的发病率。其作用机制可能与降低血浆血栓素 B_2（TXB_2）水平有关。方邦江教授认为益母草主要适用于肝阳偏亢之高血压，绝非泛泛使用。朱良春教授指出："益母草有显著的清肝降逆作用，但用量必须增至 60g，药效始宏。"方邦江教授在临床工作中依据患者血压水平，常用至 90～120g，每获良效。

（2）糖尿病：糖尿病属中医"消渴"范畴。缺血性中风是消渴的并发症之一，而且多发生于消渴的后期，可能与糖尿病代谢紊乱、血液高凝状态、微血管病变等因素有关。消渴的病机以阴虚为本，燥热为标。而消渴后期，则以肝肾阴虚为主，阴虚内热，耗津灼液，津凝为痰，血涩为瘀；另一方面，日久伤正，气虚则帅血无力，血液瘀滞，加之消渴患者饮食不节，过食肥甘、醇酒厚味，损伤脾胃，脾失健运，气不化津，聚湿生痰，痰浊积聚，致郁久化热，痰热互结，痰瘀阻滞脑窍之脉络，发为糖尿病并发脑梗死。故方邦江教授在滋补肝肾之阴的同时常配伍逐瘀化痰、泄热祛湿之品，如僵蚕、鬼箭羽、胆南星、石菖蒲、生大黄、泽兰、泽泻、苍术等。现代药理研究证实，僵蚕对糖尿病及高脂血症有治疗作用，能抑制体内胆固醇合成，促进胆固醇排泄。鬼箭羽在降低血糖的同时，对 2 型糖尿病血瘀证大鼠的血瘀亦具有一定的改善作用。石菖蒲挥发油的主要成分 β 细辛醚可改善血小板的黏附聚集性，减轻血管内皮细胞损伤，发挥防治血栓性脑血管病的作用。早期使用大黄酸可以明显改善小鼠的早相胰岛素分泌，抑制胰岛细胞的炎症破坏及氧化应激损伤，保护胰岛功能；且大黄能降低血黏度，改善微循环，抗动脉粥样硬化及稳定血小板，降低脑梗死再发生的概率。

2. 复元醒神，拯危急

脑血管病急性期病势暴急，方邦江教授认为中风患者以中老年人居多，其病因主要以元气虚损为根本，痰瘀互结、痰热生风为病机核心。《素问·上古天真论》云"女子七七""男子八八""天癸绝"。肾元亏虚，形神俱伤，可为中风的发病基础，正如元代沈金鳌提出"元气虚为中风之根也"。痰、瘀为元气亏虚导致的中间病理产物，一旦生成，又成为新的病理过程启动之因，是贯穿中风始终的病机特点。痰瘀互阻，化风生热，风火相扇，乃发"中风"。据此，方邦江教授提出了以扶持元气为主，佐以逐瘀化痰、泄热息风、通络为辅的复元醒神法，并自拟复元醒脑汤（人参、生天南星、石菖蒲、三七、水蛭、益母草、大黄）治疗中风，取得良好临床疗效。方中人参大补元气，补脾益肺，脾气健运，肺气宣畅，则痰浊自消；气为血帅，气盛血行，瘀血自消，可达扶正祛邪之目的，为治本之药。三七止血不留瘀，并且可以达到化瘀的目的。大黄通腑泻下，清热解毒，兼具活血化瘀之功，与三七合用一通一涩，止血不留瘀，且能通过通腑达到涤痰泄浊之功，使痰、瘀、热等浊邪得除，气血调达，经络通畅。石菖蒲功擅治痰，为开窍要药，痰浊去，气血通，神明自复。胆南星清热化痰，息风定惊，与石菖蒲合用可治疗痰湿与风邪交阻脑窍之症。水蛭活血化瘀，消癥破结，近人张锡纯认为本品"破瘀血而不伤新血，专入血分而不损气分"，为化瘀峻品。益母草尤善解郁平肝，活血祛风。诸药合用，方小力专，起"复元醒脑，逐瘀化痰，泄热息风"之功，药后诸症缓解，症趋平稳。实验研究显示，复元醒脑汤可以有效保护血－脑屏障，减少再灌注损伤对其造成的二次破坏，降低血－脑屏障通透性，减轻脑水肿进展程度，并可以减轻皮层神经细胞肿胀程度、炎性细胞浸润和微血管内皮细胞的损伤，进而改善神经缺损行为，促进局部神经与血管的再生和侧支循环的建立；在脑梗死中亦可显著改善胰岛素敏感指数，对胰岛素抵抗具有明显的干预作用，这可能是复元醒脑汤治疗脑梗死的重要机制之一。

3. 防治并重，调后期

中风经过救治，多留有后遗症，如半身不遂、言语不利、口眼㖞斜等。此期的治疗方邦江教授主张重视防治并重，即在治疗后遗症的同时，采取积极措施防止再次发生中风。

（1）久病必虚：中风的发生多以气虚为先。方邦江教授认为气为血之帅，气行则血行，气虚则血行迟滞而为瘀，水液不化聚而生痰，气不摄血，血溢脉外亦成瘀血，由此，气虚而痰瘀阻滞为中风恢复期及后遗症期的主要病机。清代医家王清任在《医林改错》中指出："中风半身不遂、偏身麻木，是由于气虚血瘀而成。"方邦江教授十分推崇王清任及其创立的补阳还五汤，并参补阳还五汤重用黄芪，常用至150g，甚或更大剂量，对于气虚者，若煎水代茶，疗效亦佳。黄芪具有双向调节血压的作用，临床用量小时为升血压，重用黄芪则降血压，故方邦江教授指出不必拘于血压高低，辨证为气虚者，大剂量用之，必获良效。中风后遗症期多见肢体痿废不用，长此以往大肉削脱，属中医"痿证"范畴。脾主运化，脾主肌肉，黄芪入脾经、补脾气，运用大剂量黄芪配伍补脾益胃之白术，共奏益气健脾之效，正所谓"留得一分胃气，便得一分生机"，亦是"治痿独取阳明"的体坝。

（2）久病入络：方邦江教授认为中风虽然起病急骤，但发病之前，脑络之病变却由经年累月，久病入络而成，反映了中风"久病入络、病邪深痼"的病机特点。方邦江教授非常推崇并继承了清代著名医家叶天士创立的"久病入络"学说，对中风病后遗症的治疗每每伍以活血通络药，尤善用虫类药，如水蛭、全蝎、地龙、蜈蚣等。虫类药乃血肉之品，有情之物，性喜攻逐走窜，通经达络，搜剔疏利，无处不至，同时又和人类体质比较接近，容易吸收利用，故其效用比较佳良而可靠，可起到挽澜作用。

全蝎长于息风平肝，解痉定痛，并可涤痰、开瘀解毒；蜈蚣既能息风定痉、搜风通络，又能开瘀解毒。伴有头痛者，方邦江教授喜用全蝎配伍蜈蚣，可使头痛明显减轻或消失，研末吞服效果更佳。其中全蝎以定惊、缓解抽搐见长；蜈蚣则以开瘀解毒之功为著。地龙对中风偏瘫疗效较好，方邦江教授常用活血逐瘀之土鳖虫与其配伍，一化痰，一活血，且皆能通利经络，正合中风痰瘀交阻之证。在临床实践中，方邦江教授每于平肝潜阳剂中加广地龙，可使血压明显下降，头胀头痛、烦躁诸症消除。僵蚕僵而不腐，得清化之气，又称"天虫"，有化顽痰之功，对于长年痼疾，夹有痰瘀者甚效。方邦江教授用僵蚕配伍化痰通络之地龙，对风痰阻络之口眼㖞斜、肢体麻木、头痛亦效。伴有肢体痿软、抽搐痉挛等症者，配伍应用乌梢蛇，内走脏腑，外彻皮肤，透骨搜风，入血散风，截惊定搐，每获良效。

方邦江教授指出虫类药虽可起沉疴，效果明显，但虫类药均属破气、耗血、伤阴之品，不可过量久服，应以小剂量为主，并喜用生地黄、当归、鸡血藤等滋阴养血活血之品伍之以制偏胜。同时，方邦江教授倡导虫类药物研粉、生用为佳，不宜久煎，在使用时要注意有无过敏反应。

（3）久病成痹：方邦江教授认为中风后遗症期正气亏虚，卫外不固，脉络空虚，风寒湿热之邪易侵入机体，痹阻关节、肌肉、筋络，导致气血闭阻不通，筋脉、关节失于濡养而发为痹证。方邦江教授从关节疼痛、肿胀、拘挛僵直三大主症入手，辨证施治，巧用虫药与他药相伍治疗痹证，亦是其匠心的体现。疼痛是中风后遗症期痹证的主要症状之一，方邦江教授依据风痛、寒痛、湿痛、热痛、瘀痛的不同，辨证施治，在益气活血的基础上灵活选择应用独活、海风藤、蕲蛇、威灵仙、钻地风、青风藤、川乌、草乌、附子、地龙、乳香、没药等，收效颇佳。拘挛僵直乃痹证晚期之征象，方邦江教授称之为"顽痹"，治疗上着重强调整体施治，细辨其阴阳、气血、虚实、寒热之偏颇，而施以相应之方药。其中尤以蕲蛇透骨搜风之力最强，乃"截风要药"，不仅"通关透节，泄湿祛风"，而且"内走脏腑，外彻皮肤，无处不到"，对肢体关节疼痛、拘急、挛缩等症均有佳效。

（4）防止再中：中风的复发率极高，一年复发率为30%，5年内复发率则高达41%。故方邦江教授十分重视中风病的二级预防，并提出要明辨病机，分而治之。

中风迁延时日，久病及肾，多表现为肾阴亏虚，水不涵木，易致风气内动，气血逆乱，再发中风；痰浊为元气亏虚导致的中间病理产物，一旦生成，又成为新的病理因素，痰浊郁而化热生风，风火相扇，再发中风。因此，方邦江教授认为阴虚与痰浊为再中的危险因素，在遣药组方时谨察病机，伍以枸杞、黄精、乌梅等育阴潜阳之品，或薏苡仁、怀山药、茯苓、白术等健脾祛湿化痰之品。方邦江教授常用乌梅酸敛真阴，颇能提高疗效。《本草经疏》云："乌梅味酸，能敛浮热，能吸气归元……其主肢体痛，偏枯不仁者，盖因湿气浸于经络，则筋脉弛纵，或疼痛不仁；肝主筋，酸入肝而养筋，肝得所养，则骨正筋柔，机关通利而前症除矣。"方邦江教授指出肝病宜敛不宜散，宜补不宜伐，乌梅敛肝之效用于中风，以酸敛真阴而防其阴虚风动，屡获良效。对于老年高血压患者来说，便秘是诱发中风的危险"杀手"之一，方邦江教授常重用生白术，轻则 30～60g，重则用至90g 以上，不但能通便，还能健脾化湿，实为治本之图。

七、"健运中枢平衡法"治疗耐药菌感染

近年来，随着抗菌药物的广泛使用、器官移植及免疫抑制剂的应用和有创技术的开展，造成细菌耐药性不断增强和广泛流行。耐药菌感染现象，在危重病患者中更为突出，给治疗带来了更大困难。目前在危重病患者中常见的耐药菌有鲍曼不动杆菌、铜绿假单胞菌、肺炎克雷伯菌、金黄色葡萄球菌和大肠埃希菌等。细菌耐药性是指细菌对抗菌药物的相对抵抗性。细菌耐药性分为固有耐药性和获得耐药性。固有

耐药性是由细菌染色体基因决定而代代相传的耐药性，亦称为天然耐药性，在耐药菌感染中处于次要地位，但有时在危重病患者中也会成为主要致病因素。获得耐药性是指细菌由于各种原因导致的对治疗中应用的抗生素不敏感。细菌获得性耐药产生有多种机制，包括：

（1）抗菌药物作用靶位改变：细菌改变了抗生素作用靶位，使抗菌药物不能与之结合或亲和力降低。如细菌本身具有促进细菌细胞壁合成功能的青霉素结合蛋白（PBPs），是 β 内酰胺类抗生素的作用靶点。抗生素通过改变作用靶点可抑制细胞壁肽聚糖层合成。而耐药菌通过携带某些基因，编码生成产物，与 β 内酰胺类抗生素的亲和力降低，从而产生耐药。

（2）产生抗菌药物灭活酶：常见的如各种 β 内酰胺酶，可因质粒介导或染色体突变而产生，其作用为水解破坏 β 内酰胺环，使 β 内酰胺类抗生素失活。主要包括青霉素酶、超广谱 β 内酰胺酶（ESBLs）、头孢菌素酶和金属 β 内酰胺酶。其他如氨基糖苷类灭活酶是葡萄球菌及肠球菌高水平耐氨基糖苷类药物的重要机制。

（3）膜通透性的改变或细菌细胞壁的障碍：细菌通过改变外膜蛋白，使通透性下降，阻碍抗生素进入细胞内膜靶位，使抗菌药物无法发挥抗菌作用。如大肠埃希菌由于细菌染色体的 *mar* 基因突变，使得外膜孔道蛋白 F（OmpF）缺失，外膜孔道蛋白 C（OmpC）增多（有时下降），致使某些药物失去抗菌作用。

（4）主动外排耐药机制：细菌的细胞膜蛋白可以将进入细胞的药物选择性或非选择性地排出细菌细胞外，使作用靶位的药物浓度明显降低而导致耐药。近年来发现形成生物膜也是细菌耐药的一个重要机制。细菌生物膜是指附着在有生命或无生命物体表面的、由细菌自身产生的胞外多聚基质包裹的菌细胞结构群体。细菌形成生物被膜后往往对抗菌药物产生高度耐药性。其可能的原因有细菌生物被膜阻碍抗菌药物渗透；吸附对应抗菌药物的钝化酶，促进抗菌药物水解；细菌生物被膜下的细菌代谢水平低下，导致对抗菌药物敏感性下降等。

方邦江教授在耐药菌感染和传染性疾病治疗中最大特色就是"平衡"治疗理念，他认为：中医学不是对抗医学，不是以杀灭细菌、病毒为前提，而是用药物调整人体阴阳平衡。平衡的目的是恢复人体的自然状态，祛除的是疾病，保护的是人体。《素问·阴阳应象大论》云："阴阳者，天地之道也，万物之纲纪，变化之父母，生杀之本始，神明之府也，治病必求于本。"《素问·生气通天论》曰："阴平阳秘，精神乃治，阴阳离决，精气乃绝。"可见自古中医学就是一个以调节机体平衡为主要治疗手段的"中庸"医学。

在长期危重病临床实践中，方邦江教授深刻领悟到脾胃中枢机关在耐药菌感染发生发展中的关键作用。脾与胃通过经脉相互络属而构成表里关系。胃主受纳，脾主运化，胃属燥，脾属湿，胃喜润恶燥，脾喜燥恶湿，两脏燥湿相济，阴阳相合，方能完成饮食物的传化过程。故《临证指南医案》又说："太阴湿土得阳始运，阳明燥土得阴自安。"两者之间的关系是"脾为胃行其津液"，共同完成饮食物的消化吸收及其精微的输布，从而滋养全身，故称脾胃为"后天之本"。《素问·玉机真脏论》说："五脏者，皆禀气于胃；胃者，五脏之本也。"说明胃气之盛衰有无，关系到人体的生命活动及其存亡。李东垣在《脾胃论·脾胃虚实传变论》中说："元气之充足，皆由脾胃之气无所伤，而后能滋养元气。若胃气之本弱，饮食自倍，则脾胃之气既伤，而元气亦不能充，而诸病之所由生也。"临床上诊治疾病，亦十分重视胃气，常把"保胃气"作为重要的治疗原则。故《景岳全书·脾胃》说："凡欲察病者，必须先察胃气；凡欲治病者，必须常顾胃气。胃气无损，诸可无虑。"

耐药菌感染由于病邪侵袭，正气陡虚，尤其脾胃中枢失调可谓其本，其标在内生之"湿"邪。具体而言，耐药菌一方面由外侵袭入可归为外感六淫之"湿"邪；另一方面如因各种原因导致菌群失调，进而导致脾胃中枢功能失调，所产生耐药菌则又可比类为内生五邪之"湿"邪。方邦江教授指出：外来细菌侵袭机体，当属外感六淫之范畴，因耐药菌感染病程缠绵，疾病反复，取类比象，与"湿"邪性质类似，即对人体致病的各类细菌的生长适宜温度及环境符合湿热的情况。各类致病菌及条件致病菌的最佳生长温度均为37℃，而耐药菌更是如此；同时耐药菌引起的各类感染，又有病情反复、缠绵难治的特性，与湿邪相类似。湿为阴邪，无处不到，所以耐药菌感染可见于呼吸道、消化道、泌尿道、肢体局部等多处，同时"湿"性趋下，而泌尿道、阴道感染多可反复发生，易产生耐药菌即为明证。固有耐药菌，在体内多寄居于消化道黏膜，中医或归为阳明，或归为太阴，阳明、太阴为多气多血之脏腑，在各类病因影响下，易产湿化热，或化为寒湿，同气相求，故致耐药菌定植。湿性黏滞，耐药菌感染后往往病位固定，病情反复，反复应用多种抗生素无效；同时耐药菌产生的耐药生物被膜，从宏观角度看，也是一种黏滞之品。而对耐药菌的治疗，现代医学还是采用抗生素治疗为主。一般根据中药药性理论，抗生素大多可归为清热解毒类药物，正因为耐药菌感染性质类似"湿"，故用清热解毒之品不能尽祛湿邪，反易致病情缠绵。所以方邦江教授认为耐药菌感染，当从"湿"论治。

方邦江教授认为目前耐药菌感染高发，不仅与滥用抗生素有关，也与现代人体质、气候、地域环境等关系密切。目前我国生活水平普遍提高，饮食习惯发生改变，饮酒、过食肥甘厚味之人日渐增多，恣食生冷、乐逸贪凉之辈也与日俱增，致使脾胃受损，阳气困遏，湿邪内生，因此在临床中湿邪内蕴体质的患者比比皆是，内湿易引外湿，两因相袭，致耐药菌感染流行。加之现代人情志劳倦，常精神紧张、思虑气结，更易使津液停聚，湿邪内生。而当前由于温室效应，气温普遍升高，更易产生湿热之邪。方邦江教授认为，生理上"天人相应"，病理上耐药菌感染高发也是"天人相应"。

方邦江教授认为，对危重病耐药菌感染，当分病变不同阶段、病变不同部位进行辨证论治；同时方邦江教授在治疗耐药菌感染时还十分重视"阳明""太阴"，顾护正气。

1. 分阶段论治耐药菌感染

方邦江教授认为，耐药菌感染初起多为湿热或是寒湿所致，病变日久与瘀血密切相关。随着社会经济的发展、生活水平的提高、气候的变暖，导致人们体质也在发生着相应的变化，湿热型体质患者越来越多。而对人有致病力的细菌，自身也喜好湿热环境，在湿热环境下更易繁殖，且大部分致病菌，多从体外感染，当属外感六淫之"湿"邪范畴。而耐药菌感染，多导致痰浊和瘀血。正因为"湿"与"痰"同为阴邪，"湿"停滞不祛，久而化痰，痰湿痹阻，日久则瘀血内停。

《湿热病篇》中有"夫热为天之气，湿为地之气，热得湿而愈炽，湿得热而愈横。湿热两分，其病轻而缓。湿热两合，其病重而速。湿多热少，则蒙上流下，当三焦分治。湿热俱多，则上闭下壅，而三焦俱困矣。犹之伤寒门二阳合病，三阳合病也"的论述。说明湿热两邪相合伤人既重且速，而且胶结，不易祛除。湿为因，热为果，宜祛湿为先，湿去则热易清。在药物运用上还要兼顾清热药物，注意和利湿药物配伍祛邪，还可配伍理气药物以取得"气行则湿运"

之效。同时伍用化痰、消食之品，针对湿热之标"酿湿生痰""食郁化热"而治；而配伍泻下药物导热下行，配合利水渗湿药达到"治湿不利小便，非其治也"的效果，使得邪有去路，才能共奏祛湿除热之效。正如《临证指南医案》指出："人身若一小天地，今观先生治法，若湿阻上焦者，用开肺气，佐淡渗，通膀胱，是即启上闸，开支河，导水势下行之理也。若脾阳不运，湿滞中焦者，用术、朴、姜、半之属，以温运之；以苓、泽、腹皮、滑石等渗泄之。"清代沈金鳌在《沈氏尊生书》中说："湿在上，宜防风，风能胜湿，犹湿衣悬透风处则易干也；湿在中，宜苍术，犹地上有湿，灰多则渗干也；湿在下，宜利小便，犹欲地干，必开水沟也；湿在周身，宜乌药、羌活等；湿在两臂，宜桑条、威灵仙等；湿在两股，宜牛膝、防己、萆薢等。分其部位而治之，何患不效？"

虽然湿热之邪侵袭多见，寒湿犯人也并不少见。部分患者，因素体阳虚或寒夹湿侵袭，形成寒湿之邪，同时，因湿为阴性，易转为寒湿相兼。叶天士在《温热论》中指出："且吾吴湿邪害人最多，如面色白者，须要顾其阳气，湿胜则阳微也。"寒湿最容易损伤人体的阳气，会形成恶性循环，出现正益亏而邪愈盛，恰如耐药菌感染，患者反复不愈，而出现免疫力低下，感染加重。方邦江教授在治疗寒湿感染时，遵清代温病先贤叶天士、吴鞠通、王孟英等宗旨，立足三焦辨证，以上焦寒湿为主者，用佩兰、藿香、白蔻仁等轻宣芳化之品；以中焦寒湿为主者，用苍术、草果、半夏、陈皮、厚朴等重浊之品，温燥寒湿；若以下焦寒湿为主者，用茯苓、泽泻、滑石等渗利湿浊。对寒湿久滞不去者，方邦江教授临证还选用制附片以温通三焦，驱寒湿外出。

方邦江教授认为，耐药菌感染日久，往往会导致凝血系统紊乱，即血瘀湿滞，是病情反复难愈之因。这是因为耐药菌持续产生的内毒素，是一种脂多糖，经补体介导，可激活血管活性物质，不仅可以使毛细血管通透性升高，亦可使凝血系统异常。如感染性休克晚期往往会出现弥散性血管内凝血；或者很多耐药菌感染虽然尚未达到弥散性血管内凝血的程度，但可以引起微循环的持续凝血异常，即为血瘀。因此，方邦江教授临证时对耐药菌感染常选用活血化瘀之品，按照名方血府逐瘀汤化裁，临证多选用当归、川芎、红花、赤芍、丹皮和丹参等药。方邦江教授还善用生大黄，认为锦纹"深入血分，无坚不破，荡涤积垢，有犁庭扫穴之功"。同时现代药理研究也证实，生大黄有显著抗菌消炎作用。

耐药菌感染病程缠绵，长期可耗伤正气，因此患者往往可表现出现气虚之象，尤其是以"脾胃气虚"最为突出，呈现出以"急性气虚证"为主的病理状态。据此，方邦江教授认为，健脾益气为多重耐药菌感染的扶正大法。对多重耐药菌感染的治疗，方邦江教授认为除了应用达原饮、三仁汤等祛湿方药外，益气健脾也是关键，临床中往往伍用补中益气汤以健脾祛湿。实验研究也提示，补中益气汤具有广泛的抗感染作用，可以通过直接抑制细菌、病毒或通过提高机体免疫功能发挥抗感染作用，可显著提高耐药菌清除率。

2. 分病变部位论治耐药菌感染

（1）肺耐药菌感染：肺位于上焦，主一身之气，司呼吸，上连气道、喉咙，开窍于鼻，主皮毛，内为五脏华盖，其气贯百脉通他脏，不耐寒热，称为娇脏。正如《医学三字经·咳嗽》所说："肺为脏腑之华盖，呼之则虚，吸之则满，只受得本然之正气，受不得外来之客气。"肺耐药菌感染多属外湿兼夹他邪，侵袭口鼻、皮毛而入，首犯于肺。湿为阴邪，易耗气伤阳，表现为气虚或阳虚。同时湿性黏滞，久留不去，化生痰浊，闭阻气道，痰湿交阻，两邪相合，变疾丛生。加之耐药菌感染多见于老人或久病之人，素体亏虚，正不胜邪，更易致疾病缠绵反复，正虚邪恋。病之初起，以邪实为主，反复缠绵，则为正虚邪实。而肺气不利，气机不畅，痰浊停聚，血液循行亦受阻，则瘀血内生。中医素有"久病入络"之说，耐药菌感染本以湿邪为主，经口鼻、皮毛而入，邪郁而阻滞脉络，气血运行不畅，瘀血内生引起。痰瘀互阻，胶结难解，导致病程延长，反复发作，缠绵难愈。部分患者由于患有慢性疾病，素体已有阴阳气血的亏虚，而感受耐药细菌病邪，久病难愈，更加耗伤正气。

方邦江教授临证对细菌培养发现为耐药菌感染者，如患者正气尚旺，以祛邪为主；如正虚邪恋者，则攻补兼施。方邦江教授认为很少有耐药菌感染患者单纯以正虚为主，因此遣方用药扶正而不忘祛邪，邪去正气自然来复。对呼吸道耐药菌的治疗，方邦江教授认为：肺位上焦，对耐药菌感染应以开宣肺气、轻宣肃发为原则，同时注重温化痰饮、清热解毒、活血化瘀；久病或年老体弱者不忘扶助正气，以益气滋阴为要；对病久瘀滞内停者，宗朱良春的用药法度，以虫类药物斩关通滞。方邦江教授临证喜用炙麻黄、苦杏仁、桑白皮、桔梗、枇杷叶、射干等以宣肺，同时选用苓桂剂以温化寒湿，以三仁汤、藿朴夏苓汤等为底方以清热化湿，并伍以鱼腥草、金荞麦、红藤、半边莲、半枝莲等清热解毒。因耐药菌感染一般病程较长，病久深入肺络，瘀血内停，故方邦江教授处方时常加入活血化瘀之品，如桃仁、当归、丹参、泽兰等。除此之外，方邦江教授还善用虫类药，随症应用全蝎、蝉衣、僵蚕等。全蝎有祛风止痉、通络止痛、攻毒散结等疗效，张山雷认为蝎尾有"开痰降逆"之功。方邦江教授认为全蝎不仅有祛风定惊的作用，并可涤痰、开瘀解毒，故在耐药菌治疗过程中，若症见高热神昏、喉间痰鸣如拽锯、惊厥频作、苔厚腻，可内服全蝎，煎汤 2～5g，可起息风化痰、通腑泄浊之作用，浊痰得化，热毒可祛。蝉衣，味咸、甘，性微寒，入肺、肝两经，清代温病学家杨栗山称其"轻清灵透，为治血病圣药"，有"祛风胜湿，涤热解毒"之功，故《寒温条辨》治温热病的主要方剂中，12 首均用之。方邦江教授认为蝉衣有疏散风热、清肝化瘀之效，对肺耐药菌感染反复、低热不退、咳嗽频频者疗效颇佳。僵蚕，味辛、咸，性平，归肝、肺、胃经。僵蚕僵而不腐，得清化之气，又称"天虫"，因其能散风降火、化痰软坚、解毒疗疮，故方邦江教授用其治肺耐药菌感染病程长、肺部阴影用药后持续不退、痰多的患者。

（2）消化道耐药菌感染：消化道耐药菌感染可以表现为胃幽门螺杆菌的反复感染、慢性消化道感染、危重病胃肠道屏障丧失导致细菌弥散入血产生严重的脓毒血症及长期应用抗生素导致艰难梭状芽孢杆菌感染等。方邦江教授长期从事危重病中西医结合的研究，他认为耐药菌的存在是导致脓毒血症难以治愈的重要原因。而耐药菌的产生，很大一部分原因是危重病患者胃肠道屏障的丧失，导致细菌弥散进入血液循环系统。因此消化道耐药菌感染，并不是仅有局部表现，在很多情况下与严重脓毒血症密切相关。方邦江教授认为，从感染细菌的种类也可以看出，目前排在耐药菌感染前几位的细菌，如大肠埃希菌、肠球菌、铜绿假单胞菌等可能均来源于肠道。目前为解决肠源性感染，常用的治疗方法是选择性消化道去污染，即采用口服不吸收的窄谱抗生素，如多黏菌素、妥布霉素和两性霉素等，但该法思路仍是从杀菌的角度考虑，而肠道不可能是真空环境，当某一菌群数量减少时，必定有其他菌群繁殖生长以填补空白。临床实践也证实方邦江教授看法的正确性。选择性消化道去污染虽然减少了大肠埃希菌等耐药菌感染的机会，但可能促进更复杂的耐药菌感染。

方邦江教授对治疗肠源性耐药菌感染，往往注重理气化湿、通腑泄浊、化瘀和营。单味药常用大黄、枳实、枳壳、三七、红藤、蒲公英、败酱草、当归、桃仁等。成方会选用大承气汤、锦红片等。方邦江教授认为肠源性耐药菌感染，理气药可以促进肠蠕动，从而抑制细菌的繁殖，保持肠道菌群的平衡，而活血化瘀和营可改善胃肠道黏膜的血流灌注，降低血管通透性，缓解其缺血、缺氧状态，促进肠道黏膜损伤的修复。

对于艰难梭状芽孢杆菌感染，方邦江教授注重预防，认为从应用抗生素伊始即应预防抗生素诱发双重感染及耐药菌的产生。比较简单的办法是口服益生菌，但抗生素应用时往往对口服益生菌也有一定的杀灭作用。因此，方邦江教授在临床上还是根据耐药菌感染从"湿"及"湿热"论治的原则，认为本病发生在于湿热蕴结大肠，致肠道传导失司，但因其发生多为久病、重病之人，病本在于脾气亏虚，故临证以参苓白术散为底方，随症加减赤石脂、诃子、龙胆、葛根等药。方邦江教授还认为目前国外应用健康人粪便进行改良后移植的做法，我国古代早已有之。古医籍中记载的采用所谓"金汁"治疗疾病即是很好的体现。

（3）泌尿系耐药菌感染：泌尿系感染可分为下尿路感染与上尿路感染，在中医学可归为"淋证""腰痛"等范畴。其病机以肾气亏虚、湿热下注为主，久病易变证。方邦江教授认为，临床常见泌尿系感染病情易于反复，并易在治疗过程中诱导耐药菌的产生，说明耐药菌感染可比拟中医"湿"邪。肾主水，位于下焦，与膀胱互为表里，外湿侵袭，湿性趋下，易犯水道，故泌尿系感染易产生耐药菌；因湿性黏滞难去，故泌尿系感染易反复发作。

在危重病患者中，留置导尿管是常见的监护措施，这也是外邪侵袭的重要原因。危重病患者发生不明原因高热时，常考虑的问题就是高热是否因留置的导管所引起。因危重患者意识情况差、表达能力不佳，往往泌尿系感染不能表现出典型的腰痛、小便淋漓涩痛的症状，或是因为导尿管留置带来的不适掩盖了症状。

对于危重病患者出现高热，原因明确为泌尿系感染引起的，但临床应用抗生素疗效不显或泌尿系感染反复发生者，方邦江教授多考虑为耐药菌感染。在治疗上，即便有高热、汗出、口渴引饮等一派单纯热象，方邦江教授也反对单纯用清热解毒之品。他认为细寻病机，均有湿邪作祟，因此往往根据是否有舌苔黏腻而选方。舌苔不腻的患者，往往以五苓散、猪苓汤等加减为底方；对舌苔偏腻、胃纳不佳患者，会选用三仁汤、杏仁滑石汤等为底方；对疾病初起患者，常在利湿基础上加用连翘、山栀、瞿麦、萹蓄、车前草、黄芩、黄柏、紫花地丁、蒲公英等清热解毒之药味；若病情反复发作，方邦江教授认为必有肾气亏虚，根据肾阴亏或肾阳亏虚的不同，会选用生地黄、熟地黄、山茱萸、菟丝子、枸杞子、制附片等加减治疗。

3. 对耐药菌的治疗思路

（1）重视"阳明""太阴"：方邦江教授认为耐药菌感染从病邪性质而论当属"湿"邪范畴，其中"湿热"之邪占有很大的比例。"湿热之邪始虽外受，终归脾胃"。脾胃为多气多血之脏腑，脾胃运化功能失常易致水湿内停，日久化热，造成脾胃湿热证，所以脾胃湿热证应该为湿热证的典型代表。正如《温热经纬》云："太阴内伤，湿饮停聚，客邪再至，内外相引，故病湿热。""或先因于湿，再因饥劳而病者，亦属内伤挟湿，标本同病。"阐述了湿热病的发生是由内外湿邪共同作用的结果。叶天士云"吾吴湿邪害人最多"；又云"酒客里湿素盛""酒肉之湿助热，内蒸酿痰"，"里湿素盛，外邪入里，里湿为合"。说明了湿热病的发生与内湿的产生多与饮食相关，但归根到底是脾胃运化功能不强所致。脾胃功能失调为其中心病理环节，临床多见热、毒、湿、瘀、痰等诸多病理因素，其与脾胃功能失调常常互为因果，从而形成本虚标实之证。王孟英云："脾伤湿聚，曷云有余？盖太饱则脾困，过逸则脾滞，脾气因滞而少健运，则湿饮停聚矣。较之饥伤而脾馁，劳伤而脾乏者，则彼犹不足，而此尚有余也。"劳逸失调也是导致太阴内伤、脾失健运、湿饮停聚的主要原因，故"太阴内伤"有脾虚、脾实之别。

气虚是耐药菌感染正气损伤的主要临床表现。中医认为"正气存内，邪不可干"，正气虚弱，则易致病。补宗气乃治本之法，正气充沛，赖于肺脾二脏。补中益气汤乃李东垣根据《内经》"损者益之""劳者温之"之旨制定，创"甘温除大热"之先河。该方由黄芪、人参、甘草、白术、当归、陈皮、升麻、柴胡组成。《古今名医方论》云："凡脾胃一虚，肺气先绝，故用黄芪护皮毛而闭腠理，不令自汗；元气不足，懒言气喘，人参以补之；炙甘草之甘以泻心火而除烦，补脾胃而生气。此三味，除烦热之圣药也。佐白术以健脾；当归以和血；气乱于胸，清浊相干，用陈皮以理之，且以散诸甘药之滞；胃中清气下沉，用升麻、柴胡气之轻而味之薄者，引胃气以上腾，复其本位，便能升浮以行生长之令矣。补中之剂，得发表之品而中自安；益气之剂，赖清气之品而气益倍，此用药有相须之妙也。"

方邦江教授治疗危重病耐药菌感染过程中还注意顾护胃气，正如"但有一分胃气，即有一分生机"。方邦江教授认为大多数脓毒症患者都存在着不同程度脾胃功能失调的表现。按照《内经》"有胃气者生，无胃气者死"的理论观点，方邦江教授效法东垣，在治疗的过程中时时注意顾护患者胃气，注重后天之本，运用化瘀扶正、通腑和胃等法，以"保胃气"的思想指导治疗，往往可取得良好的疗效。

（2）改变细菌易于生长的温床：目前国内中药防治耐药菌大都集中在清热解毒类，或者联合抗生素治疗，也有不错的疗效。但方邦江教授认为耐药菌感染从"湿"论治，从更宏观的角度，不仅需要针对外邪本身进行治疗，还要注意祛除易导致外邪稽留不去的原因，即自身内环境的治疗。耐药菌属"湿"邪，所以一味用清热解毒之药并不能除湿、祛湿。抗生素据中药性味大多可归为清热解毒药，故临床可见耐药菌感染长期用抗生素治疗无效，反而会致二重感染的情况。而改善机体内环境（即调理体质）也非常重要，套用肿瘤治疗学之改善"土壤"理论，很多原本不具备致病力的细菌，在各种作用下出现了致病力，久而久之无法杀灭，成为耐药菌，与机体本身之内环境密切相关。只有改变湿热或寒湿体质，才能治疗耐药菌。因此，在治疗耐药菌感染的患者，方邦江教授往往会依据仲景茯苓剂，或是温病学派的三仁汤等思路，处方时加以应用。

（3）佐以清热解毒：治疗耐药菌感染并不是否定清热解毒，方邦江教授认为清热解毒之中药如拳参、大青叶、白花蛇舌草、鱼腥草、红藤等，对耐药菌有一定的抗菌抑菌作用，不能单纯等同于西医的抗生素。很多清热解毒中药具有免疫调节、活血抗凝、抗氧化等多重作用的有效成分。同时在选用清热解毒中药时，除严格遵循辨证论治外，还需根据病变部位，结合中药药味归经理论，疗效更好。

第四章

临证验案

一、高热

【案1】

患者蔡某，女，32岁，上海人。因"咳嗽伴咯痰、发热1周"于2007年3月6日入院。

患者1周前受凉后出现咳嗽伴咯痰，痰色黄、质黏，发热，体温最高达39℃，在居住社区医院检查血常规：WBC 16.88×10^9/L，N 89.01%，CRP 40mg/L。胸片示：右下肺感染。后予抗炎、化痰等对症治疗，体温仍有反复，波动于37.5～39℃，仍咳嗽咳痰，痰色黄黏难咯，因病情未见好转，为求进一步诊治收入急诊。入院后复查血常规：WBC 14.45×10^9/L，N 84.34%，CRP 36mg/L。故治疗上仍以抗感染、化痰为主。入院后第2天，患者仍有发热且午后热盛，咳黄黏痰，口苦口干，纳少，大便干，小便黄，夜寐安，舌红，苔薄黄，脉滑数。

刻下：发热，咳嗽，痰黄质黏，舌红，苔薄黄，脉滑数。

中医诊断：风温肺热病（风热犯肺）

西医诊断：社区获得性肺炎（CAP）。

治法：清热化痰，宣肺平喘。

处方：麻黄 9g，生石膏 60g，苦杏仁 12g，芦根 30g，白茅根 30g，金荞麦 30g，鱼腥草 30g，枇杷叶 15g，蝉蜕 9g，僵蚕 9g，大黄 9g，滑石 30g，甘草 9g。5 剂，水煎 250mL，于两餐后温服。

患者予以上述治疗后第 3 天体温渐平，并复查胸片及血常规。胸片示：下肺纹理增深，建议随访复查；血常规无异常。

二诊：入院治疗第 6 天，患者体温平，咳嗽、咳痰，痰色白、质稀、可咯出，二便尚调，舌质淡红，苔薄白，脉细数。证属肺阴亏耗。治宜养阴润肺，化痰止咳。

处方：桑白皮 9g，桑叶 9g，黄精 12g，南沙参 12g，北沙参 12g，麦冬 12g，茯苓 12g，陈皮 9g，制半夏 6g，炒白芍 12g，紫菀 9g，黄芩 15g，生甘草 6g。7 剂，水煎 250mL，继予善后。

按：由于免疫损害宿主增加、病原体变迁和抗生素耐药率上升等原因，CAP 的诊治面临许多新问题，治疗单纯依靠西药往往达不到满意的疗效，配合中医中药治疗疗效可明显提高。CAP 属中医学"风温肺热病"范畴，多为外感风寒，入里郁而化热；或感受风热之邪，热邪壅肺，肺失宣降，津液疏布失常，聚而成痰，痰热蕴肺而致。治疗关键在于清热化痰、宣肺平喘以恢复肺的宣降功能。且夏季暑热之邪耗气伤津，而该患者吹风受凉，尤其在其机体抵御外邪能力下降时，外寒遏表，致使内热蕴郁肺胃，不得发散，易形成"表寒里热"之证。故大量使用抗生素进行治疗，疗效不佳，症状和体征仍然持续存在，特别是高热反复的情况。初诊时，方邦江教授以"清热化痰，宣肺平喘"立法，以麻杏石甘汤和升降散为主方，潜方用药，直指症结要害。麻杏石甘汤主治表邪未解，肺热咳喘证（《伤寒论》），尤其石膏一药，用量独重。方邦江教授时常指导我们："石膏，《神农本草经》记载其为微寒之品，绝非大寒！且其宜于产乳则知其纯良之性。石膏凉而能散，生用更取其解肌透表之力。由于其质地较重，小量恐难取效。"故方邦江教授用石膏每每两许起步，取其但非重用不为功之意。升降散一方出自清代杨栗山《伤寒温疫条辨》，具有调气机、泻郁火、化瘀滞、祛风胜湿、宣畅郁热、涤邪解毒等功效，加减运用，疗效颇佳。纵观全方，以石膏清泄肺热；麻黄宣肺止咳；杏仁合麻黄宣降结合，加强止咳之力；芦根、白茅根清肺泄热；鱼腥草、金荞麦清热解毒；僵蚕与蝉蜕相配能祛风、散逆浊结滞之痰而宣发肺气；大黄、甘草合用荡积行瘀，清邪热，解温毒，降阴中之浊阴；且僵蚕、蝉蜕与大黄、甘草为伍，一升一降，可使阳升阴降，气机得化，内外通和。二诊时，方邦江教授考虑到患者热病之后气阴两伤，故予沙参麦冬汤合二陈汤加减，善其后。

【案2】

患者尤某，女，44岁，上海人。因"咳嗽伴发热1个月"于2008年6月2日拟诊为"发热原因待查"收住院。

患者1个月前无明显诱因出现头痛、发热，最高体温39.5℃，伴咳嗽咳痰，痰色白、量少、可咳出，在当地医院拟诊为"上呼吸道感染"，先后予以抗感染、止咳、化痰等对症治疗，患者体温仍波动于36.5～38.8℃，自觉身热，乏力自汗，恶心纳差，为求进一步诊治收入急诊。入院诊断：中医：风湿肺热病；西医：发热原因待查（感染性发热？风湿热？肿瘤？）。入院后复查血常规：WBC 5.50×10⁹/L，N 23.8％，L 65.0％，CRP＜0.50mg/L。（7月27日）胸片：两肺纹理增深。入院后首次予抗病毒治疗，给予利巴韦林抗病毒并对症治疗为主，同时完善相关病毒指标、风湿及自身免疫指标、肿瘤标志物、甲状腺功能、结核、CT、B超等检查。检查示：颈部、腋下、腹股沟淋巴结肿大，余均无明显异常发现。

刻下：入院第2天发热，咳嗽，头痛，乏力自汗，恶心纳差，二便调，舌淡红，苔薄白腻，脉浮数。

中医诊断：风温肺热病（风热犯肺）。

西医诊断：不明原因发热。

治法：升清降浊，散风清热。

处方：蝉蜕15g，僵蚕12g，大黄9g，甘草6g，莱菔子

15g，藿香 15g，草果 6g，知母 15g，黄芩 9g，大腹皮 9g，六曲 9g，大枣 15g，青蒿 30g。3 剂，水煎 250mL，于两餐后温服。

二诊：患者有低热（体温波动于 36.5～37.5℃），乏力，二便调，舌淡红，苔薄白，脉细数。证属风热犯肺。治拟升清降浊，散风清热。

处方：蝉蜕 15g，僵蚕 12g，甘草 6g，莱菔子 15g，藿香 15g，草果 6g，知母 15g，黄芩 9g，大腹皮 9g，六曲 9g，大枣 15g，青蒿 30g，黄精 9g。5 剂，水煎 250mL，于两餐后温服。

按：本案是一位长期发热的患者，我们在完善相关检查后，分析结果可能是病毒感染所引起的发热。由于受现有检查条件及手段的限制，我院无法进行进一步的病原学检测（如 EBV、CMV 等），故诊疗方案是在对症抗病毒治疗的基础上，辅以中医药治疗。而中医药治疗长期发热，有丰富的经验且疗效确切。故方邦江教授以"升清降浊，散风清热"立法，以达原饮、升降散、青蒿鳖甲汤为主方，随症加减，疗效甚佳。达原饮出自吴又可《温疫论》，有开达膜原、辟秽化浊之效。吴又可《温疫论》谓："邪自口鼻而入，则其所客，内不在脏腑，外不在经络，舍于伏脊之内，去表不远，附近于胃，乃表里之分界，是谓半表半里，即《针经》所谓'横连膜原'是也。凡邪在经为表，在胃为里。今邪在膜原者，正当经胃交关之所，故为半表半里。"邪在膜原，湿与热结，形成阻遏之势；因痰湿同源，有时可兼痰。其临床表现发热或每日1次，发无定时，胸闷呕恶，头痛烦躁。而该患者的临床表现也与此相符。

升降散辛凉宣泄、升清降浊、清热解毒、逐秽祛邪、表里双解、凉血荡涤。该方消热通腑，升降同施，气血并治，使人体气血调和，升降畅通。临床运用该方治疗外有表邪、里有郁热之证，在辨证的基础上，适当配合其他方药，有较好疗效。"夜热早凉，热退无汗，热自阴来。青蒿鳖甲汤主之"（《温病条辨》）。《本草新编》云："青蒿，专解骨蒸劳热，尤能泻暑热之火，泻火热而不耗气血，用之以佐气血之药，大建奇功，可君可臣，而又可佐可使，无不宜也。但必须多用，因其体既轻，而性兼补阴，少用转不得力。又青蒿之退阴火，退骨中之火也，然不独退骨中之火，即肌肤之火，未尝不共泻之也，故阴虚而又感邪者，最宜用耳。"方师认为该患者是湿热互结，阻滞气机引起的发热，故选用上述三方中的部分药物，重新组方，用药仅13味，颇为精简，但由于辨证精准，脉证相合，故疗效甚佳。

【案3】

患者魏某，男性，40岁，上海人。因"咳嗽咳痰伴发热3天"于2008年9月3日入院。

患者3天前感寒后出现咳嗽咳痰，咳黄黏痰，伴发热，体温最高达38.9℃，门诊检查血常规：WBC 17.2×10^9/L，N 87.6%，查降钙素原17.48ng/mL；胸片示：左下肺肺炎。经

"头孢他啶"及"氨溴索"抗炎化痰等治疗4日后，咳嗽不减，但痰仍多，体温仍波动在37.6～39.6℃，病情未见明显好转，入我院急诊。复查血常规：WBC $14.2 \times 10^9/L$，N 85.6%；降钙素原 8.48ng/mL。

刻下：患者发热伴咳嗽咳痰，痰色黄、质黏，口干，纳差，大便干，小便调，夜寐不安，舌红苔黄腻，脉滑数。

中医诊断：风温肺热病（风热犯肺）。

西医诊断：社区获得性肺炎。

治法：清肺化痰，发表平喘。

处方：麻黄12g，生石膏120g，芦根30g，白茅根30g，滑石60g，金荞麦30g，鱼腥草30g，枇杷叶15g，苦杏仁12g，大黄6g，甘草9g。3剂，水煎取汁150mL，每日2次，温服。

二诊：患者述服药第1日起体温渐平，后未再明显发热，复查血常规未见异常，肺部听诊无异常，仍咳嗽、咳白痰，无口苦口干，二便调，舌淡红，苔薄白。证属肺阴亏耗。治宜养阴润肺，止咳化痰。

处方：南沙参9g，桑白皮9g，茯苓12g，麦冬12g，黄芩15g，制半夏6g，白芍9g，陈皮12g，生甘草9g。5剂，水煎取汁150mL，每日2次，温服。

按：社区获得性肺炎在中医学归属于"风温肺热病"范畴，为外感风寒之邪入里化热；或为感受风热之邪后热邪壅滞于肺，导致肺失宣降，津液输布失常，聚而成痰。治疗关键在于清肺化痰平喘，恢复肺宣降的生理功能。该患者缘于感受寒凉，寒凉之邪在机体抵御外邪能力下降时侵袭入里化热，不易消散，表现为"表寒里热"证候，常规应用抗生素及化痰药物疗效不显，热症及体征仍然存在。故初诊时，方邦江教授立法为清肺、化痰、平喘，立足表邪未解兼有肺热喘咳之麻杏甘石汤，潜方用药，直指疾病要害。方师重用石膏，取其但非重用不为功之意。《神农本草经》曾记载：石膏非大寒，而为微寒之品，并且其宜于产乳则知其纯良之性。石膏凉而能散，生用可有解肌透表之力。因石膏质地偏重，小量则难取真效。麻黄宣肺止咳，配合杏仁宣降结合，止咳之力大增；加以芦根及白茅根清泄肺热；鱼腥草及金荞麦有清热解毒功效；大黄及甘草共用可清邪热、解温毒、荡积行瘀。全方气机调化，内通外和，方证相吻，故二诊时患者热证即退，诸症渐平。方师考虑其热病之后气阴两伤，故拟养阴润肺止咳方，调用沙参麦冬汤善其后。患者不久病愈。

【案4】

患者高某，男性，70岁，上海市人。"发热4天"，于2009年5月9日来我院专家门诊就诊。

患者4天前无明显原因出现发热，体温最高39.6℃，持续4天，伴有喘促气短，遇风加重，不欲饮食，大便干结，3日一行，舌淡苔薄白，脉沉细弱。理化检查未见明显异常。

刻下：发热，纳差，便干，面色㿠白、无华，动则喘促，舌淡苔薄白，脉沉细弱。

中医诊断： 内伤发热（气虚发热）。

西医诊断： 不明原因发热。

治法： 补肺，健脾，益气。

处方： 党参15g，白术20g，黄芪90g，桑椹15g，茯苓10g，陈皮12g，砂仁10g，鸡内金10g，焦山楂20g，神曲20g，麦芽20g，甘草10g。5剂，水煎取汁150mL，每日2次，温服。

按： 此患年已八旬，或久病劳损，或禀赋不足，或饮食不节，致脾胃虚弱，不思饮食，气血无从生化，营卫失之濡养，外邪乘虚侵袭肌表，正邪相争而发热，故易感遇风为重。虽因外邪所致发热，但其本在脾胃，若脾胃劳损，气机运化不利，气滞日久，易生热生火。肺所主之气，所布津液均源于脾所升清、上散之水谷精气与津液，故脾气充足才能使肺健气旺。该患者年迈脾胃虚损，气血化生不足，土不生金，故气短喘息。肺与大肠经络互为表里，肺失清肃，大肠传导失司，故见便干，3日一行，实为气虚便秘症状。肺脾气虚，可见舌淡白、无苔、脉沉细弱。方师拟用四君子汤并重用黄芪90g，临床中常用于施治脾胃气虚，乃补气基础方。党参补肺脾气，亦能补血生津。白术可益气健脾，生用能促进胃肠蠕动。桑椹滋阴补血，生津润燥，可润肠通便。茯苓利水渗湿，健脾安神。砂仁化湿行气，醒脾调胃。黄芪补气健脾，益卫固表，可补脾胃肺气虚，改善气短喘息。昔岳美中先生每重用黄芪必伍陈皮以行滞，谓陈皮有专行黄芪之补滞，临床用之甚验。鸡内金消食导滞，焦三仙消积化滞，与鸡内金配伍，可治疗各种类型的食积，增强胃肠道传导功能。甘草补中益气，调和诸药。诸药合用，共奏健脾益气、补虚退热之功，而病自解。故患者服药 5 剂后，热退而愈。

【案 5】

患者张某，女，40 岁，上海市人。因"发热咳嗽 10 天"于 2010 年 9 月 19 日收入院。

患者 10 天前旅途劳累后出现发热，最高体温 39℃，午后热盛，次日清晨热渐退，体温 37.5～39℃，发热时伴有前额、眉棱骨痛，咽痛咳嗽，痰少、色白、不易咯出，纳差，恶心呕吐，胸闷心慌。于外院就诊治疗，静脉使用多种抗生素，1 周后热未退，发热特点同前，故于本院进一步诊疗。既往有病毒性心肌炎史 10 年。中医诊断：外感发热。西医诊断：发热待查。外院急诊胸部 X 光片（2010 年 9 月 12 日）示：肺纹理增多。全血细胞分析（2010 年 9 月 19 日）：WBC 8.4×10^9/L，N 69.1%，L 22.3%。CRP 0.4mg/L。尿常规、肝肾功能、电解质等均无异常。2010 年 9 月 21 日（入院第 3 天），予抗感染治疗后，仍见恶寒发热，咳嗽咳痰，头胀痛，口干口苦，胸闷伴两胁不适，不欲饮食，小便调，大便溏薄，夜寐安，舌红赤，苔薄白，脉弦数。

刻下：恶寒发热，咳嗽咳痰，头胀痛，口干口苦，胸闷伴两胁不适，不欲饮食，小便调，大便溏薄，夜寐安，舌红赤，苔薄白，脉弦数。

中医诊断：外感热病（邪在半表半里，枢机不利）。

西医诊断：不明原因发热。

治法：调畅气机，辟秽化浊。

处方：小柴胡汤合达原饮加减。

柴胡 30g，黄芩 9g，知母 9g，草果 6g，槟榔 9g，白芍 9g，厚朴 6g，石膏 30g，地骨皮 12g，丹皮 9g，鳖甲 9g，大枣 15g，生姜 6g，甘草 6g，党参 15g。3 剂，水煎分服。

服药 3 剂后，患者精神转佳，高热渐退，低热仍存，夜热早凉，头痛缓解，肢体酸痛减轻，口干口苦仍存，夜间潮热盗汗明显，手足心热，偶感心悸。

二诊：患者低热，潮热盗汗，手足心热，口干、口苦，舌嫩红，苔薄白，脉细。证属气阴两伤。治宜益气养阴。

处方：青蒿鳖甲汤加减。

地骨皮 12g，丹皮 9g，知母 9g，鳖甲 9g，生地黄 15g，玄参 15g，南沙参 15g，北沙参 15g，阿胶 9g，五味子 9g，川石斛 15g，熟地黄 15g，太子参 15g，酸枣仁 12g。5 剂，水煎分服。

按：《伤寒论》有云："伤寒五六日，中风，往来寒热，胸胁苦满，默默不欲饮食，心烦喜呕，或胸中烦而不呕，或渴，或腹中痛，或胁下痞硬，或心下悸，小便不利，或不渴，身有微热，或咳者，小柴胡汤主之。"该患者因初感邪气以发热、咽痛、咳嗽表证为主，日久邪气不解传于少阳，正邪分争在胁下，枢机不利，邪气入里，从阳而入阴则发为恶寒，少阳之气外扰则发热，正邪进退于半表半里之间，故寒热往来。少阳经循行于胸胁，少阳之经气不利，则发胸胁满困；少阳气机不利，肝胆之气抑郁，疏泄不利，则不欲饮食；少阳之气亦影响胃气，胃气上逆则恶心呕吐。伤寒之半表半里之地亦与温病中邪伏膜原有异曲同工之妙。江南之人禀赋嫩弱，恣食生冷油腻，地居潮湿，故有"上吸秽气，中停食滞者甚多"的特点，用药着重于宣透、宣通三焦气机。该案用方遣药中以重用柴胡疏达膜原之气机，疏解少阳经之邪热。黄芩苦泻膜原之郁火，清胆腑邪热为君药。臣以桔梗开上，厚朴、草果，槟榔达下，以畅达三焦之气机。吴鞠通云："此邪不在经，汗之徒伤卫气，热亦不减。又不可下，此邪不在里，下之徒伤胃气，其渴愈甚。"诸药相伍，半夏配生姜和胃以止呕，且柴胡、黄芩味苦，半夏、生姜味辛，苦则泄热，辛则散结，取其"辛开苦降"。而其组方中又以党参、大枣、炙甘草补中益气健脾以运化气机，开通少阳之枢；再佐以知母、地骨皮、丹皮清热养阴；石膏亦可除大热；鳖甲则可养阴血，不致热入血分而伤阴动血。此方服后热自能渐退，寒热往来、恶心呕吐缓解。然热病后期多可使津液精血亏损，从而导致阴血不济阳，而出现低热、潮热、盗汗、手足心热、口干、心慌等症状，正如《素问·调经论》所云："血不养心，故心悸。精血不足，筋骨失于濡养，虚热内生，故骨蒸潮热。"故二诊以益气养阴、生津止渴为主。方中地骨皮、丹皮、知母退骨蒸潮热以养阴；玄参、南北沙参、五味子益气养阴，酸甘化阴；鳖甲、阿胶养血补血；生地黄、熟地黄滋阴养血；川石斛、太子参益胃升津止渴；酸枣仁养心安神。诸药合用以达退虚热而化阴液。对于外感热病后期的扶正祛邪治疗效果明显。故患者服药 5 剂后余症基本缓解，后出院善后。

【案 6】

患者沈某，男，79 岁，上海市人。因"发热伴咳嗽咳痰 1 天"于 2010 年 10 月 24 日收入院。

患者受凉后出现咳嗽咳痰，痰白质黏，咳出不畅，发热，最高体温 39.2℃，偶有气急，至本院门诊予抗感染、化痰平喘等治疗，症情未见好转。入院时患者反复发热，最高体温 39.8℃，咳嗽咳痰，痰黏难咯。体格检查：体温 39.8℃，血压 130/85mmHg，神清，精神差，咽红，扁桃体 I 度肿大，胸廓对称，两肺呼吸音粗，两下肺可及散在湿啰音，心率 98 次 / 分，律齐，各瓣膜听诊区未及病理性杂音；腹检阴性，神经系统检查阴性。血常规（2010 年 10 月 24 日）：WBC 11.2×10^9/L，N 89.8%，L 7.79%，血红蛋白 145g/L。胸部 X 线片：两下肺炎症，左下胸膜增厚伴少量胸腔积液。入院第 3 天，查尿常规、肝肾功能、电解质等均无异常，予抗感染、化痰止咳等对症治疗后，患者仍见发热反复无定时，最高体温 40.2℃，偶有恶寒，咳嗽咳痰，痰白质黏，咳出不畅，口苦，寐纳欠佳，二便调。体格检查：血压

130/80mmHg，胸廓对称，两肺呼吸音粗，两下肺可闻及散在湿啰音，舌淡，苔薄白腻，脉滑数。

刻下： 高热，恶寒，咳嗽咳痰，痰白质黏，咳出不畅，口苦，少寐纳差，舌淡，苔薄白腻，脉滑数。

中医诊断： 风温肺热病（痰湿阻于膜原）。

西医诊断： 社区获得性肺炎。

治法： 宣湿化痰，透达膜原。

处方： 小柴胡汤合达原饮加减。

柴胡28g，黄芩12g，槟榔9g，厚朴9g，草果6g，甘草6g，桔梗9g，半夏9g，茯苓9g，草豆蔻9g，青蒿30g，竹叶6g，六曲9g，滑石28g，车前子12g（包煎），车前草30g，玉米须30g，藿香12g。3剂，水煎分服。

按： 本类患者多继发于流感等呼吸道传染病。痰湿阻于膜原而见壮热憎寒、咳痰不爽、胸膈痞满、苔厚白腻、脉弦滑。外邪温疫从口鼻而入，入膜原半表半里，邪正相争，故见初起憎寒壮热，日后但热而不憎寒。外邪温疫内侵入里，邪阻膜原，则三焦气机失畅，积湿酿痰，痰湿阻滞，气郁化火，热伏于里，内扰心神，则夜寐欠安；痰湿内郁于肺，肺失宣降，则咳痰不爽、质黏、偶有气急、苔白腻、脉滑。因其痰疟处于半表表里之间，故选《伤寒论》之小柴胡汤合《温疫论》之达原饮。小柴胡汤本为少阳病所设，临床习用。而达原饮是为温疫秽浊毒邪伏于膜原而设，临证用于发热并不多见。《重订通俗伤寒论》说："膜者，横膈之膜；原者，空隙之处。外通肌腠，内近胃腑，即三焦之关键，为内外交界之地，实一身之半表半里也。"《温疫论》说："疫者感天地之疠气……邪从口鼻而入，则其所客，内不在脏腑，外不在经络，舍于伏膂之内，去表不远，附近于胃，乃表里之分界，是为半表半里，即《针经》所谓'横连膜原'是也。"温疫邪入膜原半表半里，邪正相争，故见壮热反复。此时邪不在表，忌用发汗；热中有湿，不能单纯清热；湿中有热，又忌片面燥湿。当以开达膜原、辟秽化浊为法，重用柴胡疏达膜原之气机，疏解少阳经之邪热。黄芩苦泻膜原之郁火，清胆腑邪热为君药。臣以桔梗开上，厚朴、草果、槟榔达下，以畅达三焦之气机。先师吴鞠通云："此邪不在经，汗之徒伤卫气，热亦不减。又不可下，此邪不在里，下之徒伤胃气，其渴愈甚。"半夏配生姜和胃以止呕；且柴胡、黄芩味苦，半夏、生姜味辛，苦则泄热，辛则散结，取其"辛开苦降"；草豆蔻疏中；六曲、茯苓、甘草健脾和中益胃，膜原之伏邪从三焦而外达于肌腠。佐以藿香，外透浮游于体表之邪；达于胃腑，则佐以竹叶、车前子、车前草、玉米须清热淡渗利湿；青蒿、滑石清热祛湿，使邪气从二便排出，终使邪去而正安。故患者服药 3 剂而热平，续以养阴清热方药再进 1 周，复查血常规正常，胸片均提示炎症吸收。

【案 7】

患者唐某，女，36 岁，上海人。因"反复发热 3 个月"于 2017 年 6 月 22 日来诊。

患者于 2017 年 3 月 22 日受凉后开始出现发热，体温达 39.0℃，恶寒，无咳嗽、咳痰，无腹痛、腹泻等不适，至安徽省池州市人民医院就诊，予头孢美唑抗感染治疗后热退，但患者一直感恶寒、肢冷、乏力，未予重视。至 3 月 30 日患者再次出现发热，体温 39.0℃，至安徽省池州市人民医院行头孢美唑抗感染治疗后仍反复发热，体温在 37.8～38.5℃，遂于 6 月 15 日至华山医院就诊。血常规检查示：WBC 2.86×10^9/L，N 1.86×10^9/L，Hb 108g/L，CRP 27.9mg/L。肝肾功能、心肌酶谱、电解质、凝血功能、自身免疫抗体等检查均正常。行降温、抗感染等治疗后仍发热，慕名来诊。就诊时自诉发热，恶寒较剧，加厚衣不能缓解，倦怠乏力，腰膝酸软，肢冷，纳少便溏。查体面色㿠白，未见皮疹、关节红肿、环形红斑，舌质淡，苔白，脉沉无力。

刻下：发热，恶寒较剧，加厚衣不能缓解，倦怠乏力，腰膝酸软，肢冷，纳少便溏，面色㿠白，睡眠一般，舌质淡，苔白，脉沉无力。

中医诊断：外感热病（阳虚发热）。

西医诊断：不明原因发热。

治法：扶阳解表。

处方：麻黄附子细辛汤合再造散加减。

麻黄 12g，细辛 12g，附子 9g，白芍 12g，党参 15g，川芎 9g，干姜 3g，炙甘草 12g，防风 9g，白术 12g，熟地黄 12g，当归 6g，陈皮 9g，大枣 20g，黄芪 24g，桂枝 9g，仙

鹤草 30g。14 剂，水煎服。

二诊：经治疗后患者腰膝酸软较前好转，仍感倦怠乏力，四肢不温，无发热恶寒，无腹泻，纳可，寐尚安，二便调。舌质淡，苔白，脉沉细弱。曾查甲状腺功能正常。目前证属阳虚外感。治法仍以助阳解表为宜。

处方：附子 18g，白芍 12g，党参 15g，川芎 9g，炙甘草 12g，防风 9g，白术 12g，熟地黄 12g，当归 6g，陈皮 9g，大枣 20g，黄芪 24g，桂枝 9g，枸杞子 30g，浮小麦 30g，紫河车 6g。再进 21 剂。

三诊：患者自诉倦怠乏力明显好转，腰膝酸软明显好转，无发热恶寒，纳可，眠安，二便调。舌质淡红，苔薄白，脉细。证属肾阳亏虚。治宜温补肾阳为主。

处方：附子 9g，白芍 12g，党参 30g，川芎 9g，炙甘草 12g，防风 9g，白术 12g，熟地黄 12g，当归 6g，陈皮 9g，大枣 20g，黄芪 24g，枸杞子 30g，浮小麦 30g，紫河车 6g，肉桂 6g，苍术 9g。续进 21 剂。

按：该患者素体阳虚怕冷，应不发热，今反见发热，并恶寒较甚，加厚衣不解，若外感寒邪，邪正相争所致。其表证脉当浮，今脉反沉无力，更兼倦怠乏力，肢冷，实为肾阳气虚。辨证为肾阳虚，外感风寒证。方以麻黄附子细辛汤合再造散加减。麻黄附子细辛汤在《伤寒论》中有记载："少阴病，始得之，反发热，脉沉者，麻黄附子细辛汤主之。"方中麻黄辛温，发汗解表；附子辛热，温肾助阳。麻黄行表以开泄皮毛，逐邪于外；附子温里，振奋阳气，鼓邪外达；细辛芳香气浓，性善走窜，既能祛风散寒助麻黄解表，又能鼓动肾中之阳气，协附子温里。再造散中桂枝、细辛、附子、防风助阳解表，更配合大补元气之党参、黄芪；桂枝、白芍调和营卫，助阳解表之中兼有益气健脾、调和营卫之功；白术、干姜温运中焦；仙鹤草止泻，配合熟地黄、当归活血养血；陈皮理气健脾。二诊患者发热症状消失，去麻黄、细辛、干姜；无腹泻，去仙鹤草；针对肾阳虚加紫河车。三诊针对阳气虚，加大党参剂量，加肉桂。

　　《景岳全书·寒热》中对内伤发热的病因做了比较详尽的解释，特别是对阳虚发热的认识，提到"阳虚者亦可发热，此为元阳衰败，火不归原也"。其用右归饮、理中汤等作为阳虚发热的主要方剂。清代《医理真传》以白通汤或潜阳丹为主方。现代中医内科学多以金匮肾气丸或右归饮为主方。

　　对于一些不明原因的发热，西医各种退热方法不能起效，其疾病已不能从单纯一个方面来解释，病机可能是多个病理因素的叠加，往往有免疫功能低下的原因。《证治汇补·发热》指出："阳虚发热，有肾虚水冷，火不归经，游行于外而发热。"结合本病案，辨证不明原因发热应注意以下几个方面：

　　①明确外感、内伤，这是治疗一切发热病的原则。

　　②阳虚发热与气虚发热是不同的。阳与气虽本为一体，

但程度不同。气虚发热有神疲乏力、少气懒言，但少有四肢逆冷等阴寒内盛的症状，治疗予"甘温除大热"可愈。阳虚发热乃阳虚阴盛，火不归原，治宜补火助阳、引火归原。

③久病易耗气伤血。病情经久不愈存在"久病多虚""久病多瘀"，久之耗气伤血，瘀滞内阻，而成虚实夹杂、缠绵难愈之候，治宜调气血、化瘀滞。

④当今之人，懒动多卧，阳虚者日渐增多。因此，临床上见发热患者，定要先别阴阳，分清虚实。

【案8】

王某，男性，45岁。因"高温工作后突发意识障4小时"于2014年7月15日入院。

患者今日于高温下在建筑工地进行较长时间室外工作后突发意识障碍倒地，呼之不应，急送至医院急诊，体温40℃，头颅CT检查未见异常，予以物理降温、补液及纠正水电解质紊乱等对症处理，患者体温下降至38.5℃，但神志仍呈蒙眬状态，收入院。

刻下：神志不清，高热，周身灼热，呼吸急促，舌红，苔黄腻，脉细数。

中医诊断：暑厥（暑入营分，蒙蔽心包）暑入阳明，暑陷心包。

西医诊断：热射病。

治法：清解暑热，醒神开窍。

处方：安宫牛黄丸1丸，每日2次，以白虎人参汤加减送服。

白虎人参汤加减：生石膏 120g（先煎），寒水石 60g，知母 30g，党参 60g，生大黄 15g（后下），粳米 200g。2 剂，水煎服。煎药时以粳米为引，煎出米汤后，以米汤先煎石膏，再煎诸药，大黄后下。

按： 中暑是在天地暑热之时，人在气交之中，感受暑毒，伤气耗津，身热汗出、脉虚的急性病证。病机为两虚相搏，抑遏阳气，耗气伤阴。该患者在高温环境下工作，外伤暑热，内伤阳明，耗气伤津，属阳暑；且正不胜邪，暑陷心包，出现意识改变。治疗关键在于祛暑清热、开窍醒神、益气生津。依据方师的治疗经验，予以安宫牛黄丸开窍醒神，泄心包之热，开心包之闭；白虎人参汤清热出表，滋阴润燥，益气保津。方中重用石膏、寒水石，直折热势，其效甚佳。患者症状改善显著，两日后体温恢复正常，神志清醒，再续治数日而愈。

【案 9】

刘某，男，22 岁。因"高温下运动后突发意识障碍 2 小时"于 2016 年 8 月 3 日入院。

患者入院前烈日下进行长跑约 3 公里后，突发昏迷倒地，遂至我院就诊。入院查体温 39.5℃，立即予以物理降温，完善相关检查。实验室检查示血 Mb、肌酸激酶升高，并出现尿量减少。考虑出现横纹肌溶解并导致肾功能不全，予以降温、补液、碱化尿液及各种器官支持等对症治疗。

刻下：神志不清，高热，周身灼热，抽搐，呼吸急促，舌红，苔黄腻，脉细数。

中医诊断：暑厥（暑入阳明，热陷心包）。

西医诊断：热射病；横纹肌溶解；急性肾功能不全。

治法：清解暑热，急下存阴。

处方：大承气汤加减。

生大黄 30g（后下），寒水石 60g，枳实 15g，厚朴 20g，红藤 30g，党参 60g，知母 15g。2 剂，浓煎。服药时与甘露醇混合，频频喂服，以大便泻下稀薄为度。

按：中暑是感受暑热之邪，伤津耗气而骤然发生的"急性虚证"与邪热并存的病理状态。病位以肺卫、心包和心为主，若发生变证时可累及脾、肝、肾诸脏。该患者在暑热蒸腾环境下进行剧烈运动，外伤暑邪，耗伤气津，正气亏虚，累及肾脏，肾脏为先天之本、水火之脏，肾功能失调则会造成瘀血、湿浊等，反作用于肾脏，进而导致正气进一步损伤，产生恶性循环。根据方教授治疗经验，在西医治疗基础上加用大承气汤（临床中亦可口服甘露醇替代芒硝）。大承气汤有通腑泄热之功效。用甘露醇口服替换芒硝可加强其泄热通便之效，并可补虚泄浊，进一步改善肾功能不全的症状。此外，针对"急性虚证"方师予大剂参剂急补气衰之势。诸药合用而病自解。

【案 10】

杨某，女，36 岁，上海人。因"反复发热 2 个月"于

2014 年 8 月 15 日来诊。

患者 2 个月前无明显诱因出现发热，体温反复波动在 37.5 ~ 39℃，遂至上海长征医院风湿免疫科住院治疗。查各类感染指标、肿瘤指标、风湿免疫全套、各类病毒指标、寄生虫等均未见明显异常。经 2 个月抗感染、抗病毒、免疫调节等治疗均惘效，遂通过母亲故人北京中医药大学附属东直门医院姜良铎教授转托方邦江教授处就诊。

刻下：患者面色白，身热，关节酸痛，体温最高达 39℃，口干喜热饮，大便溏，小便清长，舌淡，苔白腻，脉沉细。

中医诊断：外感热病（阳虚发热）。

西医诊断：不明原因发热。

治法：扶阳解表。

处方：麻黄附子细辛汤合阳和汤加减。

麻黄 12g，制附子 45g，细辛 10g，鹿角胶 20g，白芥子 9g，熟地黄 15g，桂枝 15g，制南星 30g，炒白术 15g，甘草 9g。3 剂，水煎服。

患者服上药 3 剂后，热度旋退未起。续与补中益气汤调理 2 个月善后，迄今未发。

按：方师诊疗该患者，认为其为阳虚发热。典型阳虚发热的特点是发热伴肢冷恶寒，欲加衣被，面色白，腰膝酸软，乏力，舌淡，苔白，脉沉细无力。《景岳全书·寒热》云："阳虚者亦可发热，此为元阳衰败，火不归原也。"即指出了阳虚发热的病因是肾阳不足，元阳衰败所致。方师认为今人久坐少动，容易阳气不振，在反复发热的病程中容易出现肾阳虚的表现，只有经过培补肾阳治疗后才能取得良好的效果。因元阳是先天之本，是人体一切生命活动的原动力，脏腑功能的正常运行有赖于元阳的支持。治疗阳虚发热的千古名方为麻黄附子细辛汤。而阳和汤具有温阳补血、散寒通滞之功效，原用于主治阴疽之漫肿无头。但方师认为阳虚发热病机多为素体阳虚，营血不足，加之外感寒湿，血运不畅，滞而热发。其治疗还要以温阳补血、散寒通滞为主。阳和汤方中重用熟地黄滋补阴血、填精益髓；配以血肉有情之鹿角胶，补肾助阳、益精养血。两者合用，温阳养血，以治其本，共为君药。配伍麻黄、桂枝宣通经络、发表散寒，甘草生用为使，解毒而调诸药。两方相合，阴霾散而阳气升，内热自消。

【案11】

马某，女，43岁，原籍江苏常州人，现住山东济南。因"反复发热2月余"于2015年6月11日初诊。

患者2个月前无明显诱因出现发热，伴有恶寒，时测体温最高达39℃，并多次出现休克，先后在齐鲁医院住院治疗月余无效。后辗转上海瑞金医院住院3周，检验指标无明显异常，仍发热不退，原因不明，遂电话求诊于先师朱良春先生。因该患为"孟河医派"大家马培先生后裔，朱师甚为重视，遂推荐至方邦江教授处就诊。

刻下：患者面色白，身热反复，体温最高达 39.1℃，口干喜热饮，全身多处泛发风团，二便尚调，舌淡，苔薄，脉沉细。

中医诊断：外感热病（阳虚发热）。

西医诊断：不明原因发热。

治法：助阳解表，调和营卫。

处方：麻黄附子细辛汤加减。

麻黄 10g，制附子 30g，细辛 12g，桂枝 12g，白芍 18g，黄芪 30g，白术 30g，防风 9g，甘草 9g，大枣 15g，生姜 3片。3 剂，水煎服。

患者服上药 1 剂热减；3 剂热平；后续予健脾祛湿之剂调理 3 个月，病愈。

按：上两例患者均属阳虚发热。《伤寒论·少阴病》第 301 条曰："少阴病，始得之，反发热，脉沉者，麻黄附子细辛汤主之。"方师熟晓经典理论著作，以"热因热用""塞因塞用"之原则，虽热绵数月，然方药对证，效如桴鼓，顷刻竟获全功。

【案 12】

王某，女，18 岁，大学生，上海青浦人。因"咳嗽咳痰伴发热 1 周"于 2018 年 3 月 1 日来诊。

患者 1 周前受凉后咳绿浓痰，发热，体温最高 39.1℃，曾在中山医院查血常规正常；心电图无异常；胸部 CT：肺纹理增粗，有小结节。予抗感染、抗病毒、对症治疗和中药治疗半月无效，遂来诊。

刻下：咳嗽，咳痰色黄、质稠、易咳出，恶寒发热，咽痛，夜间汗出明显，纳差，夜寐欠安，舌红，苔黄，脉数。

中医诊断：时行感冒（邪毒犯肺）。

西医诊断：流行性感冒。

治法：宣肺清热，表里双解。

处方：麻黄6g，杏仁12g，桑白皮9g，石膏45g，滑石45g，大黄6g，马鞭草30g，一枝黄花15g，拳参30g，生甘草9g，鱼腥草30g，金荞麦30g，牛蒡子9g，桔梗6g，川贝粉6g。5剂，水煎服。

二诊（2018年3月5日）：患者自诉服药第2天高热已退，无恶寒发热，仍有咳嗽，咳痰少、色黄，夜间汗出，纳可，大便每日4次、不成形，小便清、量正常，夜寐较前改善，舌淡红、苔薄白，脉浮。目前表证已解，证当属痰热壅肺。治法拟宣肺化痰，清热止咳。

处方：天浆壳9g，鱼腥草30g，白花蛇舌草30g，杏仁9g，桔梗6g，金沸草12g，金荞麦30g，炙麻黄6g，黄荆子12g，蝉蜕9g，滑石30g，拳参15g，川贝粉6g，甘草9g。7剂，水煎服。

按：咳嗽可分为外感、内伤两类，外感咳嗽多为外感六淫、疫疠时邪等致病；内伤咳嗽由饮食、情志、他脏疾患等引起。但若外感咳嗽迁延不愈，就可转为内伤咳嗽。在临床上可以见到很多患者咳嗽缠绵反复，多因外感咳嗽失治、误治引起，因此必须重视外感咳嗽的起手治疗。肺为清肃之脏，外邪犯肺，影响到肺的宣发肃降功能，即导致咳嗽。故治疗要以宣通为要，肺气宣则病邪外达，肺气畅则肃降有权。方师认为外感咳嗽无论风寒、风热，都应使用宣通法治疗，寒邪偏甚者则当辛散宣通、温开肺气；热邪偏甚者则以清散宣通为主。而宣肺止咳的基本方当为三拗汤，首选用药即为麻黄。麻黄主入肺经，辛开苦降，能够宣降肺气，以宣为主，善散邪宣肺以止咳平喘。方师在治疗重症外感咳嗽时，主要给"邪"以出路，通过利小便、通下之法祛邪外出，颇合金元四大家之刘河间的汗、吐、下三法。若表邪已解，但仍有咳嗽、咳吐黄痰等症，方师力主清热化痰，重用清肺化痰之药，"宜将剩勇追穷寇"，临床效验颇佳。该例患者经旬余治疗，既收全功，可为佐证。

二、脓毒症

【案1】

胡某，女，18岁，安徽合肥人。因"高热并反复抽搐，伴昏迷2个月"于2017年8月31日入院。

患者于2017年7月1日外出旅游1周后无明显诱因感头痛，呕吐胃内容物1次，1小时后突发昏迷，抽搐，二便失禁，急至安徽医科大学第一附属医院就诊。腰穿检查示：疑病毒性脑炎。具体治疗家属叙述不详。经治疗后患者神志仍未恢复，抽搐频率增加。家属为求进一步诊治，于3天后转至上海华山医院就诊，后收入院。在华山医院住院期间，患者仍意识不清，并出现抽搐发作频率增加。头颅CT检查：双侧基底节区可见低密度灶，脑水肿。先后予苯妥英钠联合托吡酯、丙戊酸钠片、地西泮、左乙拉西坦抗癫痫，巴氯酚片缓解肌张力，抽搐未见明显缓解。并因长期意识不清、卧床、二便失禁等因素发生耐药菌院内感染，出现高热、休克，体温最高达39.8℃，咳嗽、咳痰不畅。查胸部CT：两肺下叶炎症，伴两侧胸腔积液。先后予磷霉素、氟康唑、哌拉西林他巴唑坦、依替米星、莫西沙星、美罗培南、替加环素等抗生素治疗，以及多巴胺、去甲肾上腺素抗休克治疗，并配合人血白蛋白、血浆等营养支持。患者持续昏迷，痰液引流不畅，抗生素应用效果不佳，反复发热，痰培养出现二重感染，遂给予患者气管切开，呼吸机辅助通气治疗。后因患者并发呼吸机相关性肺炎，脱机困难，行气管切开。治疗期间，患者曾因药物过敏，周身皮疹，予甲基泼尼松龙治疗后出现上消化道出血，后治愈。经过2个月治疗，患者意识未能恢复，抽搐时作，气管切开，低热反复，痰液引流色黄。复查胸部CT：两肺下叶炎症，伴左侧胸腔少量积液，较前左肺炎症明显吸收；复查头颅CT：双侧额颞叶、岛叶皮层及基底节区多发病灶，符合病毒性脑炎改变，脑水肿较前有好转，见鼻旁窦炎症；痰细菌培养提示：泛耐药鲍曼不动杆菌、MRSA；痰真菌培养：白色念珠菌。患者家属因患者抽搐、意识不清等情况改善不明显，慕名来龙华医院就诊，收入病房。否认有慢性病史、遗传病史；2009年外院畸胎瘤手术史（具体不详）；否认疫水疫区接触史；发病前无外出史；无烟酒史。入院时查体：意识不清，体温38.2℃，心率103次/分，律齐，血压135/80mmHg，双侧瞳孔等大等圆，直径约4.5mm，对光反射迟钝。舌头肿大，破溃气管切开，痰量多，两肺呼吸音粗，双下肺可及湿啰音，右肺可闻及散在哮鸣音，心率103次/分，律齐，无病理性杂音。腹平软，腹部压痛、反跳痛、墨菲氏征、麦氏征检查不能配合，肠鸣音3次/分，四肢肌力不能配合，肌张力亢进，局部肢体小抽动，右侧上肢明显，腱反射未引出。格拉斯哥昏迷评分3分。实验室检查：血气分析：pH 7.480，PCO_2 26.0mmHg，PO_2 198.0mmHg，TCO_2 20.2mmol/L，BE -4.1mmol/L，SaO_2 100%，肺-氧分压差55.0mmHg。BNP 16.00pg/mL。凝血七项：血浆抗凝血酶活性64%，纤维蛋白降解产物11.6μg/mL，纤维蛋白原0.7g/L，凝血酶原时间27.6秒，活化部分凝血活酶时间45.2秒，凝血酶时间22.2秒，D-二聚体2.52mg/L。肝肾功能/电解质：TP 60.1g/L，ALT 71U/L，AST 137U/L，γ-GT 60U/L，UA < 0.71mmol/L，SCr 20.3μmol/L。血常规+CRB：WBC $13.50×10^9$/L，N 85.4%，L 11.3%，RBC $3.59×10^{12}$/L，Hb 111g/L，CRP 57mg/L。红细胞压积34.0%，PLT $495×10^9$/L。胸部CT示：两肺下叶炎症，伴左侧少量胸腔积液。

刻下：患者意识不清，时有抽搐，发热，体温38.2℃，气管切开，痰液引流量多、色黄、质黏，舌红，舌体胖大，苔薄黄腻，脉细数。

中医诊断：暑温（暑入营血，内陷心包）。

西医诊断：脓毒症休克；病毒性脑炎；继发性癫痫；呼吸机相关性肺炎；多重耐药菌感染肺炎。

治法：清热化痰，开窍醒脑。

处方：炙全蝎4g，巴豆霜0.25g，硫黄35g，硼砂1g，飞朱砂1.5g，飞雄黄1.2g，陈胆星3g，川贝、天竺黄各1.5g，麝香0.15g（后下）。10剂，上药共研极细末，鼻饲，每服0.7g，每日2次。

大承气汤灌肠，每日1次。

安宫牛黄丸，每次1粒，每日3次，鼻饲。

参附注射液100mL，每日3次，静脉滴注。

复元醒脑汤加减：党参30g，南星30g，石菖蒲30g，大黄30g，水蛭15g，益母草60g，生地黄30g，玄参30g，全蝎4g，虎杖30g，僵蚕6g，羚羊角粉1g（冲服）。3剂，水煎服。

二诊（2017年9月2日）：经过中、西药治疗3日，患者抽搐发作频率较前有所减缓，仍有低热，体温波动在37.8～38.3℃，大便溏薄，日行多次。查体：意识不清，体温38.2℃，心率103次/分，律齐，血压135/80mmHg，双侧瞳孔等大等圆，直径约4.5mm，对光反射迟钝。痰液引流量较前有所减少，两肺呼吸音粗，右下肺可及湿啰音，右肺可闻及散在哮鸣音，四肢肌力不能配合，肌张力亢进，腱反射未引出。格拉斯哥昏迷评分3分。舌红，苔薄黄腻，脉细数。证属痰热闭阻清窍。治宜清热化痰，开窍醒脑。

处方：安宫牛黄丸，每次1粒，每日1次。

复元醒脑汤加减：党参30g，南星30g，石菖蒲30g，大黄15g，水蛭15g，益母草60g，生地黄30g，玄参30g，全蝎4g，虎杖30g，僵蚕6g，羚羊角粉1g（冲服），土鳖虫9g。5剂，水煎服。

三诊（2017年9月7日）：患者近期再度出现高热，体温39.8℃，抽搐发作频率增加，冷汗出，气管切开处痰液引流量显著增多。查体：意识不清，体温39.8℃，心率128次／分，律齐，血压85/50mmHg，呼吸急促，双侧瞳孔等大等圆，直径约4.5mm，对光反射迟钝。气管切开处痰液引流量较前有所减少，两肺呼吸音粗，两肺满布湿啰音，右肺可闻及散在哮鸣音，四肢肌力不能配合，肌张力亢进，腱反射未引出。qSOFA评分3分，格拉斯哥评分3分。血常规+CRP：WBC $16.50×10^9$/L，N 87.3%，RBC $3.21×10^{12}$/L，Hb 101g/L，CRP 132.5mg/L。

刻下：患者时有双上肢不自主抽搐，手足冷，舌淡苔薄，脉沉细。证属阳气衰竭，清窍闭阻。治法当拟开窍醒脑，回阳救逆，解毒化痰。

处方：安宫牛黄丸，每次1粒，每日3次。

参附注射液100mL，每8小时1次，静脉滴注。

脓毒清方合复元醒脑汤加减：高丽参 30g，南星 30g，石菖蒲 30g，大黄 30g，水蛭 15g，僵蚕 6g，生地黄 30g，玄参 30g，全蝎 4g，虎杖 30g，姜黄 12g，羚羊角粉 1g（冲服），红藤 30g，赤芍 15g，丹皮 15g，蒲公英 30g，制附片 15g，蜈蚣 4g，滑石 15g，生石膏 30g（先煎）。5 剂，水煎服。

四诊（2017 年 9 月 12 日）：患者身热已退，抽搐较前好转，气管切开处痰液引流量显著减少。查体：意识不清，体温 37.2℃，心率 98 次 / 分，律齐，血压 105/60mmHg，双侧瞳孔等大等圆，直径约 4mm，对光反射迟钝。气管切开处痰液引流量较前有所减少，两肺呼吸音粗，无湿啰音，右肺可闻及散在哮鸣音，四肢肌力不能配合，肌张力亢进，腱反射未引出，无明显肢体抽搐。格拉斯哥评分 4 分。血常规 +CRP：WBC 8.27×10^9/L，N 77.5%，RBC 3.45×10^{12}/L，Hb 107g/L，CRP 48.3mg/L。痰培养：肺炎克雷伯菌（+++），除对阿米卡星敏感外，对其他抗生素均不敏感。舌淡苔薄，脉细。证属气虚痰阻，清窍闭阻。治法拟开窍醒脑，益气化痰。

处方：安宫牛黄丸，每次 1 粒，每日 1 次。

补中益气汤合复元醒脑汤加减：党参 50g，南星 30g，石菖蒲 30g，黄芪 60g，白术 15g，陈皮 9g，生地黄 30g，淡竹沥 9g，全蝎 4g，虎杖 30g，姜黄 12g，升麻 15g，当归 15g，柴胡 15g，蜈蚣 4g。5 剂，水煎服。

患者经过上述治疗后，未再发热，抽搐好转，抗生素、抗癫痫药逐渐减量，呼吸机脱机，但意识未能恢复。上方加减进退月余，家属觉疗效满意，出院返家康复。3个月后随访患者家属诉其已意识清楚、生活自理。

按： 本例患者的成功救治，充分体现了方师在缺血缺氧性脑病、重症肺炎、脓毒症、休克、多重耐药菌感染等疾病方面的治疗精髓。患者为青年女性，因罕见重症"病毒性脑炎""继发癫痫"起病，长期卧床后又添"坠积性肺炎"，应用抗生素后，再度合并多重耐药菌感染。患者意识不清，高热反复，抽搐不停，家属已至绝望，抱着侥幸态度至方师处求诊。方师对于此类患者首倡"复元醒脑""豁痰清热"，所应用安宫牛黄丸除有醒神之效外，还可以清解热毒。他对危重病力倡"治未病"思想，"急下存阴"以截断病势的发展。当病情发生反复时，"回阳救逆"不忘"清热解毒"；病情缓解时，补中益气以"健运中焦"，多法并举。该危重病患者病情一波三折，治疗进退有度，终拨云见日，转危为安。

【案2】

许某，女，89岁，上海市人。因"发热伴咳嗽3天"，于2008年6月7日来诊。

入院前3天患者受凉后出现发热、咳嗽，自服感冒药物后不见缓解，并有咳嗽加剧，自测体温38.5℃，遂来院急诊。入院时发热、咳嗽气急、痰黄、量多、质黏稠，舌质暗红，苔薄白而干，脉细数。患者既往有高血压、冠心病、心律失常、房颤、糖尿病、脑梗死病史。查体：体温38.5℃，脉搏 92 次 / 分，呼吸 21 次 / 分，血压 130/80mmHg。神志模糊，心率 92 次 / 分，房颤，杂音未及，双肺呼吸音粗，可闻及痰鸣音，腹平软，无压痛及反跳痛，双下肢无水肿，神经系统检查正常。实验室检查：WBC $8.4 \times 109/L$，N 76.7%，CRP 62.3mg/L；血气分析：PCO_2 75mmHg，PO_2 54mmHg，ABE −11.5mmol/L，SB −8.4mmol/L。胸部 X 线片示：左下肺斑片状影，左下肺炎。入院后予以头孢他啶、加替沙星控制感染，喘定、兰苏、琥珀氢考祛痰平喘抗炎，痰热清清热化痰，同时予以降压、控制血糖治疗。5 天后患者咳嗽咳痰症状未见缓解，两肺仍满布湿啰音，同时出现呼吸困难、不能平卧、双下肢浮肿等心衰症状。至 2008 年 6 月 11 日复查血常规示：WBC $10.7 \times 109/L$，N 74.5%，CRP 23mg/L。患者感染症状未得到有效控制，并且出现了右心衰。

刻下：咳嗽、咳痰，痰黄、量多、质黏稠，喘促，下肢肿胀，舌质暗红，舌体胖，脉结代。

中医诊断：风温肺热病（痰热壅肺）；喘证（水气凌心）。

西医诊断：脓毒症；社区获得肺炎；Ⅱ型呼吸衰竭；冠心病心功能Ⅲ～Ⅳ级；心律失常，房颤。

治法：泻肺平喘，辛温通阳。

处方：脓毒平合葶苈大枣泻肺汤加减。

红藤 30g，蒲公英 30g，大黄 20g，附子 30g，黄芪 50g，

橘红 9g，葶苈子 45g，金荞麦 30g，麻黄 6g，杏仁 12g，石膏 45g，甘草 6g，大枣 30g。

二诊：咳喘、水肿情况好转，痰培养结果示：白色念珠菌感染。血常规示：WBC 11.9×10^9/L，N 77.1%。加用富马酸比索洛尔片和硫酸依替米星氯化钠注射液以抗真菌感染，治疗后少尿，体温降低，最低为 36.2℃。

刻下：意识尚可，咳嗽，气急，肢肿，舌淡苔滑，脉沉弱。证属阳虚水泛。治法当拟温阳利水。

处方：红藤 30g，蒲公英 30g，大黄 20g，附子 30g，黄芪 50g，橘红 9g，葶苈子 45g，金荞麦 30g，麻黄 6g，杏仁 12g，石膏 45g，甘草 6g，大枣 30g，泽漆 9g，厚朴 12g。

参附注射液 100mL，每 8 小时 1 次，静脉滴注。

按：本病属于中医"风温肺热病"范畴。主要由于菌毒并存，正气内虚，加之治疗不当或治疗失时，以致正不胜邪，客于营血，内犯脏腑而成。根据其临床表现可分为虚实两类：病变的初期以实证为主，表现为"正盛邪亦盛"的病理变化；随着病情的不断深入发展，病变表现为"虚实夹杂"的复杂证候；极期突出在"正衰邪盛"及"正衰邪衰"的脏器功能不全的状态。现代医学治疗采取抗感染、液体复苏、应用血管活性药物、正性肌力药物及激素，并采取机械通气、控制血糖及肾脏替代治疗等。中医根据不同的阶段及不同的证候类型采取不同的疗法。方邦江教授提出该患者后期神昏、喘急、四肢厥冷、脉微欲绝，证属阳气暴脱，并出现阳虚水泛如全身浮肿，应采用大剂量参附益气温阳固脱，并采用脓毒平清热化痰与温阳利水，寒温并用，宣肺、通下等多法并举，是治疗成功的关键。

【案3】

刘某，男，60岁。因"发热伴咳嗽咳痰2天"于2017年5月30日入住龙华医院急诊科。

2天前患者无明显诱因出现咳嗽咳痰，自测体温37℃，当时给予复方甘草合剂、头孢拉定口服，症状稍有缓解，后未就诊。今日家属发现患者意识淡漠，呼吸急促，有发热，测体温39℃，咳嗽、少痰，色黄，质黏难排，遂送至龙华医院急诊就诊，予对症处理后收住入院。患者既往有帕金森病、阿尔茨海默病、继发性癫痫病史3年，曾口服卡马西平、美多芭、阿司匹林、阿托伐他汀钙片等。查体：意识淡漠，体温39.1℃，呼吸20次/分，血压100/60mmHg。双肺呼吸音粗，双肺满布干湿啰音，心率115次/分，律齐，各瓣膜无病理性杂音。腹软，无明显腹部压痛，无反跳痛及肌卫，肝脾肋下未及，未及明显包块，移动性浊音（-），肠鸣音4次/分。双侧肢体肌力、肌张力正常。双下肢压迹（-）。血气分析：二氧化碳分压41.0mmHg，氧分压84.0mmHg，血钾4.2mmol/L，氧饱和度96.00%。肝肾功能检查：总蛋白63.8g/L，白蛋白38.3g/L，ALT 52U/L，AST 39U/L，Cr 62.1μmol/L。心肌酶谱：LDH 558U/L，CK 339.5U/L，CK-MB（质量）2.30ng/mL。电解质：血清钾 4.4mmol/L，血清钠 145.5mmol/L。降钙素原 1.05pg/mL。血 常 规：WBC 19.15×10^9/L，N 83.9%，Hb 165g/L，PLT 222×10^9/L，CRP 95.2mg/L。胸部 CT：双下肺炎，左侧少量胸腔积液。qSOFA 评分：3 分。

刻下：意识淡漠，高热，咳嗽，少痰，痰色黄，质黏难排，舌红，苔黄，脉滑数。

中医诊断：风温肺热病（风热犯肺）。

西医诊断：脓毒症；重症社区获得性肺炎；继发性癫痫；脑萎缩；腔隙性脑梗死；帕金森病；阿尔茨海默病。

治法：宣肺散热，表里双解。

处方：脓毒平合宽胸理肺汤加减。

半夏 9g，全瓜蒌 30g，薤白 12g，桑白皮 30g，黄芩 12g，红藤 30g，蒲公英 30g，生大黄 12g，白茯苓 15g，白芥子 15g，葶苈子 15g，拳参 30g，橘络 15g，鱼腥草 30g。5 剂，水煎服。

二诊：患者经治疗后，咳嗽、咳痰好转，仍有反复发热，体温波动在 37.5 ～ 38.5℃，气促。痰培养示：铜绿假单胞菌（+++），对头孢他啶、阿米卡星、左旋氧氟沙星耐药。复查血常规：WBC 12.48×10^9/L，N 75.6%，Hb 158g/L，PLT 142×10^9/L，CRP 55.2mg/L。复查胸片示：两肺炎症较前好转，胸腔积液消失。刻下患者身热反复，咳嗽，咳痰，痰色黄白相间，量多易排，乏力，纳差，二便尚调，舌淡红，苔薄黄，脉滑。证属脾虚湿滞，余毒未清。治当拟健脾化湿，清解余毒。

处方：补中益气汤合脓毒平加减。

柴胡 12g，升麻 12g，白术 30g，生黄芪 60g，党参 30g，当归 9g，桔梗 9g，陈皮 9g，麻黄 9g，石膏 45g，杏仁 12g，白花蛇舌草 30g，地龙 9g，金荞麦 30g，大黄 20g，蒲公英 30g，红藤 30g。7 剂，水煎服。

按：脓毒症是临床常见的急危重症，患有多种慢性病的老年患者，抵抗力低下，感染后更易产生重症脓毒症。方师在多年临证中，认为脓毒症多由感染诱发，会急性加重，毒邪是贯穿整个发病过程的基本病机。他认为脓毒症的早期治疗就应"急下存阴""清热解毒"，并据此理论创立了"脓毒平"验方，对截断病情的发展有效。多重耐药菌感染的治疗更是临床常见难点，特别是老年人，抵抗力低下，长期卧床，合并多种疾病，反复应用抗生素就会产生。他开创性地提出"耐药菌感染"之中医"脾胃中枢失衡"的核心病机，提出从脾、从湿论治学术观点，并力主将补中益气汤应用于多重耐药菌感染的治疗。"有胃气则生"是中医治疗、判断预后的标准，健运脾胃可以保护肠道黏膜屏障，预防肠道细菌移位，从而避免多重耐药菌感染的加重。

【案 4】

宋某，男，84 岁，上海市徐汇区人。因"发热 2 天"于 2016 年 12 月 11 日入院。

患者入院前 2 天无明显诱因出现体温升高，最高达

38.5℃，咳嗽咳痰，量少，无恶寒，曾自行口服泰诺、头孢拉定等，咳嗽、咳痰好转，体温未测。入院当日早晨7时家属发现患者呼之不应，测体温37.8℃，遂来上海中医药大学附属龙华医院急诊就诊。测指末血氧饱和度80%。查体时发现心率一过性30～40次/分。血常规：WBC 20.68×10^9/L，N 87.82%，RBC 5.03×10^{12}/L，Hb 155g/L，PLT 209×10^9/L。CRP 28.95mg/L。肝肾功能检查：ALT 268U/L，AST 429U/L，γ-GT 278U/L，TB 50.6μmol/L，LDH 2006U/L，Mb 132.3ng/mL。电解质检查：血清钾5.2mmol/L，血清钠134.9mmol/L。血气分析：pH 7.32，PCO$_2$ 30mmHg，PO$_2$ 66mmHg，BE -5.2mmol/L，SaO$_2$ 91%，肺-氧分压差160mmHg。胸片提示：双下肺炎症性改变。即可予喘定、兰苏、地塞米松抗炎、解痉、化痰、平喘，头孢美唑抗感染治疗，醒脑静醒脑开窍等。现患者为求进一步诊治收入龙华医院急诊科。此次发病以来患者无呕吐，无咯血，无胸痛，无体重减轻。既往有慢性阻塞性肺疾病病史6年余，平素自行口服沐舒坦等化痰止咳药；患者有阿尔兹海默病10年余，未予相关治疗。查体：神志不清，体温38.1℃，脉搏101次/分，呼吸23次/分，血压95/50mmHg。半卧位，气管居中，胸廓对称，两肺呼吸音粗，双下肺闻及广泛湿啰音，左下肺尤其明显。心率101次/分，律齐，各瓣膜未闻及病理性杂音。全腹软，无压痛、反跳痛及肌卫，双下肢压迹（-）。神经系统检查：双侧肢体肌力Ⅲ级，生理反射如双侧膝跳反射、跟腱反射均存在，双侧霍夫曼征（－），双侧奥本海姆征（－），双侧戈登征（－），双侧巴宾斯基征（－），双侧查多克征（－），脑膜刺激征（－）。血常规：WBC 20.68×10⁹/L，N 87.82%，RBC 5.03×10¹²/L，Hb 155g/L，PLT 209×10⁹/L。CRP 28.95mg/L。肝肾功能检查：ALT 268U/L，AST 429U/L，γ–GT 278U/L，TB 50.6μmol/L，LDH 2006U/L，Mb 132.3ng/mL。电解质检查：血清钾 5.2mmol/L，血清钠 134.9mmol/L。血气分析：pH 7.32，PCO_2 30mmHg，PO_2 66mmHg，BE －5.2mmol/L，SaO_2 91%，肺－氧分压差 160mmHg。胸部 X 线片：双下肺炎症改变。qSOFA 评分：3 分。

刻下： 嗜睡，痴呆貌，气促，喉间痰鸣，痰色黄，质黏，排出不畅，舌红，苔黄腻，脉滑数。

中医诊断： 风温肺热病（痰热阻肺）。

西医诊断： 脓毒症重症肺炎；慢性阻塞性肺疾病急性加重期；阿尔茨海默病；肝功能异常。

治法： 豁痰清热，化瘀解毒。

处方： 安宫牛黄丸，每次 1 丸，每日 3 次。

宽胸理肺汤合脓毒平加减：法半夏 12g，全瓜蒌 30g，薤白 12g，麻黄 9g，生石膏 40g（先煎），苏子 12g，葶苈子 30g，白芥子 15g，生大黄 18g（后下），红藤 30g，蒲公英 30g，金荞麦 30g，拳参 30g，苦杏仁 9g，制附片 9g，黄芪 60g，鸡骨草 30g，橘红 9g。7 剂，水煎服。

按： 此案例方邦江教授自拟脓毒平、宽胸理肺汤、四子养亲汤等治疗脓毒症、慢性阻塞性肺疾病，并据"肺与大肠相表里"，以大黄泄肺热，改善肺部感染和呼吸功能。临床中，方师认为，对于年高体衰的患者，虽有内热，佐以温阳之药如附子，可起到激发药力之功。患者连进7剂后，意识渐清，身热减退，咳痰好转，复查肝功能：ALT、AST均较前明显下降，感染痊愈出院。

【案5】

许某，女，83岁，上海市徐汇区人，上海电影制片厂退休职工。因"咳嗽咳痰1周，伴发热、胸闷1天"于2017年1月5日收入龙华医院急诊科。

患者1周前无明显诱因出现咳嗽咳痰，伴发热恶寒，体温最高39.1℃，当时无明显胸闷、心慌，外院查血常规：WBC $5.68×10^9$/L，N 77.2%，RBC $3.15×10^{12}$/L，Hb 110g/L，PLT $258×10^9$/L。CRP 10.2mg/L。拟诊为"上呼吸道感染"，予克感敏、头孢拉定等口服治疗，家属诉症状稍有缓解，体温未测，但仍有咳嗽、咳痰，家属未重视，未进一步就医治疗。今晨患者出现咳嗽、咳痰加重，高热，体温39.2℃，伴胸闷不适，头晕头痛，心慌，恶心欲吐，并不慎摔倒1次，无胸痛，无意识障碍，至我院急诊就诊。查血常规：WBC $19.15×10^9$/L，N 91.3%，RBC $3.05×10^{12}$/L，Hb 103g/L，PLT $80×10^9$/L。CRP 165.28mg/L。BNP 495.00pg/mL。凝血功能：凝血酶原时间11.9秒，D-二聚体2.82mg/

L。生化检查：白蛋白 28.9g/L，ALT 32U/L，AST 22U/L，γ-GT 99U/L，UA 425μmol/L，SCr 68.2μmol/L。电解质：血清钾 3.3mmol/L，血清钠 131.0mmol/L。心肌酶谱：CK-MB 1.40ng/mL，Mb 85.5ng/mL，TnI 0.28ng/mL，降钙素原 52.91pg/mL。头颅 CT：老年脑改变。胸部 CT：两下肺炎，伴双侧胸腔积液，扫及肝内低密度灶，慢性胆囊炎、胆结石。现为进一步诊治，收治入院。此次发病以来，患者无腹痛、腹泻，无心前区持续疼痛。家属否认既往有慢性病史。查体：体温 39.0℃，呼吸 21 次 / 分，血压 100/50mmHg。半卧位，意识淡漠。呼吸急促，两肺呼吸音粗，双肺满布湿啰音。心率 121 次 / 分，律齐，各瓣膜听诊区未闻及病理性杂音。腹平软，无压痛及反跳痛，肝肾区叩击痛（－），双下肢压迹（±）。神经系统检查：上肢肌力Ⅴ级，下肢肌力Ⅳ级，生理反射存在，双侧病理反射（－）。血常规：WBC 19.15×10⁹/L，N 91.3%，RBC 3.05×10¹²/L，Hb 103g/L，PLT 80×10⁹/L。CRP 165.28mg/L。BNP 495.00pg/mL。凝血功能：凝血酶原时间 11.9 秒，D- 二聚体 2.82mg/L。肝肾功能 + 电解质检查：ALb 28.9g/L，ALT 32U/L，AST 22U/L，γ-GT 99U/L，UA 425μmol/L，SCr 68.2μmol/L；血清钾 3.3mmol/L，血清钠 131.0mmol/L，降钙素原 52.91pg/mL。心肌酶谱：CK-MB 1.40ng/mL，Mb 85.5ng/mL，TnI 0.28ng/mL。胸部 CT：两下肺炎，伴双侧胸腔积液。扫及肝内低密度灶，慢性胆囊炎、胆结石。qSOFA 评分：3 分。

刻下：意识淡漠，高热，咳嗽咳痰，痰色黄、质黏，胸闷，头痛，舌红，苔黄腻，脉滑数。

中医诊断：风温肺热病（肺阳虚衰，痰热上阻）。

西医诊断：脓毒症重症肺炎；冠心病心功能不全，心功能Ⅳ级；胆囊炎、胆结石。

治法：温肺扶阳，豁痰清热，化瘀解毒。

处方：安宫牛黄丸，每次1丸，每日3次。

宽胸理肺汤合脓毒平加减：法半夏12g，全瓜蒌30g，薤白12g，黄芪120g，制附片24g，党参60g，麻黄10g，生石膏60g（先煎），苏子24g，葶苈子30g，白芥子15g，生大黄15g（后下），红藤30g，鱼腥草30g，金荞麦30g，拳参30g，苦杏仁9g。7剂，水煎服。

按：肺乃娇脏，不耐寒热，故其发病，易为虚实。就其虚证言之，气虚、阴虚颇为常见。事实上，肺阳之说古而有之，《素问·汤液醪醴论》云："其有不从毫毛而生，五脏阳以竭也……五阳已布，疏涤五脏，故精自生，形自盛，骨肉相保，巨气乃平。"王冰注："五阳，是五脏之阳气也。"即是印证。方师认为肺阳虚患者临床多表现为气怯、痰、喘、咳、炎，可视为老年肺系重症的病理关键。本患者用大队、大剂黄芪、附子、党参，即是扶助肺阳之本，助邪外出，也是该患者得以成功挽救的关键。上方连进7剂后，患者意识渐清，身热减退，咳痰好转；出院后继予上方调理2个月余而愈。

三、休克

【案1】

张某，男，75岁。因"发热、咳嗽4天"于2009年7月7日求诊。

患者来院前4天前受凉后出现发热、咳嗽，自服感冒药物后不见缓解。今上午咳嗽加剧，自测体温38.5℃，遂来院急诊。入院时发热，咳嗽气急，痰白、量多、质黏稠，舌质暗红，苔薄白而干，脉细数。患者既往有冠心病、心律失常、房颤，慢性支气管炎病史。查体：体温38.2℃，脉搏92次/分，呼吸21次/分，血压130/80mmHg。神清，心率92次/分，房颤，杂音未及，双肺呼吸音粗，可闻及痰鸣音。腹平软，无压痛及反跳痛，双下肢压迹（－）。神经系统检查正常。实验室检查：WBC 11.2×10^9/L，N 82.7%，CRP 85.3mg/L。胸片示：右下肺斑片状影，提示右下肺炎。入院后予以莫西沙星、头孢他啶控制感染，喘定、兰苏、甲强龙祛痰平喘抗炎，痰热清清热化痰，同时对症治疗。3天后患者咳嗽咳痰症状未见缓解，两肺仍满布湿啰音，并出现呼吸困难、不能平卧、双下肢浮肿等心衰症状。7月10日复查血常规示：WBC 10.7×10^9/L，N 74.5%，CRP 23.8mg/L。并且出现了胸闷、不能平卧、双下肢水肿等右心衰竭症状。

刻下：神识淡漠，喘促，不能平卧，下肢肿胀，舌淡苔滑，脉沉细。

中医诊断：喘证（水饮凌心）。

西医诊断：慢性支气管炎急性加重；急性心力衰竭；心律失常；房颤。

治法：泻肺平喘，辛温通阳。

处方：葶苈大枣泻肺汤加减。

葶苈子 30g，大枣 15g，川芎 15g，薤白 20g，法半夏 15g，全瓜蒌 30g，炙甘草 12g。3 剂，每日 1 剂，水煎分 2 次温服。

二诊：7 月 12 日患者病情未明显改善，心衰症状进行性加重。痰真菌培养结果示：白色念珠菌感染。痰细菌培养提示：MRSA。血常规示：WBC 12.3×10^9/L，N 77.1%。加用抗真菌药物。7 月 13 日患者咳嗽气急症状加重，端坐呼吸，不能平卧，并出现神志模糊，双下肢浮肿加重，出现呼吸困难，呼吸频率 25 次 / 分，发绀，血压下降（80/40mmHg），心率加快（125 次 / 分），少尿，体温最低 36.1℃。考虑存在脓毒性休克，抗生素改为去甲万古霉素联合斯沃、倍能，面罩吸氧，升压，纠正水、电解质紊乱，维持酸碱平衡，加强强心治疗，营养支持。刻下患者意识淡漠，呼吸困难，畏寒，肢肿，舌淡、苔滑，脉沉弱。证属元阳欲脱。治拟回阳固脱为要。

处方：参附注射液 100ml，每 4 小时 1 次，静脉滴注。

高丽参 50g，制附片 50g，山萸肉 30g，煅牡蛎 60g，煅龙骨 50g。5 剂，浓煎取汁，小量频频灌服。

按：本案病例为老年男性，正气本以渐衰，复感外邪后正邪交争，损耗阳气。由于火毒炽盛、正气内虚，加之双重感染，以致正不胜邪，出现正衰邪恋、阳虚欲脱之象。患者病情变化迅速，快速出现厥脱之象，病变脏腑波及心、脾、肾、肺。证属阳虚水泛，真阳欲脱。此时应用大剂量参附益气温阳固脱，并配合煅龙牡以益气摄阳。

【案2】

张某，男，83岁，上海人。因"意识不清6天"于2016年10月12日来诊。

患者前6天无明显诱因出现突然昏仆，伴意识欠清，不能进食，无口吐白沫，无四肢震颤，无恶心呕吐，当时患者家属未予重视。来诊前患者意识不清加重，不能言语，气促，伴吞咽困难，易呛咳，遂至龙华医院急诊就诊。查血压75/45mmHg、心率125次/分，给予相关检查、持续静脉维持升压药等对症处理后入院。既往有冠心病史、老年痴呆症史。查体：体温38.1℃，脉搏125次/分，呼吸25次/分，血压85/45mmHg，神欠清，精神萎靡，不能言语，双侧瞳孔等大，对光反射迟钝，压眶反射（＋），两肺呼吸音粗，闻及少量湿啰音。心率125次/分，律齐，未及病理性杂音。腹软，无压痛及反跳痛，肝脾肋下未及，左侧肾区叩痛（＋），右侧肾区叩痛（－）。四肢肌张力增加，肌力检查不配合。生理反射正常存在，双侧巴宾斯基征、奥本海姆征、戈登征、查多克征未引出。双下肢切迹（－）。血常规：WBC 11.24×10^9/L，N 80.2%，RBC 5.84×10^{12}/L，Hb 162g/L，PLT 442×10^9/L，CRP 46.07mg/L。降钙素原 0.46pg/mL，BNP 201.00pg/mL。凝血功能检查：D-二聚体 2.76mg/L。血气分析：血液酸碱度 7.460，二氧化碳分压 25.0mmHg，氧分压 95.0，血钠 170.0mmol/L。血糖 9.34mmol/L。肝肾功能、电解质、心肌酶谱：ALT 605U/L，AST 1390U/L，BUN 40.60mmol/L，Cr 429.7μmol/L，UA 1095μmol/L，CK-MB 16.90ng/mL，Mb 2904.7ng/mL，血清钾 4.5mmol/L，血清钠 178.1mmol/L。胸部 X 线片：两肺纹理增深。头颅 CT 平扫：脑桥、两基底节区、侧脑室旁及半卵圆中心区腔隙性梗死灶；脑萎缩。qSOFA 评分：3 分。

刻下：意识不清，呼之不应，不能言语，气促，纳差，易呛咳，大便干结，小便失禁，夜寐一般，舌淡，苔薄，脉细数。

中医诊断：厥脱（阳气虚脱）。

西医诊断：低容量性休克；电解质紊乱；多脏器功能衰竭（心、肝、肾）；冠心病心功能Ⅲ级；腔隙性脑梗死。

治法：回阳救逆，复元醒神。

处方：参附注射液 100mL，每 8 小时 1 次，静脉滴注。

独参汤送服安宫牛黄丸，每次 1 丸，每日 3 次。

独参汤：生晒参 60g，急煎取汁，灌服，2 剂。

二诊（10 月 14 日）：患者呼之能应，体温 38.1℃。查体：血压 104/60mmHg，心率 90 次 / 分。复查血常规：

WBC 9.65×10^9/L，N 79.3%，RBC 3.94×10^{12}/L，Hb 124g/L，PLT 198×10^9/L，CRP 25.64mg/L。肝肾功能：ALT 412U/L，AST 964U/L，BUN 37.40mmol/L，Cr 369.5μmol/L，UA 715μmol/L。患者目前低热，大便数日未行，尿色黄，舌红，苔薄腻，脉细，证属邪闭清窍，腑气不通。治法当拟醒脑开窍、通腑泄浊。

处方：参附注射液 100mL，每日 1 次，静脉滴注。

安宫牛黄丸，每日 1 次，次 1 丸。

通腑攻下汤：生大黄 30g，芒硝 15g，枳实 15g，红藤 30g，蒲公英 30g，郁金 15g，山栀 12g，附子 30g。5 剂，水煎，保留灌肠。

三诊：患者复查肝肾功能：ALT 78U/L，AST 136U/L，BUN 20.80mmol/L，Cr 152.5μmol/L，UA 415μmol/L。电解质、心肌酶谱正常。目前患者神志转清，大便已行，身热已退，进食少，口干，心烦，夜寐不安，舌红，少苔，脉细。证属余邪未清，气阴两亏。治法拟养阴柔肝，健脾泄浊。

处方：生脉散加减。

太子参 45g，麦冬 15g，天冬 30g，五味子 9g，黄芪 45g，枸杞子 30g，怀山药 45g，熟地黄 15g，山萸肉 15g，六月雪 30g，红景天 25g，鸡骨草 30g，玄参 30g，酸枣仁 30g。7 剂，水煎服。

按：休克（shock）是各种强烈致病因素所致的心排血量

下降、机体有效血容量急剧减少，致使组织缺氧、细胞代谢紊乱和器官功能受损的综合征。属中医"厥脱"范畴。一般认为其病因病机为邪毒内陷，或内伤脏气，或亡津失血，致气血不畅、正气耗脱，脉微欲绝、神志淡漠或烦躁不安、四肢厥冷为主要表现。方师指出，正气亏虚是厥脱病变的根本原因。休克本质属于急性虚证，治疗上以回阳固脱为主，待病情稳定后，再需注意祛邪与扶正固本，辨清邪气之轻重、病位之浅深、病势之缓急，并结合具体脏腑进行分型治疗。该例患者病情复杂，因低血容量性休克，组织灌注不足，引起心、肝、肾多脏器衰竭，属于中医"急性虚证"范围，急以回阳救逆、复元醒神开窍，续予益气养阴、清解余邪，终收全功。

【案3】

沈某，女，84岁，上海人。因"意识欠清1天"于2016年11月25日来龙华医院就诊。

患者1个月前不慎跌仆后卧床，后出现鼻塞、流涕，家属未重视，后因出现咳嗽、咳痰、发热、血压下降在某三级医院经抗生素、抗休克及对症支持治疗后，效果不佳。今发热不退，意识不清，不能言语，急送至龙华医院急诊。患者有高血压病病史。入院时昏睡状，意识欠清，呼之不应，张口呼吸，四肢干冷，无小便，血压70/50mmHg，SaO_2 64%，两肺满布干湿啰音。急诊血常规示：WBC 19.15×10^9/L，N 91.2%，RBC 3.63×10^{12}/L，Hb 111g/L，CRP 158.40mg/L。

胸部 CT 提示双下肺炎症。

中医诊断：脱证（元气衰败）。

西医诊断：脓毒症休克；社区获得性肺炎。

治法：回阳固脱，清解热毒。

处方：参附汤合脓毒平加减。

人参 50g，制附片 50g，桂枝 35g，黄芪 60g，熟地黄 30g，山萸肉 45g，怀山药 60g，红景天 30g，红藤 30g，拳参 30g，蒲公英 30g，生大黄 18g，龙骨 30g，牡蛎 30g。4 剂，水煎服。

4 剂后，患者咳喘渐平，身热已退，血压趋稳。参附注射液改为 100mL，每日 1 次，静脉滴注。继以上方加减进退 4 剂后，复查胸片提示：两肺纹理增多。后以健脾益肾、祛湿化痰之法，调理月余出院。

按：对于脱证的治疗，方师临证常取《伤寒论》四逆汤及张锡纯之来复汤加减。医圣仲景四逆汤为千古名方，回阳救逆功专效宏；张锡纯主张救逆还应从肝论治，运用补肝敛肝之法，擅用山茱萸，对其救逆固脱之功最为推崇，他认为"萸肉既能敛汗，又善补肝，是以肝虚极而元气将脱者服之最效"；"盖萸肉之性，不独补肝也，凡人身之阴阳气血将散者，皆能敛之。故救脱之药，当以萸肉为第一"。方邦江教授在此案中效仲景之法，用锡纯之方，治本固脱为先，结合现代医学发展的治疗手段，体现其"急则当以治其本"的"急性虚证"的学术理念。方师回阳救急同时不忘攻邪，温阳兼用养阴，取"阴中求阳"之义，尽获良效。

四、复苏后综合征

【案1】

汤某，女，44岁，因"心搏骤停，心肺复苏术后10天"于2011年5月20日收入院。

患者平素身体健康。5月11日行痔疮切除术，术后突发心搏骤停，经心肺复苏后自主心律恢复，仍意识丧失，无自主呼吸，以呼吸机辅助呼吸，伴有肢体抽搐。于5月12日转入上海长征医院急救科治疗。当时患者高热，神志不清，自主呼吸微弱。查体：体温38.7℃，脉搏96次/分，血压130/85mmHg，神不清，昏迷，压眶反射迟钝，双瞳孔等大等圆，对光反射存在，球结膜水肿。两肺均可闻及湿啰音，腹软。病理征未引出。血常规：WBC 17.2×10^9/L，N 87.9%。肝肾功能：AST 46U/L，ALT 86U/L，Cr 57μmmol/L。心肌酶谱：CK 1040U/L，CK-MB 43U/L，CK-MM 797U/L，TnT（-）。胸部X线片：双肺炎症。心电图：窦性心律不齐。当时予冰毯、冰帽物理降温，甘露醇、七叶皂苷钠、白蛋白脱水降颅内压，美罗培南、卜泊芬净抗感染，乌司他丁、甲强龙抗炎，胞磷胆碱保护脑细胞，安定、丙戊酸钠抗癫痫，盐酸氨溴索化痰，奥美拉唑预防应激性溃疡，贝科能保肝，并行呼吸机辅助呼吸和血液净化治疗。5月17日行气管切开术后，患者仍然呈深度昏迷，无自主呼吸，持续高热、肢体抽搐。鉴于患者病情危重，西医治疗疗效不满意，医院希望采用中西医结合治疗，遂邀请方邦江教授会诊，后经医院和家属要求于 5 月 18 日转入上海龙华医院急诊科。入院时昏迷，自主呼吸微弱，痰多，质黄稠，时有面部及肢体抽搐。查体：体温 39.2℃，神不清，呼之不应，球结膜轻度水肿，两肺满布干湿啰音。脉搏 118 次 / 分，律齐，血压 126/70mmHg。四肢软瘫，肌张力减低，双侧腱反射亢进，病理征未引出。血常规：WBC 12.0×10^9/L，N 87.5%，CRP 51.5mg/L。肝肾功能、血气分析大致正常。胸部 CT：两下肺感染。

刻下：患者意识不清，高热，四肢软瘫，汗出肢冷，二便失禁，舌红苔黄腻，脉沉微数。

中医诊断：脱证（痰蒙清窍，元神虚脱）。

西医诊断：心肺复苏后综合征（肺、心、脑、肝）；重度脓毒症重症肺炎（呼吸机相关性肺炎）；继发性癫痫。

治法：回阳固脱，醒脑开窍。

处方：安宫牛黄丸，每次 1 粒，每日 3 次。

复元醒脑汤加减：党参 60g，石菖蒲 30g，三七 10g，水蛭 10g，大黄 20g，天南星 30g，益母草 30g，广郁金 30g，制附子 15g，山茱萸 30g。4 剂，每日 1 剂，水煎鼻饲。

羚羊角粉，每次 3g，每日 3 次，胃管灌服。

针灸：足三里、阴陵泉、血海、腹哀、大包，电针治疗，每日 2 次。膻中，粗刺治疗，每日 2 次。

经治疗 4 天后，患者神志清，稍烦躁，呼之能应，四肢可轻微活动，四肢肌力减退。停用呼吸机及降温措施。

二诊：患者神志清楚，精神萎靡，语言含糊，四肢软，咳嗽，咳痰色黄质黏，大便干结，小溲色黄，舌红苔薄黄，脉细滑。证属痰蒙清窍，腑气不通。治拟豁痰开窍通腑。

处方：全瓜蒌 18g，杏仁 12g，甘草 6g，胆南星 12g，半夏 12g，白芥子 9g，石菖蒲 9g，郁金 9g，青礞石 30g，羚羊角粉 3g，钩藤 30g，川贝 6g，生大黄 9g，三七 9g，天麻 9g，益智仁 30g，藿香 9g。7 剂，每日 1 剂，水煎鼻饲。

按：方师认为，该例患者最初的病因为心肺复苏时导致的缺血缺氧性脑损伤。他在临床治疗心搏骤停引起的缺血缺氧性脑病，善于使用安宫牛黄丸。安宫牛黄丸是由牛黄、犀角、郁金、黄芩、黄连、麝香、栀子、朱砂、雄黄、冰片、珍珠、金箔等药物组成，主要功用为清热开窍、豁痰解毒，对 PRS 后缺血缺氧性脑病，临床表现为高热、神昏、喉间痰鸣等有极好的疗效。方师认为，取名"安宫牛黄丸"是因为心为君主之官，而心包犹如君主之宫城，代君受邪。安宫牛黄丸善清内陷心包之邪热，使心不受邪扰，而能安居其位，且该方中又以牛黄为主药，故名"安宫牛黄丸"。安宫牛黄丸不仅有醒脑开窍之效，还具清热解毒之功，与缺血缺氧性脑病合并感染的病机相合。他使用安宫牛黄丸常根据患者的病情轻重和体质状况，一般每日 1～4 丸，对于重症脑病往往每日 4～6 丸，连用 1 周，常取得出乎意料的临床效果。

方师临证喜用自拟复元醒脑汤（人参、南星、石菖蒲、三七粉、水蛭粉、益母草、大黄等）。方中人参大补元气为君；南星、石菖蒲豁痰泄浊；三七、益母草、水蛭活血逐瘀；大黄泻热凉血以息风等功效。实验研究发现，复元醒脑汤能改善大鼠神经行为和缺血脑组织的病理结构，降低脑系数、脑组织含水量、脑血管通透性而缓解脑水肿，并能显著上调脑组织 VEGF 蛋白及其 mRNA 的表达，还可通过 SDF-1/CXCR4 信号转导途径调节内皮细胞归巢。这一研究成果提示复元醒脑汤治疗的作用机制与促进脑组织血管的修复与新生有着密切的关系，复元醒脑汤能通过多种机制来修复脑损伤。

缺血缺氧性脑病患者长期神志不清、卧床，易合并各类感染，尤以肺部耐药菌感染为多见，常反复应用抗生素而疗效不显著，症见高热神昏、喉间痰如拽锯、惊厥频作，常合并心力衰竭，并有呼吸道的窒息危险。方师认为此时病机系清窍蒙蔽，邪毒炽盛，痰浊阻滞，可应用安宫牛黄丸，急性发作当以涤痰泄热为主要手段，以清心开窍为目标。他认为，昏迷卧床患者肺部耐药菌感染以"热、痰、风"为其临床表现，其中"痰"为矛盾的主要方面。此类患者痰浊内生，排痰不能，久而化热，热踞痰壅最为凶险，痰热交蒸，则易致风动痉厥矣。是以"风"则多变，"痰"则最险，痰阻则窍闭，病久易转为脱证。方师应用"豁痰开窍通腑"法治疗，紧扣病机，疗效显著。

【案2】

高某，女，68岁，上海人。因"心搏骤停，心肺复苏术后5天"于2016年10月18日收入院。

患者有冠心病、高血压、慢性支气管炎等病史。2016年10月初时因"感冒"后出现咳嗽咳痰、胸闷心悸，在当地医院治疗。10月15日输液时突发意识不清，大汗淋漓，心搏、呼吸停止，经心肺复苏后自主心律恢复，仍意识不清，无自主呼吸，呼吸机辅助通气。于10月18日转入上海中医药大学附属龙华医院急诊科。当时患者神志不清，高热，自主呼吸微弱，痰多，质黄稠，大便秘结，腹胀。查体：体温39.2℃，心率114次/分，血压130/65mmHg。昏迷，球结膜水肿，双侧瞳孔直径5mm，对光反射迟钝，角膜减弱，睫毛反射迟钝。颈软，颈静脉无怒张，两肺呼吸音粗，可闻及少许湿啰音，未闻及明显哮鸣音。心界明显向左下扩大，心率112次/分，律齐，可及早搏3~4次/分，未及额外心音及杂音。腹部平软，无明显肌卫，肠鸣音弱，双下肢不肿。肌力检查不合作，双侧巴氏征（-）。舌红苔黄腻，脉滑数。实验室检查：血常规：WBC 24.2×10^9/L，L 5.6%，N 90.6%，RBC 3.67×10^{12}/L，Hb 117g/L，PLT 227×10^9/L。CRP 116mg/L。电解质：血清钾4.3mmol/L，血清钠143mmol/L，血清氯化物116mmol/L，血清钙2.57mmol/L，葡萄糖9.7mmol/L。肝肾功能：Cr 250μmol/L，BUN 22.0mmol/L，UA 687U/L，ALT 49.0U/L，AST 50U/L。心肌酶谱：LDH 219U/L，CK 719U/L，CK-MB 37.0U/L。血氨 23μmol/L。胸部 X 线片：双肺炎症。心电图：窦性心动过速，房性早搏，ST-T 改变。给予抗炎（美罗培南、甲强龙）、脱水降颅压（白蛋白、七叶皂苷钠）、保护脑细胞（胞二磷胆碱、纳洛酮）、保肝（甘草酸二胺）、预防应激性溃疡（兰索拉唑）、物理降温（冰毯、冰帽）等治疗，并行呼吸机辅助呼吸和血液净化治疗。

刻下： 神识昏蒙，高热，喉间痰声辘辘，量多，质黄稠，大便秘结，腹胀，舌红，苔黄腻，脉细数。

中医诊断： 脱证（痰热蒙窍）。

西医诊断： 心肺复苏后综合征（肺、心、脑、肝）。

治法： 清热开窍，复元醒脑。

处方： 安宫牛黄丸，每次 1 粒，每日 3 次。

大承气汤，灌肠，每日 1 次。

复元醒脑汤加减：人参 60g，南星 30g，石菖蒲 30g，大黄 30g，水蛭 15g，益母草 60g，生地黄 30g，玄参 30g。7 剂，水煎鼻饲，每日 2 次。

针灸：主穴取百会、膻中、涌泉；辅穴取合谷、足三里。辅行电针，每日 1 次。

10 月 20 日，患者解便，体温下降，咳痰减少，自主呼吸微弱，呼之有反应，可睁眼，可见肢体不自主活动，四肢肌力减退，生理反射减弱，病理征未引出。

10 月 22 日，患者神志转清，稍烦躁，呼之能应，四肢可轻微活动，四肢肌力减退，体温平。尝试脱机但未成功。在针灸治疗中发现患者自主呼吸增多，呼吸频率增强。

10月25日，患者神志清，无发热，精神萎靡，四肢肌力略减退。予拔除气切套管。患者能对答，语言含糊。

二诊： 患者神清，精神萎靡，言语含混，舌红，苔黄腻，脉细数。证属痰热蒙窍。治拟豁痰醒神，清热开窍。

处方： 复元醒脑汤加减。

石菖蒲30g，郁金9g，青礞石30g，全瓜蒌18g，杏仁12g，甘草6g，胆南星12g，半夏12g，白芥子9g，川贝6g，生大黄15g，三七9g，益智仁30g。5剂，水煎鼻饲。

10月30日，患者神志清楚，对答切题，语言流利，四肢肌力4级，肌张力减退，病理征未引出。患者可自主进食，转康复治疗。

按： 本案患者为老年女性，发病时为大汗淋漓、人事不知之"厥脱"，甚至气息全无之"猝死"。《临证指南医案·脱》云："脱之名，惟阳气骤越，阴阳相离，汗出如油，六脉垂绝，一时急迫之症，方名为脱。"故此类患者必为元气大伤，可见虚阳外越之高热、气促、痰鸣、腹胀等，但需注意其真阴亦亏。方邦江教授对于此类患者首倡"复元醒脑"，先治其邪热外张，清热开窍，急下存阴，不忘顾护元气。待患者邪热稍退，再以针灸"荣脑醒神"，复苏心、脑、肺等的功能；并创新性地拓展了"治痿独取阳明"的中医理论，运用针灸治疗改善复苏患者呼吸肌疲劳引起的脱机困难。方师常选用阳明经穴合谷、足三里、阳陵泉等，配合百会、膻中粗刺治疗，可帮助患者顺利脱机。方邦江教授抢救急危重症患者条理分明，进退有度，功补兼顾，故常取得良好预后。

五、呼吸系统疾病

【案 1】

赵某，男，84 岁，上海人。因"活动后喘促 10 余年，加重 3 天"于 2013 年 11 月 21 日入院。

患者既往慢性阻塞性肺疾病病史 10 余年，平素受寒、劳累后常发气喘。近 3 天来，因天气变化，又发咳喘气促，自觉吸气困难，不能平卧，咳大量白色泡沫痰，夜不能寐。查体：血压 128/80mmHg，呼吸 26 次 / 分，心率 82 次 / 分，律齐，未及杂音，桶状胸，双下肺可及少量湿啰音，双下肢水肿。肺功能示：肺通气功能减退。血气分析：pH 7.34，PaO_2 53mmHg，$PaCO_2$ 72mmHg，SaO_2 86%。

刻下：短气息促，动则尤甚，难以平卧，痰多易咳，泡沫状，纳欠佳，腹胀，大便 3 日一行，干涩难解，小便频数，寐欠佳。舌淡胖，苔白腻，脉弦滑。

中医诊断：喘病（痰浊阻肺）。

西医诊断：慢性阻塞性肺疾病急性加重期。

治法：宽胸理肺，通络化痰。

处方：宽胸理肺汤加减。

瓜蒌皮 18g，瓜蒌仁 12g，法半夏 12g，薤白 12g，炙麻黄 12g，杏仁 18g，桃仁 12g，枳实 15g，广地龙 9g，茯苓 15g，陈皮 9g，甘草 6g。5 剂，浓煎 200mL，每日 1 剂，早晚饭后温服。

针灸：膻中、肺俞、天突、足三里、丰隆，针刺。

二诊：5 天后气喘明显好转，夜寐已安，然自觉腹胀，大便 4 日未解，喘促不显，痰少，便干，舌淡胖，苔淡腻，脉弦滑。证属痰浊阻肺。治法当拟泄浊化痰，行气通腑。

处方：瓜蒌皮 18g，瓜蒌仁 12g，法半夏 12g，薤白 12g，炙麻黄 12g，杏仁 12g，桃仁 9g，枳实 15g，广地龙 9g，茯苓 15g，陈皮 9g，甘草 6g，黄芩 15g，厚朴 6g，大黄 15g。7 剂，水煎服。

按：喘病由多种疾患导致，病因复杂，大致可分为外感、内伤两种。外感多由六淫等外邪侵袭所致。内伤多由饮食不节、情志失调、久病劳欲导致肺气上逆，宣降失常；或气无所主，肾失摄纳而成。病变主要在肺和肾，并与肝、脾、心有关。病理性质分为虚实。实喘主要发生在肺，由邪气盛，导致气失宣降；虚喘责之于肾，为精气亏虚，肺肾出纳无序。辨证施治遵循虚实为纲，实喘理应治肺，当祛邪，宣肺；虚喘正气亏虚，虚则治肾，应补肾纳气，同时辨别所病之脏，给予补肺纳肾或健脾养心；喘脱重症应实施急救，给予扶阳固脱，镇摄肾气。

该例患者久病肺虚，外邪侵袭，气不布津，化生痰浊。

宽胸理肺汤健运中焦，使痰浊无以生；宣畅肺气，使痰浊以祛，方证合拍。另配合针灸疗法，膻中为气会，针刺膻中、肺俞宣肃肺气，理气降逆；天突乃阴维、任脉之会，针刺可调气平喘；加足三里、丰隆以健脾益气，祛化痰浊。针药结合，故获疗效。

【案2】

于某，男，76岁。因"反复喘促1周，伴意识模糊1天"于2014年1月3日入院。

患者既往有慢性阻塞性肺疾病病史10余年。入院前1天，因受凉后再次出现咳嗽咳痰，量少，质黏难排，气促，难以平卧，遂来龙华医院就诊，后收入院。入院后查血气分析：pH 7.35，$PaCO_2$ 96mmHg，PaO_2 54mmHg，SaO_2 86%。血常规：WBC 11.1×10^9/L，N 76%。应用 BiBAP 呼吸机辅助通气2天后腹胀难耐，腹膨隆，叩诊呈鼓音，肠鸣音减退，大便5日未解，1日未排气。

刻下：神识昏蒙，咳嗽，少痰，喘促，腹胀，便秘，舌暗红，苔白腻，脉弦细。

中医诊断：肺胀（痰热郁肺）。

西医诊断：慢性阻塞性肺疾病急性发作期；肺性脑病早期；肠梗阻。

治法：清热泻肺，理气通腑。

处方：通腑泻肺汤加减。

黄芩30g，瓜蒌皮12g，瓜蒌仁12g，枳实15g，陈皮

9g，紫菀 15g，蒲公英 20g，大黄 30g，桔梗 6g，金银花 30g。3 剂，水煎服，每日 1 剂，保留灌肠 20 分钟。

按：中医学素有"肺与大肠相表里"的观点，认为"肺胀"出现腑气不通，是由于肺气因虚而痹郁于内，失于宣肃、治节，并可致大肠传导失司，致腹胀、便秘，而大肠失于传化又影响肺气的开宣，终致恶性循环。该患者病情危重，心肺功能不全，合并早期肠梗阻之征。方师从临床实践出发，考虑患者已有肠梗阻征象，如再口服药物，可加重病情，且此类患者多有胃肠瘀血，消化吸收功能障碍，口服药依从性差。故而采用通腑泻肺汤，可治疗因肠黏膜屏障功能受损导致的肠道细菌移位，使大便得通，腑气得畅，肺气宣降有司，自获良效。

【案 3】

王某，女，68 岁，上海人。因"反复咳喘 6 年余，加重 1 周"于 2015 年 11 月 13 日入院。

患者于 6 年前出现反复咳喘，气急，痰多色白，易咳出，时有胸闷。6 年来病情反复，未行持续治疗。1 周前，患者因受寒再次出现咳喘加重，尚能平卧，双下肢水肿，伴有胸闷，于当地医院急诊科应用青霉素、阿莫西林克拉维酸钾等治疗后，症状未见明显好转，改至龙华医院就诊。急诊查血常规：WBC $4.08×10^9$/L，N 71.6%，Hb 116g/L，PLT $133×10^9$/L。CRP 3.45mg/L。电解质：血清钾 3.1mmol/L，血清钠 137.2mmol/L，血清钙 2.32mmol/L，血清氯化物

97.7mmol/L。B 型钠尿肽 117.00pg/mL。胸部 X 线片：两肺纹理增多。

刻下：咳嗽咳痰，痰白量多，易咳出，气急喘促，双下肢水肿，胃纳可，二便尚调，夜寐差，舌淡、苔白腻，脉弦滑。

中医诊断：肺胀（痰浊阻肺）。

西医诊断：慢性阻塞性肺疾病急性加重期。

治法：祛痰降逆，宣肺平喘。

处方：宽胸理肺汤加减。

全瓜蒌 30g，法半夏 15g，薤白 30g，陈皮 12g，茯苓 30g，炙麻黄 12g，杏仁 12g，桃仁 9g，地龙 9g，生甘草 6g，紫苏子 15g，白芥子 12g，莱菔子 30g，紫菀 24g，旋覆花 20g。7 剂，水煎 300mL，每日 2 次。

二诊（2015 年 11 月 20 日）：咳嗽、咳痰好转，仍有气急，胃纳差，夜寐差，二便调，舌淡，苔腻，脉弦滑。证属痰浊阻肺证。治宜祛痰降逆，宣肺平喘。

处方：全瓜蒌 30g，法半夏 15g，薤白 12g，陈皮 12g，茯苓 30g，炙麻黄 9g，杏仁 12g，桃仁 9g，地龙 9g，生甘草 6g，紫苏子 10g，白芥子 12g，莱菔子 10g，紫菀 10g，旋覆花 20g，金沸草 15g，代赭石 20g，苍术 12g，厚朴 10g，酸枣仁 30g。7 剂，水煎 300mL，每日 2 次。

三诊（2015 年 12 月 3 日）：咳嗽、咳痰缓解，痰色白清稀，气急减轻，眠纳可，舌淡、苔薄，脉弦。证属痰浊阻肺。治宜祛痰降逆，宣肺平喘。

处方：全瓜蒌 30g，法半夏 15g，薤白 30g，陈皮 12g，茯苓 30g，炙麻黄 9g，杏仁 12g，桃仁 9g，地龙 9g，生甘草 6g，紫苏子 10g，白芥子 12g，莱菔子 30g，紫菀 10g，旋覆花 20g，金沸草 15g，代赭石 20g，苍术 12g，厚朴 10g，酸枣仁 30g，党参 12g，白术 15g，干姜 10g，细辛 6g。14 剂，水煎 300mL，每日 2 次。

按：喘病早在《内经》时代即有记载，《灵枢·胀论》云："肺胀者，虚满而喘咳。"《金匮要略》云："膈间支饮，其人喘满，心下痞坚，面色黧黑。"方师根据以上理论，同时结合临床，认为本病为痰浊、水饮、瘀血等病理因素错杂为标，以心、肺、脾、肾虚损为本，急性发作时多以痰多、喘促、气急等标实为主。根据"急则治其标"的原则，治疗上采取理肺、化痰、祛瘀，化裁古方瓜蒌薤白半夏汤合二陈汤、三拗汤拟定宽胸理肺汤（全瓜蒌 30g，半夏 15g，薤白 12g，陈皮 12g，茯苓 30g，炙麻黄 9g，杏仁 12g，桃仁 9g，地龙 9g，甘草 6g）。其中瓜蒌薤白半夏汤可祛痰散结、理气宽胸，以发挥最大的涤痰之效。三拗汤宣肺解表、降气平喘，二陈汤则燥湿化痰、理气和中。根据患者症状，加用三子养亲汤，以祛风涤痰，降气化痰。方中全瓜蒌清热涤痰、宽胸散结、润燥滑肠，合半夏、薤白共奏利气开郁、导痰浊之功。陈皮辛苦温，功善燥湿化痰，理气宽胸，配合茯苓、半夏，可增强化痰之功。茯苓能加强健脾之效，从而杜绝生痰之源。麻黄、杏仁相配，一升一降，以复肺司肃降之道。患者因后期痰白、质清稀，予细辛、干姜以温化寒饮。桃仁、地龙功在化瘀平喘。苏子、白芥子、莱菔子发挥化痰下气之效。紫菀、旋覆花、代赭石、金沸草肃肺化痰降逆。患者舌苔厚腻，予以苍术、厚朴燥湿理气，以助化痰定喘。方邦江教授考虑患者高龄，加党参、白术，健脾益气。诸药合用，功奏祛瘀化痰、宽胸理肺之效。临床应用证实，对于AECOPD患者，在常规治疗的基础上服用宽胸理肺汤，能够明显改善患者的临床症状，同时能提高患者血氧浓度，纠正其缺氧状态，促进部分肺功能的恢复。

【案 4】

杜某，女，58 岁。因"喘息、咳嗽、咳痰反复发作 20 年，发热、双下肢浮肿 3 天"由急诊收住院。

患者既往有反复慢性咳嗽史。急诊血常规：WBC 16×10^9/L，N 81.1%。胸片提示：肺气肿，肺动脉高压，双下肺感染。血气分析：pH 7.29，$PaCO_2$ 69.9mmHg，PaO_2 57.5mmHg（吸氧 2L/min）。腹部 B 超：无腹腔积液。入院后，给予吸氧、抗感染、平喘治疗。

刻下： 发热，喘息，汗出，不能平卧，咳黄痰，纳差，腹胀，双下肢浮肿，尿少，口唇发绀，舌质红绛而干，苔黄腻，脉滑数。

中医诊断： 肺胀（痰瘀阻肺）。

西医诊断： 慢性肺源性心脏病；心力衰竭；Ⅱ型呼吸衰

竭。

治法：清肺降气，活血利水。

处方：麻杏石甘汤合宽胸理肺汤加减。

炙麻黄 10g，杏仁 10g（后下），生石膏 30g，白花舌蛇草 30g，桑白皮 10g，薤白 30g，金瓜蒌 30g，五加皮 10g，丹参 30g，竹沥水 30mL，大黄 18g，附子 30g，水蛭 10g，旋覆花 10g。5 剂，水煎服。

按：肺为水之上源，肺气不利则不能下输膀胱而从其类，则双下肢浮肿。致水之由，也可因于瘀血内阻而成，血不利则为水，因此活血化瘀也同样可起到利水的作用。肺心病急性发作期，呼吸衰竭及肺性脑病的发生率很高，这部分患者不但有缺氧、二氧化碳潴留，而且酸碱失衡严重，若处理不当，死亡率较高，若抢救处理得当也能收到较好的效果。这类患者临床大体多见两种证候，即痰浊阻肺，蒙蔽心窍；及热瘀痰阻，神昏窍闭。因此，化痰开窍、活血化瘀、行气利水诸法当参合应用。

【案5】

罗某，女，71 岁，上海人。因"咳嗽、咳痰、喘息反复发作 50 余年，加重伴意识不清 1 天"由急诊收住入院。

急诊来诊时出现意识不清，查动脉气分析：pH 7.203，$PaCO_2$ 107mmHg，PaO_2 72.4mHg（吸氧 1L/min）。家属拒绝呼吸机治疗。

刻下：神志模糊，言语无力，喘息，活动后喘息尤甚，咳痰色白、质黏，口唇发绀，面色晦暗，纳差，腹胀，尿少，双下肢凹陷性水肿，舌质暗红，舌下静脉迂曲，无苔，脉细。

中医诊断：肺胀（痰瘀闭窍）。

西医诊断：肺源性心脏病；心力衰竭；Ⅱ型呼吸衰竭；肺性脑病。

治法：泄浊纳气，豁痰醒神。

处方：宽胸理肺汤合大承气汤、安宫牛黄丸。

大黄30g，厚朴15g，枳实12g，薤白30g，山萸肉45g，葶苈子45g，菖蒲30g，青礞石30g，地龙12g，土鳖虫12g，羚羊角粉4g（分吞），僵蚕15g，白芥子15g，远志15g。3剂，水煎服。

二诊：患者服药后，病情好转，双下肢浮肿、尿少、腹胀消失。现症见喘息，言语无力，痰量减少，纳差，舌质暗红，舌下静脉迂曲，无苔，脉细。证属气阴双亏，痰瘀内阻。治宜益气养阴，化痰祛瘀。

处方：沙参30g，麦冬30g，五味子10g，桃仁10g，地龙10g，丹参30g，白果10g，苏子10g，莱菔子10g，黄芩12g，知母10g，车前子10g（包煎），白茅根30g，冬瓜皮30g，茯苓皮10g，桑白皮10g，大腹皮10g，山萸肉10g，焦三仙各10g，浙贝母10g，鱼腥草25g。7剂，水煎服。

按：肺主气，司呼吸；肾主纳气，为呼吸之根。呼吸衰竭是肺病终末阶段，而因缺氧和二氧化碳滞留导致肺性脑病，出现神志障碍，中医认为是浊气上逆、痰瘀闭窍所致。本方基于"肺与大肠相表里""急则治其标"，设"泻腑通窍息风"之方而取良效。

【案6】

刘某，女，80岁。因"咳喘反复发作35年，神志不清2小时"收入急诊。

入院急查血气分析：pH 7.19，$PaCO_2$ 89.7mmHg，PaO_2 57.5mmHg。血常规：WBC $15.2 \times 10^9/L$，N 78.1%。胸片提示：肺气肿，肺动脉高压，双下肺感染。电解质在正常范围。患者家属拒绝呼吸机辅助呼吸，而收住入院。入院后给予抗生素抗感染，静脉应用呼吸兴奋剂、利尿剂减轻心脏负荷，并予莫西沙星等抗菌治疗。

刻下：患者神志不清，喘息汗出，口唇发绀，耳轮青紫，双下肢浮肿，痰声辘辘，小便量少，大便2日未解。脉数，舌苔、舌质无法观察。

中医诊断：肺胀（痰瘀蒙窍）。

西医诊断：慢性阻塞性肺疾病急性加重期；肺性脑病。

治法：清宫涤痰，醒脑开窍。

处方：醒脑静30mL，每日2次，静脉注射。

胆南星45g，竹茹10g，郁金10g，法半夏10g，大黄30g，附子25g，羚羊角粉4g，僵蚕15g，地龙15g，菖蒲25g，远志10g，葶苈子10g，厚朴10g。3剂，水煎鼻饲。

二诊：经过3天抢救，患者苏醒，咳痰色白、质黏，喘促好转，口唇发绀减轻，乏力纳差，舌质暗，苔白腻，脉滑数。证属痰瘀阻肺。治宜健脾化痰，活血化瘀。

处方： 太子参10g，麦冬30g，五味子10g，苍术10g，白术10g，橘红10g，鱼腥草25g，金荞麦25g，丹参30g，川芎10g，赤芍10g，鸡内金10g，焦三仙各10g。10剂，水煎服。

患者服用上方10剂后，乏力减轻，吸氧后发绀缓解，仍活动后喘息；后续用扶正固本胶囊维持，5年没有住院治疗。

按： 肺心病患者并发肺性脑病，证候变化迅速，死亡率高，应该进行呼吸机辅助呼吸，才可以在短时间内排出潴留的二氧化碳，改善神志异常状况。静脉运用醒脑静或鼻饲安宫牛黄丸、苏合香丸以醒脑开窍。中药重在豁痰开窍、通腑降浊，并结合证候用药，法随证变，药以法统。在缓解期因病理基础不可逆，还是需要坚持用药，以提高生存质量，减少急性发作次数及每次急性发作的严重程度。

【案7】

李某，男，72岁。主因"反复咳、痰、喘10年，加重伴双下肢水肿2天"于2015年6月24日就诊。

患者10年前开始反复咳嗽、咳痰、气急，于外院行肺功能检查示：气管激发试验阳性，诊断为"支气管哮喘"。10年来，患者病情反复发作，多次入院治疗，诊断为"支气管哮喘急性发作"。本次发病缘于2天前，患者自觉气急喘促加重，双下肢水肿，入我院治疗。入院前1天，查血气分析：pH 7.240，$PaCO_2$ 72.0mmHg，PaO_2 29.0mmHg。电解质：血清钾4.9mmol/L，血清钙1.03mmol/L，血清钠128.0mmol/L。二氧化碳总量33.1mmol/L，体内剩余碱3.5mmol/L，实际碳酸氢盐30.9mmol/L，氧饱和度43.00%，肺–氧分压差31.0mmHg，乳酸1.8mmol/L。B型钠尿肽672.00pg/mL。患者既往有高血压病史20年，血压最高180/120mmHg，平素口服络活喜5mg，血压情况控制不详。

刻下：气急喘促，时有咳嗽咳痰，纳可，尿频，小便量少，大便可，夜寐安，舌淡红，苔薄白，脉细。

中医诊断：哮病（上实下虚）。

西医诊断：支气管哮喘急性发作；慢性肺源性心脏病；心功能不全（心功能Ⅲ级）；高血压病3级（极高危）。

治法：温阳化气，纳肾平喘。

处方：益肾纳气平喘方。

炙麻黄9g，熟附子6g，细辛3g，熟地黄30g，山萸肉15g，旋覆花12g，白芥子15g，苏子15g，葶苈子45g，巴戟天9g，蝉蜕12g，蛤蚧尾3g（研末冲服），蜈蚣3条，地龙12g。7剂，水煎服。

二诊（2015年7月1日）：气急喘促减轻，时有咳嗽咳痰，纳可，尿频，小便量少，大便可，夜寐安，舌淡红，苔薄白，脉细。证属心阳不振。治宜温阳定喘。

处方：炙麻黄9g，熟附子6g，细辛3g，麦冬12g，党参 15g，五味子 6g，当归 9g，巴戟天 9g，知母 12g，关黄柏 12g，生地黄 15g，淡黄芩 15g，川芎 9g，人参 15g，丹参 15g。14 剂，水煎服。

三诊（2015 年 7 月 15 日）： 气急喘促缓解，咳嗽咳痰减轻，纳可，尿频，小便量可，大便可，夜寐安，舌淡红，苔薄白，脉细。证属心阳不振。治宜温阳定喘。

处方： 炙麻黄 9g，熟附子 6g，细辛 3g，麦冬 12g，党参 15g，五味子 6g，当归 9g，巴戟天 9g，知母 12g，关黄柏 12g，生地黄 15g，淡黄芩 15g，川芎 9g，人参 15g，丹参 15g，厚朴 10g，百部 15g。14 剂，水煎服。

按： 哮病病位主要在肺、肾，亦与肝、脾等脏有关。病理性质有寒热虚实之分。实证为邪气壅肺，气失宣降，治予祛邪利气。祛邪指祛风寒、清肺热、化痰浊（痰饮）等；利气指宣肺平喘，亦包括降气、解郁等法。虚证为精气不足，肺不主气，肾不纳气所致，治予培补摄纳，但应分阴阳培肺气、益肺阴、补肾阳、滋肾阴，并佐摄纳固脱等法。治虚喘很难速效，应持之以恒地调治，方可治愈。本案系"下虚上实"，治当疏泄其上，补益其下。虫类药物对哮病具有良好的作用。方师依据经验用蜈蚣、地龙、蝉蜕、僵蚕以平喘化痰治其标，蛤蚧尾补肾纳气以治其本，取得良效，诚为经验之谈。

【案8】

袁某，女，47 岁，上海青浦人。因"反复发热伴咳嗽 1

个月，加重1天"于2018年3月2日来诊。

患者1个月前不慎受寒后出现鼻塞、流涕，继而咳嗽、咳痰，痰色黄、质黏，发热，体温最高达38.5℃，自服复方甘草合剂、头孢拉定等药，热度未退，咳嗽时有反复，咳痰少，有咽痒，后经口服及静脉滴注阿奇霉素、抗病毒药物及疏风解表中药等治疗无效，遂求诊于方邦江教授处。

刻下：发热，咳嗽，咳痰量少、质黏难排，咽痒，小便黄，大便可，舌淡，苔薄黄，脉浮数，体温38.9℃，左肺可闻及散在干湿啰音。X线检查提示：急性支气管炎。

中医诊断：外感热病（痰热壅肺）。

西医诊断：急性支气管炎。

治法：清热化痰，宣肺止咳。

处方：麻黄12g，石膏60g，杏仁12g，鱼腥草30g，大青叶30g，白花蛇舌草30g，牛蒡子9g，大黄20g，川贝母6g，金荞麦30g，桔梗6g，滑石45g，地龙12g，甘草6g。3剂，水煎服。

按：此患者系风寒化热，表里俱热，痰热壅肺。方邦江教授以自拟"三通疗法"，表里双解，收获全功。

六、消化系统疾病

【案1】

钱某，男，62岁，上海人。因"1天内解黑便2次，伴呕吐咖啡色液体1次，量约1500mL"于2015年7月2日来上海市龙华医院急诊科就诊。

患者既往有十二指肠溃疡和乙肝病史 10 年，来诊前 1 天吃辛辣食物后，解黑色大便 2 次，量共约 800mL；4 小时前进食过程中呕吐咖啡色液体一次，量约 600mL。就诊时查体：血压 80/50mmHg，SaO$_2$ 96%，心率 126 次／分，贫血貌，意识正常，四肢冷，双肺及腹部体检无明显异常。予多巴胺、间羟胺升压，生长抑素、奥美拉唑抑酸止血。

刻下： 神志尚清，头晕，心悸，乏力，舌淡红，苔薄白，脉细。

中医诊断： 便血（气虚血脱）。

西医诊断： 上消化道大出血；十二指肠球部溃疡；待排除胃底食管曲张破裂；待排除失血性休克。

治法： 益气固脱。

处方： 益气固脱止血方加减。

党参 60g，炒白术 15g，附子炭 30g，白及炭 10g，大黄炭 10g，三七 5g，黄芩炭 15g，地黄炭 15g，牡丹皮 10g，炒山栀 10g，甘草 5g。3 剂，浓煎 200mL，冷却后小量频服。

按： 该肝硬化食管胃底静脉曲张破裂大出血患者，由于出血量大，需要扩容、止血治疗。中医认为，此乃"急性重证"。方师喜以大量补气药（如人参）以益气摄血。参附汤由红参、附子组成。方中人参补后天之气；附子补先天之气，峻补阳气以救暴脱，故可回阳救逆、固脱止血。后期用益气固脱止血方浓煎口服，以竟全功。

【案 2 】

李某，男，52 岁，上海人。因"头晕 1 天，伴呕吐黑褐色液体半小时"来诊。

患者既往有十二指肠球部溃疡病史。1 小时前呕吐黑褐色胃内容物约 300mL，急诊入院。刻下精神疲倦，纳差，大便色黑，尿少，舌淡红，脉细数无力。查体：体温 36.8℃，脉搏 98 次 / 分，呼吸 17 次 / 分，血压 95/63mmHg。神清，精神萎靡，面色苍白，口唇、眼睑色淡，心率 98 次 / 分。血常规示：WBC 6.7×10^9/L，RBC 2.5×10^{12}/L，Hb 65g/L，PLT 34×10^9/L。予积极补充血容量、抑酸止血等常规治疗。

刻下：神清，精神萎靡，面色苍白，口唇、眼睑色淡，舌淡少苔，脉细数。

中医诊断：便血（气虚血脱）。

西医诊断：上消化道大出血；十二指肠球部溃疡；贫血。

治法：益气固脱。

处方：参附注射液 100mL，每日 2 次，静脉滴注。

益气固脱止血方加减：人参 30g（另煎），甘草 60g，生大黄粉 9g（冲服），三七粉 5g（冲服），白及粉 30g（蒸熟分 3 次另服）。3 剂，急煎取汁，冷却后小量频服。

入院后第 2 天，急诊胃镜示：十二指肠球部溃疡合并出血，予镜下止血。

入院后第 4 天，血压恢复至 130/80mmHg，心率降至

75 次／分，肠鸣音 4 次／分，大便潜血由（＋＋＋＋）转为（＋＋）。

二诊：患者头晕好转，乏力，腹胀，不思饮食，舌淡少苔，脉细数。证属脾胃虚弱。治法拟以健脾益气，止血固摄。

处方：四君子汤合黄土汤加减。

党参 30g，炒白术 15g，茯苓 9g，陈皮 6g，三七粉 5g（冲服），干姜 6g，黄芩炭 15g，地黄炭 15g，大黄炭 10g，白及粉 30g（冲服）。7 剂，水煎服。

按：消化性溃疡合并出血辨证多属于虚证。因患者平素饮食不节，失于调摄，损伤脾胃，日久脾胃气虚，气不摄血，溢于脉外，发为血证，气随血脱则表现为脱证。本案应用参附注射液回阳益气固脱。方中附子性温，能上助心阳以通脉，中补脾土而健运，下补肾阳以益火；人参甘温益气，上补心肺益气血，中补脾胃助化源，下补真元而助阳。中药汤剂方中人参大补元气，益气固脱；甘草补脾益气，与人参合用起到益气固脱止血之效果；大黄凉血活血祛瘀，祛除胃肠积血；三七化瘀止血；白及收敛止血。全方综合凉血止血、益气止血、化瘀止血、收敛止血等多种止血方法，起到益气固脱止血之效。

【案 3】

王某，男，58 岁，上海人。因"黑便反复发作 3 年"于 2014 年 11 月 3 日就诊。

患者既往黑便反复发作 3 年余。黑便时发时止，疲劳时易出现。曾检查胃镜、肠镜、CT 等未见异常。血常规：Hb 85g/L，PLT 159×10^9/L。既往曾以西医止血治疗及中医中药治疗，均无效。

刻下：面色无华，神疲乏力，四肢发凉，口干少津，舌苔淡白，脉细。

中医诊断：便血（脾胃虚寒）。

西医诊断：便血原因待查。

治法：益气健脾，温阳止血。

处方：益气固脱止血方加减。

党参 90g，黄芪 45g，炙甘草 60g，黄芩炭 15g，白术 6g，阿胶 10g（烊化），地黄炭 10g，炮姜 5g，陈皮 9g，三七粉 5g（冲服）。7 剂，水煎服。

按：本例患者出血日久，劳倦而发，损伤脾气，脾胃气血不足，气失统摄，血无所依，脱陷妄行。治当益气摄血。该患者为气虚所致的失血，一为出血时间持续较长；二为久治而一时不能遏止，其血色多暗淡无光，质多稀薄散漫。患者面色苍白，神疲乏力，头晕目眩，耳鸣心悸，舌淡脉细。血赖气而充经盈脉，血之气异名而同类，血涵气中，气蕴血内，气血相维，若合一契，阴阳相随，内外相贯，气血流走如环之无端。故气虚可致出血，出血亦加重气虚。治疗从益气温阳健脾着手，如党参、黄芪、白术、炮姜；黄芩、生地黄以养血凉血；三七以止血化瘀；陈皮理气防补益药之壅滞。全方共奏益气温阳止血之功。

【案4】

尤某，男，43岁，上海人。因"2天内排黑便约200mL"来诊。

既往有消化性溃疡病史20余年，先后出血6次。2天前又解柏油样便，量多，每日2次，每次50～100mL。查血常规：Hb 95g/L。

刻下： 面色无华，头晕目眩，四肢逆冷，脉微细，舌淡红，苔微白而燥，舌下络脉瘀血。

中医诊断： 便血，脾失统血。

西医诊断： 上消化道出血原因待查。

治法： 温中健脾，益气补血。

处方： 人参甘草汤合黄芪建中汤加减。

党参90g，黄芪45g，炙甘草30g，当归9g，黄芩炭9g，白芍15g，大枣15g，炮姜3g，淡附片3g，白术9g。7剂，水煎服。

按： 本例患者胃病反复出血，中阳不足，脾胃虚寒，气血亏损；久病必虚，久病必瘀，头目失养，眩晕发作；血不荣筋，四末不温。治宜温中健脾，补气化瘀，予大量人参、甘草摄血，并伍以黄芪建中汤治疗。该患者久病失血，气血不足，经脉失养，属气虚、阳虚、血燥、血瘀。《三因极一病证方论》云："理中汤能止伤胃吐血，以其方最理中焦，分别阴阳，安定血脉。""血得寒则凝，不归经络而妄行者，其血必黯黑，其色必白而夭，其脉必微迟，其身必清凉，不用姜桂，而用凉血之剂殆矣。"

【案5】

宋某，男，59岁，上海人。因"半天内呕咖啡色液体约400mL"于2014年10月12日来诊。

患者既往有肝硬化病史。饮食不慎，半夜如厕，呕吐腹泻，呕吐咖啡色液体约400mL，大便如柏油样。

刻下：头晕乏力，心悸心烦，颈软头倾，轻微腹痛，舌苔红，苔薄黄，脉弦细。

中医诊断：呕血（胃热壅盛）。

西医诊断：上消化道出血；肝硬化。

治法：清热和胃，降逆止血。

处方：三黄泻心汤合自拟三粉散加减。

黄芩炭12g，黄连6g，侧柏叶15g，乌贼骨15g，地黄炭15g，白及粉15g（冲服），白芍15g，三七粉6g（冲服），生大黄粉20g（吞服），生甘草12g，阿胶6g（烊化）。

按：本例患者为胃肠食积，胃热壅盛，迫血妄行而吐血便血，宜清胃热、止血。急性出血期，止血为要，辨证用药以治其本。患者食积壅盛，迫血妄行，出血急迫，需要紧急止血。三黄泻心汤，清热解毒，泻火通便。《金匮要略》曰："吐血、衄血，泻心汤主之。"陈修园曾云："余治吐血，诸药不止者，用《金匮》泻心汤百试百效。"合用黄连阿胶汤以治心烦胃火伤阴。《伤寒论》载："心中烦，不得卧，黄连阿胶汤主之。"并加用乌贼骨、侧柏叶、白及、三七以收敛止血。

【案6】

杨某，男，46岁，上海人。因"上腹部持续性疼痛3小时"于2007年9月11日来诊。

患者平素体健，就诊前和朋友聚会，其间食用较多肉食和酒，曾呕吐1次，返家途中仍感腹胀，腹部不适明显，后腹痛渐加剧，并有腰背部放射性钝痛，伴恶心、嗳气、泛酸、上腹饱胀感，疼痛难以忍受而来院急诊。入院查体：患者神清，形体肥胖，痛苦状，巩膜无黄染，腹软，上腹部压痛，以中上腹为明显，无反跳痛，腹部无包块。上腹部CT示：胰腺炎，无胆囊结石，胆总管不扩张，未见胆总管结石；血、尿淀粉酶均升高。

刻下：腹胀，腹痛，恶心，嗳气，舌质淡，苔薄黄，脉弦。

中医诊断：脾心痛（气滞，食积，热郁）。

西医诊断：急性胰腺炎。

治法：理气消食，清热通下。

处方：锦红汤合清胰汤加减。

柴胡15g，黄芩9g，胡黄连9g，白芍15g，木香9g，红藤40g，生大黄60g（分次吞服），枳实12g，厚朴9g，虎杖30g，生山楂12g，蒲公英30g。2剂，水煎分4次服用，以避免腹胀痛加剧。

嘱：禁食，不禁中药。

二诊：治疗 2 天后腹痛明显缓解，仍感腹胀、恶心、嗳气消失，大便稀，日 3 ~ 5 次，舌淡，苔薄，脉弦。证属气滞，食积，热郁。治宜理气，消食，清热。

处方：砂仁 3g，莱菔子 12g，柴胡 15g，黄芩 9g，胡黄连 9g，白芍 15g，木香 9g，延胡索 9g，莱菔子 12g，枳壳 9g，厚朴 9g，连翘 12g，生山楂 12g，麦芽 12g。7 剂，水煎分 4 次服用，以避免腹胀痛加剧。

三诊：续治 7 天后腹胀减轻，大便稍稀，日行 2 次，口渴不欲饮，舌红，苔薄黄，脉弦。证属气滞，食积，热郁。治宜理气，消食，清热。

处方：莱菔子 12g，柴胡 15g，白芍 15g，木香 9g，延胡索 9g，莱菔子 12g，枳壳 9g，厚朴 9g，连翘 12g，生山楂 12g，麦芽 12g，川楝子 9g，郁金 9g。14 剂，水煎服。

按：锦红汤是龙华医院顾伯华先生治疗"急腹症"的经验方，由大黄、红藤、蒲公英组成。方师习用大剂量（30g ~ 60g）生大黄并伍以虎杖，疗效甚佳。明代王履曾指出："凡病之起，多由乎郁。郁者，滞而不通之意，或因所乘而为郁，或不因所乘而本气自郁。"急性胰腺炎早期正盛邪轻，由于饮食损伤脾胃，运化失司，或情志不畅，肝气横逆伐脾，中焦气机升降失司，引起肝脾或肝胃气滞之证，气滞郁而化热，与食积相互混杂，常表现为上腹胀痛、痛及两胁、恶心、呕吐、口苦、嗳气、舌红、苔薄黄、脉弦滑。方邦江教授以理气开郁、消食化积、清热通下为治疗胰腺炎的常用治法。急性期以解郁退热、消食止痛为主，待症状缓解后以理气开郁为主，常能取得较好的疗效。本方中以柴胡解郁退热为君药；黄芩、胡黄连、生大黄、枳壳、厚朴、连翘清热解毒，利湿通下；白芍、木香、延胡索柔肝理气止痛；生山楂、麦芽消食化积。现代药理实验证实，柴胡、木香等理气开郁药不仅可使胰腺的分泌减少，使奥迪括约肌松弛，有利于消除腺管的梗阻并降低其压力，减少胰液对胰腺组织的腐蚀，而且还有抗菌消炎、解热镇痛、抗溃疡、调整代谢、增强梗阻近端肠管蠕动、缓解肠道平滑肌痉挛，以及改善血液流态、活跃微循环和升压作用。

【案7】

刘某，男，47岁，上海人。因"上腹部持续性疼痛4小时"于2007年10月19日来诊。

患者有胆囊多发小结石、慢性胆囊炎病史多年，曾有数次胆绞痛发作史，发作后自服疏肝利胆药物或经医院急诊补液等处理，病情均能较快缓解。医院曾建议手术切除胆囊，患者因害怕手术而行保守治疗。平时患者间断服用利胆药物，采取低脂饮食。发病前患者食用较多油腻、高胆固醇食物。患者于就诊前4小时开始出现上腹部刀割样疼痛，疼痛剧烈，难以忍受，并伴有腰背部放射痛，反复恶心、呕吐，呕吐物为含胆汁的胃内容物。曾服用利胆药物，因疼痛不缓解由家人送入我院急诊。入院查体：患者神清，痛苦状，巩膜无黄染，整个上腹部压痛，以中上腹为明显，伴反跳痛及上腹部肌紧张，腹部无包块，无移动性浊音。血淀粉酶350U/L，尿淀粉酶1500U/L，血清钙1.87mol/L。血常规：WBC 15.24×10^9/L，N 89.3%。CRP 97.2mg/L。周围血白细胞计数上升，血清钙降低。上腹部CT检查提示：胰腺炎，胆囊多发小结石，胆总管不扩张，未见结石。

刻下：腹痛，腹胀，恶心，呕吐，舌质红，苔黄厚腻，脉滑数。

中医诊断：脾心痛（肝胆气郁，腑实不通）。

西医诊断：急性胆源性胰腺炎。

治法：泻肝利胆，通腑攻下。

处方：清胰汤合锦红汤加减。

柴胡30g，黄芩24g，胡黄连9g，白芍15g，木香9g，延胡索9g，生大黄60g（后下），芒硝9g（冲服），厚朴9g，枳壳9g，金银花15g。2剂，每日1剂，分2次从胃管注入，夹管1小时。

嘱：胃肠减压，禁食不禁中药。

二诊：治疗2天后腹痛减轻，腹胀，偶有恶心，舌质红，苔黄腻，脉滑数。证属脾胃实热。治宜通里攻下。

处方：柴胡15g，黄芩30g，胡黄连9g，白芍45g，蒲公英30g，延胡索30g，生大黄30g（后下），芒硝9g（冲服），厚朴9g，枳壳9g，红藤30g，丹参12g，丹皮12g，赤芍9g。3剂，水煎服。

嘱：胃肠减压，禁食，不禁中药。中药从胃管中注入，并夹闭 2 小时。

三诊：续治 3 天后上腹部疼痛明显缓解，偶有恶心，便稀，日行 3 次，舌质红，苔薄黄，脉滑。证属脾胃实热。治宜清热通里。

处方：柴胡 15g，黄芩 18g，胡黄连 9g，白芍 15g，木香 9g，延胡索 9g，芒硝 9g（冲服），厚朴 9g，枳壳 9g，金银花 15g，丹参 12g，丹皮 12g，赤芍 9g。14 剂，水煎服。

按：本病属脾胃实热，症见脘腹满痛拒按，脾胀燥实，腹坚气便不通，口不渴，尿短赤，身热。《素问·举痛论》指出："热气留于肠，肠中痛，瘅热焦渴，则坚干不得出，故痛而闭不通也。"根据"六腑以通为用""通则不痛"的理论，应首先采取通里攻下的治法，同时根据《素问·至真要大论》"热者寒之"及《神农本草经》"热以寒药"，必须加强清热解毒治疗。《素问·六微旨大论》曰："出入废则神机化灭，升降息则气立孤危。故非出入则无以生长壮老已；非升降则无以生长化收藏。是以升降出入，无器不有。"升降出入是脏腑活动的基本形式。胰腺炎的病位虽在胰腺，但与肝、胆、脾、胃关系密切。胃主受纳，腐熟水谷，和降为顺；脾主运化，化生津血，气升为和；脾胃位于中焦，为气机升降之枢。脾胃受损，气机升降失常，升清降浊障碍。肝胆主疏泄，其性升发，气的上升外达，皆与肝胆的疏泄功能有关。脾胃的升清降浊，肝胆的升发疏泄，都是气机升降运动的体现。若肝胆脾胃受损，将引起升降失常，所以《素问·刺法论》指出："升降不前，气交有变，即成暴郁。"方师根据《素问·至真要大论》"散者收之，抑者散之，高者抑之，下者举之"的精神确立了"调理升降，以平为期"的治法。本方中柴胡、厚朴、木香合用，疏肝利胆，调理脾胃，即体现了本治法。二诊中患者上腹胀满，痛有定处。方师认为，急性胰腺炎后期，容易形成假性胰腺囊肿，故应加用行气活血化瘀药物以改善胰腺微循环。《血证论》指出："瘀血在经络、脏腑之间结为癥瘕。"《证治准绳》曰："夫人饮食起居，一失其宜，皆能使血瘀滞不行，故百病由污血者多。"

【案8】

张某，女，70 岁，上海人。因"上腹部持续性疼痛 2 天，加剧半天"于 2009 年 4 月 12 日来诊。

患者有胆囊结石病史 5 年，平时进食油腻饮食后可出现右上腹闷胀隐痛，服用利胆药物能较快缓解。本次发病前 2 天，患者无明显诱因出现右上腹胀痛，呈持续性，伴阵发性加剧，发热，恶心，呕吐。曾服用利胆药、解痉止痛药及补液等，但病情无缓解。就诊前半天患者腹痛明显加剧。入院体检：患者神清，痛苦状，巩膜黄染，右上腹部压痛，无肌紧张，腹部无包块，肝区叩击痛，无移动性浊音。血淀粉酶 383U/L，尿淀粉酶 1792U/L。血清 TB、转氨酶升高。周围血白细胞计数升高。B 超检查提示：胆囊结石，胆总管扩张。

刻下：发热，腹痛，腹胀，呕吐，黄疸，舌质红，苔黄腻，脉弦滑。

中医诊断：脾心痛（肝胆湿热）。

西医诊断：急性胆源性胰腺炎。

治法：清利肝胆湿热。

处方：锦红汤合升清利胆汤。

茵陈60g，山栀15g，龙胆15g，红藤30g，柴胡15g，黄芩9g，青皮12g，虎杖30g，蒲公英30g，陈皮9g，延胡索30g，生大黄60g（后下），芒硝9g（冲服）。2剂，每日1剂，分2次从胃管中注入。

嘱：胃肠减压，禁食不禁中药，中药从胃管中注入，并夹闭2小时。

二诊：治疗2天后腹痛减轻，黄疸减退，呕吐、发热消失，仍感腹胀，口渴不欲饮，小便黄赤，舌质红，苔薄黄腻，脉弦滑。证属肝胆湿热。治宜清利肝胆湿热。

处方：炒山楂9g，谷麦芽各9g，淡竹叶9g，茵陈30g，山栀15g，龙胆15g，泽泻9g，柴胡15g，黄芩9g，胡黄连9g，白芍15g，木香9g，延胡索9g，生大黄15g（后下），芒硝9g(冲服)，炒山楂9g，砂仁9g，谷芽9g，麦芽9g。7剂，水煎服。

三诊：续治7天后，查血清淀粉酶、血WBC均降低。腹胀减轻，便稀，日行2次，口渴不欲饮，小便黄赤消失，精神渐佳，舌质红，苔薄白，脉弦。证属肝胆湿热。治宜清利肝胆湿热。

处方：茵陈 30g，山栀 15g，龙胆 15g，泽泻 9g，柴胡 15g，郁金 9g，胡黄连 9g，白芍 15g，木香 9g，延胡索 9g，生大黄 15g（后下），芒硝 9g（冲服），炒山楂 9g，砂仁 9g，淡竹叶 9g，谷芽 9g，麦芽 9g。14 剂，水煎服。

按：湿热既为胰腺炎的病理产物，又是其重要的致病因素之一。在本病的早期，由于饮食损伤脾胃，运化失司，内生湿浊，湿蕴生热，形成湿热内蕴之证。中期湿热与食积结滞肠腑，形成腑实证；或湿热之邪熏蒸肝胆，形成肝胆湿热之证；或气滞与湿热互结，影响肝胆脾胃的疏泄升降功能。临床上常出现恶心、呕吐食物或胆汁、少数吐蛔、大便溏泄等症，故《类证治裁》总结指出："湿……在脏腑，则肿胀，小水赤涩，经所谓湿胜则濡泻也。"湿之积为痰，朱丹溪指出："痰之为物，随气升降，无处不到。"《古今医鉴》指出："夫胃脘心脾痛者……素有顽痰死血……若不分而治之，何能愈乎？"因此，针对本病病机，治疗中也可加用清热利湿化痰之品。升清利胆汤由茵陈、黄芩、青皮、大黄、陈皮、虎杖组成，具有消炎利胆清胰作用，临床应用于胆囊炎、胆石症、胰腺炎有显著效果。

【案 9】

王某，女，47 岁。因"反复发作右胁隐痛牵及背部 3 年，加重 1 周"于 2007 年 8 月 21 日来诊。

患者 3 年前起反复出现右胁隐痛不适，痛连肩背，外院

B超检查提示：胆囊多发结石，最大结石直径约1.5cm；胆囊造影提示：胆囊显影欠佳；胆囊收缩试验：用餐后1小时胆囊收缩仅1/4，胆囊收缩功能差。外院专家建议手术治疗，因恐惧手术选择保守治疗。1周前进食油腻食物后开始出现右胁疼痛，阵发性加剧，伴恶心呕吐，恶寒发热，口干口苦，尿黄，在外院抗感染治疗5天，仍发热、右胁疼痛。B超提示：胆囊12cm×8cm，胆囊颈部结石嵌顿，胆囊壁增厚达6mm，拟诊"急性胆囊炎，胆囊多发结石"。查体：患者形体肥胖，神志清晰，巩膜无黄染，腹软，腹式呼吸存在，触诊中上腹剑突下及右肋缘下压痛阳性，右肋缘下胆囊体表投影点处饱满感，触痛最甚，右上腹反跳痛阳性，余腹无压痛与反跳痛，肝区叩击痛明显。

刻下：发热，恶心，呕吐，口干苦，大便干结，小便赤黄，厌食油腻，舌质淡，苔稍腻，脉弦细。

中医诊断：胁痛（气滞湿郁）。

西医诊断：胆囊炎伴局限性腹膜炎；胆石症。

治法：疏肝利胆，清热化湿。

处方：锦红汤合升清利胆汤。

柴胡30g，制半夏9g，枳实9g，厚朴9g，红藤45g，青皮9g，生山楂15g，黄芩30g，生大黄60g（后下），白芍45g，生山栀12g，蒲公英30g，陈皮9g。3剂，水煎服。

二诊：3天后热退，胁痛减轻，大便已畅，神疲，纳呆，肩背酸痛，舌淡，苔薄黄，脉弦细。证属气滞湿郁。治宜疏肝利胆，行气化湿。

处方： 柴胡 25g，制半夏 9g，枳实 9g，厚朴 9g，郁金 9g，青皮 9g，生山楂 15g，黄芩 9g，虎杖 30g，大黄 30g，生山栀 12g，蒲公英 15g，茵陈 50g。5 剂，水煎服。

按： 胆囊结石的重要危害之一就是容易演变成急性胆囊炎，其发病急骤，进展快，疼痛剧烈，严重者可出现全身中毒症状，甚至胆囊穿孔、腹膜炎，甚至危及生命。急性胆囊炎手术时机的把握十分重要，错失最佳手术时期而手术者，可能因胆囊充血水肿严重，胆囊三角区解剖结构不清而只能行胆囊造瘘术。术后 3 个月左右仍需再次行胆囊切除术，而二次手术将给患者带来极大的不便与痛苦。中医药治疗对于降低急诊手术率有重要意义，能使急性炎症得以控制，变急诊手术为将来的选择性手术，减轻了患者的痛苦，提高了手术治疗的安全性。本病中医大多参照"胆胀""胃脘痛"等辨证。《内经》曰："胆胀者，胁下胀痛，口中苦，善太息。"胆为清腑，以通为用，以降为顺。因肝失疏泄，胆失通降，气滞邪阻，故见诸症。在治法上始终体现一个"和"字，急性炎症控制后，应参照慢性胆囊炎、胆囊结石辨证。本案例遵循"六腑以通为顺"之旨，方中以顾老"锦红汤"及方师"升清利胆汤"，切机而愈。

【案 10】

陈某，男，52 岁，上海人。因"右胁胀满疼痛 2 天"于 2006 年 11 月 7 日来诊。

患者既往体健，2天前进食油腻饮食后出现右胁胀满疼痛，痛引肩背，伴反复发作阵发性右胁部绞痛。1天前发热，体温 38.4℃，伴有恶心呕吐，纳差，食后脘腹胀甚。患者平素大便日行 2 次，黏滞不爽，但发病后大便干结，小便黄赤，口干欲饮，伴口苦心烦。查体：患者神清，发热，巩膜无黄染，腹部较肥胖，柔软，腹式呼吸，中上腹剑突下及右胁缘下压痛阳性，右胁缘下胆囊体表投影点处饱满感，触痛最甚，右上腹可疑反跳痛，余腹无压痛与反跳痛，肝区叩击痛明显。患者平素嗜饮酒，在外应酬较多。B 超检查示：胆囊大小约 11cm×6cm，胆囊壁水肿，胆囊内见多枚强回声，最大 0.8cm×1.5cm。

刻下：发热，右胁痛，腹胀，恶心、呕吐，纳差，大便干结，小便黄赤，口干欲饮，伴口苦心烦，舌质红，苔黄腻，脉弦滑。

中医诊断：胁痛（肝胆湿热）。

西医诊断：急性胆囊炎；胆囊多发性结石。

治法：清热化湿，疏肝利胆。

处方：锦红汤合升清利胆汤、芍药甘草汤、四金汤化裁。

柴胡 9g，黄芩 24g，茵陈 60g，虎杖 30g，栀子 12g，半夏 9g，生大黄 30g（后下），白芍 60g，延胡索 30g，枳实 12g，郁金 12g，红藤 45g，蒲公英 45g，甘草 15g，鸡内金 10g，（研末内服），金钱草 60g，海金沙 18g。3 剂，水煎服。

二诊： 服药 3 天后右胁痛减轻，脘胀减轻，仍低热，大便畅下，舌质红，苔黄腻，脉弦滑。证属肝胆湿热。治宜清热化湿，疏肝利胆。

处方： 柴胡 9g，黄芩 12g，茵陈 15g，虎杖 12g，栀子 12g，半夏 9g，生大黄 6g（后下），白芍 12g，延胡索 9g，枳实 12g，郁金 12g，麦冬 9g，大腹皮 12g，莱菔子 15g，谷麦芽各 9g。5 剂，水煎服。

三诊： 续治 5 天后胁痛消失，但觉神疲，食欲欠佳，口干，舌淡红，苔薄，脉弦。证属肝阴亏耗。治宜养阴柔肝，利胆和胃。

处方： 太子参 15g，黄芪 15g，白芍 12g，白术 12g，沙参 9g，麦冬 9g，野百合 9g，何首乌 12g，郁金 12g，茵陈 15g，虎杖 12g，栀子 12g，焦山楂 9g，焦六曲 9g，生大黄 3g。14 剂，水煎服。

按： 本病属中医"胁痛""胆胀"和"黄疸"等范畴。湿热阻于肝胆，气机郁滞，故右胁胀满疼痛；湿阻气机，胃失和降，故纳呆；湿热内蕴，胆气上逆，热邪内扰，故口苦心烦；湿热阻碍气机，肠腑通降不利，故大便干结；舌质红，苔黄腻，脉弦滑，为湿热内盛之象。因此，治以清热化湿，疏肝利胆。方中茵陈、虎杖、栀子、大黄利胆通腑；柴胡、黄芩、郁金疏肝利胆；半夏降逆止呕。经 1 周余治疗，患者胁痛等基本消失，再拟养阴柔肝贯穿于治疗始终；并嘱其调饮食，慎起居，适劳逸，避风寒，畅情志，减少饮酒，保持大便通畅，以防复发。四金汤由金钱草、海金沙、郁金、鸡内金组成，其中金钱草用量宜大（60～90g），鸡内金研末内服，对胆石症并发感染，疗效尤佳。

【案 11】

李某，女，68 岁，上海人，退休职工。因"反复右胁隐痛 6 年，复发加重 1 天"于 2008 年 4 月 11 日来诊。

患者既往有反复右胁隐痛 6 年，症状时轻时重，牵涉至右侧肩背部，有时伴有恶心，进食油腻食物后加重，夜间发作较多。多次 B 超提示胆囊结石。屡服抗生素及消石药，病情仍无改善。近期 B 超提示：胆囊泥沙样结石沉积。

刻下： 右协胀满隐痛，口苦咽干，腰膝酸痛，纳差，食入腹胀，溲黄便干，舌质红中有裂纹，苔薄少，脉细弦。

中医诊断： 胁痛（肝阴不足）。

西医诊断： 胆囊结石；胆绞痛；胆囊炎。

治法： 养阴柔肝，疏肝利胆。

处方： 一贯煎合、芍药甘草汤加减。

生地黄 45g，何首乌 15g，枸杞子 30g，茵陈 45g，虎杖 30g，生大黄 15g（后下），生山楂 12g，郁金 9g，女贞子 30g，绿萼梅 6g。7 剂，水煎服。

嘱： 忌辛辣香燥之品，多食新鲜蔬菜瓜果。

二诊： 7 天后右胁痛消失，口苦咽干好转，纳差、脘痞仍有，大便如常，舌质红中有裂纹，苔薄少，脉弦细。证属肝阴不足，脾失健运。治法拟养阴柔肝，理气健脾。

处方： 生地黄 12g，何首乌 9g，枸杞子 12g，生大黄 3g（后下），生山楂 12g，郁金 9g，当归 9g，绿萼梅 6g，陈皮 6g，天冬 30g，女贞子 30g，石斛 24g，山药 30g。14 剂，水煎服。

按： 胆囊结石临床十分常见，治疗大多从肝胆气郁着手，多用疏肝解郁、理气止痛之品。方邦江教授认为："司疏泄者肝也，肝之余气泄于胆，聚而成精。"胆汁者助运化之精汁，非阴不生，故养肝阴方能助胆汁之化生。又曰："流水不腐，户枢不蠹。"胆石之成与胆汁行滞有关，故养阴增水行舟，其石自消。且胆为六腑之一，当以通为顺，今木克胃土，乃见纳差。故方中以女贞子、天冬、石斛、生地黄、何首乌、枸杞子为君，滋肝养阴以化生胆汁；郁金、佛手、绿萼梅、茵陈、虎杖行气利胆；生大黄泻以通腑；山楂健脾助纳。纵观全方，治源与治流并举，故收效甚捷。二诊症减，以纳差为主，故减苦寒败胃之品虎杖、茵陈，生大黄量减半，加茯苓、白术、陈皮健脾助运。

【案 12】

陈某，女，37 岁，上海人。因"反复右胁及上腹胀痛 2 年，复发加重 3 天"于 2008 年 11 月 9 日来诊。

患者有反复右胁及上腹胀痛 2 年，发作时痛引腰背，腹胀闷，胁痛随情志变化而增减，情绪不宁，多叹息，月经前乳房胀痛，时有呃逆，纳谷不馨，夜寐欠安，大便干结，舌淡红，苔黄稍腻，脉弦细。B 超检查示：胆囊内充满结石，胆囊炎，胆囊收缩功能差。

刻下：右胁痛随情志变化而增减，有呃逆，纳谷不馨，夜寐欠安，腹胀，大便干结，舌淡红，苔黄稍腻，脉细弦。

中医诊断：胁痛（肝郁脾虚）。

西医诊断：胆石症；胆囊炎。

治法：疏肝利胆，健脾和胃。

处方：小柴胡汤合锦红汤加减。

柴胡 9g，制半夏 9g，枳实 9g，香附 6g，郁金 9g，陈皮 9g，生山楂 15g，茵陈 9g，栀子 9g，蒲公英 45g，红藤 30g，生大黄 30g（研末吞服），青皮 9g。7 剂，水煎服。

二诊：服上方 7 天后右胁时有隐痛，腹胀好转，食欲稍增，舌淡红，苔黄稍腻，脉细弦。证属肝郁脾虚。治法当拟疏肝利胆，健脾和胃。

处方：柴胡 9g，制半夏 9g，枳实 9g，郁金 9g，陈皮 9g，生山楂 15g，茵陈 9g，白术 9g，枸杞子 30g，生大黄 6g（后下），青皮 9g，当归 12g，葛根 12g。14 剂，水煎服。

三诊：续治 14 天后胁痛已除，偶背痛，夜寐稍安，纳谷已馨，大便自调，舌红苔薄，脉细弦。证属肝郁脾虚。治以疏肝利胆，健脾和胃。

处方：柴胡 9g，制半夏 9g，枳实 9g，郁金 9g，陈皮 9g，生山楂 15g，茵陈 9g，白术 9g，茯苓 12g，青皮 9g，当归 12g，葛根 12g，延胡索 15g。14 剂，水煎服。

按：经曰："胆胀者，胁下胀痛，口中苦，善太息。"胆为清腑，以通为用，以降为顺。因肝失疏泄，胆失通降，气滞邪阻，故见诸症。肝失疏泄，肝木克土，肝脾失和，脾失健运，故时有呃逆、纳谷不馨、大便干结。肝郁气滞，郁久生热，甚至化火，故见情绪不宁、多叹息、月经前乳房胀痛、苔黄稍腻。本病在治法上始终体现一个"和"字，随症化裁，疗效甚佳。患者以上方加减治疗近半年，B超复查示胆囊收缩功能良好。

【案 13】

路某，男，67 岁，上海人。因"反复右胁隐痛 3 年，复发加重 1 周"于 2009 年 11 月 10 日来诊。

患者反复右胁隐痛 3 年，呈间歇性，痛有定处。发作时，胁胀痛隐隐，有时痛连肩背，右侧为甚，或痛引胸胁，伴恶心干呕，恶寒，发热，口渴，尿黄，心悸，纳谷不馨，夜寐欠安，大便干结。B超检查示：胆囊内充满结石，胆囊收缩功能差。患者多次住院，因害怕手术而予以抗感染、对症治疗。近期胁痛发作较频，间歇期，一直右胁疼痛隐隐，缠绵无休，有时刺痛，腰酸乏力，头晕眼花，腹胀，纳呆。

刻下： 右胁疼痛隐隐，腰酸乏力，头晕眼花，腹胀，纳呆。舌淡红少苔，边有瘀点，脉细弦。

中医诊断： 胁痛（肝肾两虚，气滞血瘀）。

西医诊断： 胆石症；胆囊炎。

治法： 补肝益肾，行气活血。

处方： 一贯煎合四物汤、二至丸加减。

生地黄 30g，熟地黄 30g，北沙参 45g，黄芪 15g，枸杞子 12g，何首乌 12g，太子参 12g，当归 12g，白芍 45g，天冬 12g，麦冬 12g，虎杖 12g，红花 3g，桃仁 6g，陈皮 6g，女贞子 30g，墨旱莲 30g。7 剂，水煎服。

二诊：7 剂后右胁痛痛缓，余症如前，舌淡红少苔，边有瘀点，脉细弦。证属肝肾两虚，气滞血瘀。治法仍以补肝益肾，行气活血为要。

处方：生地黄 15g，熟地黄 15g，北沙参 15g，黄芪 15g，枸杞子 12g，何首乌 12g，太子参 12g，当归 12g，白芍 12g，天冬 12g，麦冬 12g，枳实 12g，红花 3g，桃仁 6g，陈皮 6g，绿萼梅 6g，山茱萸 12g。继服 14 剂。

三诊：继服 14 天后右胁痛已除，精神转佳，纳可，便解，舌红少苔，脉细。证属肝肾阴亏。治宜滋肝益肾，行气通络。

处方：生地黄 15g，北沙参 15g，黄芪 15g，枸杞子 12g，何首乌 12g，太子参 12g，当归 12g，白芍 12g，天冬 12g，麦冬 12g，枳实 12g，红花 3g，陈皮 6g，绿萼梅 6g，山茱萸 12g，白术 12g，茯苓 12g，六神曲 12g。继服 14 剂。

按：丹溪曰："胁痛，肝火盛，木气实，有死血，有痰流注。"方邦江教授认为，此患者右胁隐痛 3 年余，痛有定处，痛苦异常，为病久入络之征。右胁疼痛隐隐，缠绵无休，腰酸乏力，头晕眼花，为肝肾两亏之征。当取标本兼顾，见效虽不神速，但日久效益佳。临床症状改善后，患者复查 B 超示：胆囊结石无明显减少，而胆囊收缩功能好转。这是临床并不少见的现象，中医药治疗胆石症具有排石、防石功效，并对胆囊收缩功能有增强和修复作用，此案可窥一斑。

【案14】

胡某，男，15岁，温州市瓯北镇人。因"周身黄染1年"于2016年4月25日来诊。

患者1年前不明原因出现黄疸，先后于温州医科大学第二附属医院、浙江医科大学第一附属医院住院治疗。肝功能检查：ALT 360U/L，AST 360U/L，γ-GT 1200U/L，LDH 650U/L，STB 465μmol/L，CB 276μmol/L，BA 68μmol/L，血脂正常。尿胆红素、尿胆原强阳性。B超提示：肝脾肿大，肝内胆管结石。外院诊断为"自身免疫性肝炎"，经熊去氧胆酸、激素及护肝等对症治疗，并结合中医利湿退黄治疗无效。建议患者肝移植治疗，患者拒绝。后来经友人介绍来上海龙华医院方师处就诊。

刻下：面黄如橘色，精神萎靡，四肢乏力，皮肤瘙痒，恶心纳差，急躁易怒，夜寐差、易惊醒，小便深黄、量适中，胃脘、胁下压痛，舌质淡舌，苔白腻，脉濡。查体：心肺无异常，剑突下压痛，肝脾肿大肋下2cm，有触痛，肠鸣音6次/分，双下肢无浮肿。

中医诊断：黄疸（阴黄，阳虚内寒，寒滞血瘀，胆汁外溢）；胆胀（寒滞血瘀）。

西医诊断：自身免疫性肝炎；肝内胆管结石。

治法：扶阳活血，利湿退黄。

处方：附子 45g，桂枝 30g，茵陈 60g，金钱草 120g，黄芪 120g，枸杞子 30g，干姜 6g，泽泻 15g，西红花 2g，威灵仙 30g，猪苓 15g，泽兰 15g，大黄粉 9g（后下），白术 15g，茯苓 30g，石斛 24g，鸡内金 10g(吞服)，鸡骨草 30g。14 剂，水煎服。

二诊（2016 年 6 月 23 日）：患者当地续服上方 2 个月后黄疸明显下降，纳可，小便黄，大便可，来龙华医院 B 超检查提示：脾肿大 1cm。复查肝功能：ALT 180U/L，AST 180U/L，γ-GT 650U/L，LDH 800U/L，STB 230U/L，CB 127μmol/L，BA 34μmol/L，血脂正常。尿胆红素、尿胆原弱阳性，舌质淡，苔白，脉沉细。证属气虚湿阻，营阴亏耗。治拟利湿退黄，益气养阴。

处方：茵陈 45g，桂枝 9g，泽泻 15g，白术 15g，茯苓 15g，猪苓 15g，黄芪 30g，陈皮 9g，玉米须 40g，枸杞子 15g，当归 9g，鸡内金 10g，生大黄 25g，熟地黄 15g，生地黄 15g，灵芝 30g，延胡索 30g，鳖甲 10g，何首乌 9g，五味子 9g，生山楂 9g，甘草 6g，金钱草 60g。

大黄䗪虫丸，每次 30 粒，每日 3 次，口服。

经过上方加减治疗 1 年后，患者黄疸消失，肝功能恢复正常，予停用汤剂，继予成药大黄䗪虫丸、香砂六君子丸、杞菊地黄丸善后。半年后，患者家属代诊，述诸症皆除，已复学半年。嘱诸药皆停。

按：本例患者为自身免疫性肝病合并肝内胆管结石致"黄疸"。治疗黄疸，中医首先强调辨别阳黄及阴黄，该例患者辨证为阴黄。黄疸的治疗原则早有论述，《金匮要略》即有"诸病黄家，但利其小便"之训。说明黄疸的治疗大法，主要为化湿邪、利小便。化湿可以退黄，如属湿热，当清热化湿；如属寒湿，当扶阳散寒。必要时还应通利腑气，以使湿邪下泄；利小便，主要是通过淡渗利湿，达到退黄的目的。方师临证治疗阴黄喜用医圣仲景之茵陈五苓散合附子。茵陈五苓散本为黄疸而设，方师大胆使用重剂桂、附，以温通暖肝，使气化得行，肝复湿祛。加用大剂附子后，转而可温化寒湿。而方师认为，黄疸病久，可耗气伤营。其原因不仅为湿热或寒湿之邪所致，在治疗黄疸过程中反复应用清利、温化之品也可导致。因此组方中并不回避益气养阴之品。他指出只有气阴充足，才能祛邪外出。本病患者之治疗即为明证。

七、内分泌与代谢性疾病

【案1】

谢某，女，45岁，上海市人。因"呕吐2天"于2010年6月13日来诊。

2006年10月曾因"昏迷"急诊入院，检查发现尿酮（+++），随机血糖21mmol/L。确诊为"2型糖尿病""糖尿病酮症酸中毒"，内科治疗好转出院。出院后用药不规律，近2周来因工作繁忙未规律服用降糖药，2天前出现呕吐，遂求诊于方师。予急诊辅助检查：即刻血糖：25.2mmol/L；尿常规示：酮体（++），尿糖（+++），尿蛋白（+）。

刻下：口干饮冷，呕吐时作，伴腹胀，乏力明显，消瘦，头部昏沉，周身困重，动则汗出，小便次数增多，夜尿频，大便量偏少，舌质暗红，少苔，舌下络脉增粗，脉沉略数。

中医诊断：消渴并呕吐（阳明腑热，胃失和降）。

西医诊断：2型糖尿病；糖尿病酮症酸中毒。

治法：清泄肺胃，生津止渴。

处方：参麦注射液100mL，每日3次，静脉滴注。

白虎加苍术汤合玉女煎加减：苍术18g，生石膏100g（先煎），知母60g，天花粉30g，黄连30g，炙甘草15g，粳米30g，寒水石45g，竹茹15g，半夏12g，天冬30g，麦冬20g，生姜5大片。7剂，水煎服。

嘱：上方入生石膏先煎20分钟，加入浸泡过的其余中药，头煎加水500mL，大火煮沸，小火煎煮30分钟左右，取汁。二煎加水400mL，同法煎煮，取汁。两煎相混，小火浓缩至300mL，分3次口服。

患者述服药3剂后，尿常规示：酮体（+），尿蛋白（-），尿糖（+）。服药至7剂，尿常规示：酮体（-），尿蛋白（-），尿糖（+）；血糖FBG 8.9mmol/L，PBG2小时12.3mmol/L。

二诊：2010 年 6 月 20 日复诊，口渴多饮等减轻，舌质暗红，少苔，脉沉略数。证属燥火伤胃。治宜清泄肺胃，生津止渴。

处方：生石膏 60g（先煎），知母 30g，天花粉 30g，黄连 30g，炙甘草 15g，黄芪 30g，玄参 15g，粳米 30g，生姜 5 大片。21 剂，水煎服。

按：糖尿病酮症酸中毒的基本病机是阴虚燥热，阴虚为本，燥热为标，二者互为因果，燥热甚则阴愈虚，阴愈虚则燥热愈甚。病变脏腑在肺、脾、肾，三者之中可各有偏重，互相影响。上焦肺燥阴虚，津液失于输布，则胃失濡润，肾乏滋助；中焦胃热炽盛，灼伤津液，则上灼肺津，下耗肾阴；下焦肾阴不足，虚火上炎肺胃，致使肺燥、胃热、肾虚三焦同病。患者以"呕吐、渴饮"为主症就诊，且喜冷饮。阳明胃火亢盛，蒸灼津液，津液被火炼而亏，则思源以去火，故喜冷饮以平热。胃火妄动上炎则呕吐；壮火食气则乏力、嗜睡；火热下趋膀胱则见夜尿增多；出现尿酮体为水谷运化失常形成之膏浊。考究其源，为热盛伤阴之证，盖其热为主、火为先，阴伤津少为其果。该患者为"郁、热、虚、损"之典型热阶段，虽无身大热、脉洪大，白虎汤之四大症未悉具，但其"口渴喜冷"已能概全，为热盛伤津之证。此热不在阳明腑，又无有形实邪内扰，故不宜承气类以通腑清热生津之法；又较大黄黄连泻心之热更急、稍表，在气分而未深入脏腑，且伤阴而不宜以苦寒直折为主；更不能滋阴以救火，盖火大而劲猛，杯水焉能救车薪。病急，根在釜底之薪，故立抽薪之法，是澄源之治；辅以添水灭火。仲景以白虎冠名，因此方有迅猛之势，可泻火邪；又因其为寒凉重剂，用时当步步小心，切不可恣意妄为。该患者火热横行，非白虎不能灭其焰。选用生石膏120g，寒以胜火，辛以散热，沉以去怯。《景岳全书》曰："（石膏）味甘辛，气大寒。气味俱薄，体重能沉，气轻能升，阴中有阳。"虽为大凉，用于热之内，则能解热，而不畏其凉；阴中有阳，热去则阴液可复，此之用类"补液"之功，与现代医学治法有异曲同工之妙也。《神农本草经》原谓其微寒，其寒凉之力远逊于黄连、黄柏等药，而其退热之功效则远过于诸药。臣以知母60g，用意有四：知母性寒，入阳明胃经协助石膏以清热，此其一；又热淫于内，佐以苦、甘，知母味苦，苦能泻火于中，此其二；知母品润，有生津之能，此其三；又入肾而清热，胃火炽盛，势必烁干肾水，水尽而火势焰天，故用知母以防传变之理，此其四。用甘草、粳米、生姜调和于中焦，健脾生津；且能土中泻火，作甘稼穑。生姜缓其寒，甘草平其苦，三药又同时护其胃，故大寒之品无伤损脾胃之虑也。煮汤入胃，输脾归肺，水精四布，五津并行，大烦大渴可除矣。又加天花粉清热生津止渴。黄连苦以降糖，寒可去热，又合生姜辛开苦降，调理胃气，止呕佳品。方邦江教授指出：今人将石膏比作白虎，考虑其为大寒之品，明是杀人之物，或是小剂，甚或以他药代之而摒弃不用。然仲景白虎汤中石膏用至1斤、知母6两，古今折算，古代1两为今之15.625g，剂量之大，可谓可畏。石膏之迅猛，确有杀人之威，然其生人之益亦功不可没。火热重者，非多用石膏不可，有此证候，用此治法，吾恐轻用无功矣。石膏之功过，总在看症之分明，不在石膏之多寡。若辨证有误，多用固杀人；若辨证正确，多用亦未尝不救人。辨证得当是其根本保障，而用药灵活配伍亦当注意。

【案2】

刘某，男，71岁，上海人。因"左大趾跖趾关节肿痛反复发作3年"于2016年11月27日来诊。

患者有长期饮啤酒史，并喜食海鲜类食物，后出现左大趾跖趾关节经常肿痛，以夜间为剧，并伴有左踝疼痛，疼痛时服非甾体类抗炎药，疼痛可缓解，病情时轻时剧，至外院就诊查血 UA 510μmol/L，诊为"痛风"。患者曾服用别嘌醇，因发生肝损伤而停用。病情缠绵反复，迄今未愈。因近期左大趾跖趾关节再度疼痛来诊。

刻下：形体丰腴，左大趾内侧局部肿胀，按之压痛较甚，局部皮色不变。

中医诊断：浊痹（痰瘀阻络）。

西医诊断：痛风急性发作期。

治法：清化湿浊，活血通络。

处方：土茯苓120g，虎杖30g，威灵仙30g，穿山龙60g，粉草薢24g，薏苡仁30g，泽泻18g，延胡索30g，蕲蛇

9g，苍术 15g，关黄柏 15g，附子 9g。14 剂，水煎服。

服上方 7 剂后，患者疼痛明显缓解；再进 7 剂，诸症改善，续以前方加减料理善后；2 个月后，局部肿胀完全消退，竟获全功。

按： 痛风属于中医学"浊痹"范畴。方邦江教授在继承朱良春教授治疗痹证经验的基础上，针对痛风的中医病机特点，善用土茯苓。《本草纲目》记载土茯苓："健脾胃，强筋骨，祛风湿，利关节，止泄泻。治拘挛骨痛、恶疮痈肿。"临床中应用大剂量土茯苓（30～120g）治疗，并常配伍苍术、泽兰、泽泻、虎杖、豨莶草、萆薢、威灵仙、穿山龙、忍冬藤、肿节风、羚羊角等清热解毒、排毒。现代研究证明，土茯苓、苍术、穿山龙等药物能够增加尿酸盐排泄，具有抗痛风作用，能治疗急性痛风性关节炎。针对痛风性关节炎疼痛严重的患者，方邦江教授喜用蕲蛇碾粉吞服，并重用胆南星定痛，临床常可收效。

【案 3】

黄某，男，53 岁。因"右大趾跖趾关节肿痛反复发作 7 年"于 2015 年 8 月 13 日来诊。

患者既往有长期饮酒、吸烟史，7 年前出现右大趾跖趾关节红肿疼痛，查血 UA 513μmol/L。曾服秋水仙碱、别嘌醇等药物，能顿挫病势，但胃肠道反应较剧，不能坚持服用；又因工作关系，饮酒频繁，常食膏粱厚味，以致发作频繁。虽长期口服小苏打片，右大趾痛风仍反复发作，并曾有痛风石排出。近日因饮酒后再度发生右大趾跖趾关节红肿疼痛、活动受限，慕名来诊。

刻下：患者发热，右大趾疼痛，口渴喜饮，乏力，纳差，右足踝关节轻度水肿，舌红，边有瘀点，苔黄腻，脉滑。

中医诊断：浊痹（痰瘀阻络）。

西医诊断：痛风急性发作期。

治法：温化湿浊，活血通络，解毒止痛。

处方：土茯苓60g，粉萆薢30g，苍术30g，泽兰30g，虎杖30g，豨莶草30g，威灵仙30g，穿山龙30g，忍冬藤30g，赤芍30g，生薏苡仁30g，蜈蚣10g，羚羊角0.5g（冲服）。7剂，水煎服。

二诊（2015年8月30日）：患者服上药后热度已退，仍有右大趾跖趾关节疼痛，夜间尤甚，纳差，乏力，舌红，苔黄腻，脉滑。证属久浊瘀痹，痰附于骨。治拟解毒化痰，活血化瘀，通络泄浊。

处方：土茯苓60g，粉萆薢30g，苍术30g，泽兰30g，虎杖30g，豨莶草60g，威灵仙30g，穿山龙30g，忍冬藤30g，赤芍30g，生薏苡仁30g，蜈蚣10g，羚羊角0.5g（冲服），胆南星60g，广地龙10g，蕲蛇3g（研末冲服），知母15g，黄柏15g。28剂，水煎服。

按："痛风"之名始见于李东垣、朱丹溪之著作，是广义的痹证。朱良春认为痛风属"浊瘀痹"，病机是湿浊瘀阻，停着经隧而致骨节肿痛、时流脂膏之证，在治疗上主张清热化湿泄浊为要。方师在传承朱老学术经验的基础上，针对其主要症状"疼痛"应用大量天南星（45～70g)。该药有止痛效果，尤其针对关节疼痛显著者，且未见毒副作用，临床可对症应用。

【案4】

蒋某，女，86岁，上海人。因"神志恍惚、乏力、言语不利半天"于2017年4月8日入院。

患者既往有糖尿病病史多年，长期间断口服降糖药物，家属未能积极随访血糖。入院当天凌晨4时患者自诉乏力、周身疼痛，欲小便，家属未搀扶至厕所已大小便自遗，继而神志欠清、精神恍惚，不慎跪倒在地，言语欠利，故急赴我院急诊。查血气分析：pH 7.25，$PaCO_2$ 27mmHg，PaO_2 58mmHg，SaO_2 85%，BE 17.8mmol/L。尿酮体（++++）。头颅CT示：两基底节区、侧脑室旁腔隙性梗死灶，脑萎缩。血糖33.3mmol/L。电解质：血清钾6.1mmol/L，血清钠130.6mmol/L，血清氯化物92.3mmol/L。心肌酶谱：LDH 2177U/L，CK 1222.2U/L，CK-MB 24.80ng/mL，Mb＞3804.0ng/mL。予胰岛素控制血糖后，收住入院。既往有高血压病、糖尿病、冠心病、痛风病病史。入院时查血压100/60mmHg，神志不清，呼之不应，呼气有烂苹果气味，发热，气短息微，面白唇干，舌质干红，脉虚数无根。

中医诊断： 神昏（痰浊蒙窍）。

西医诊断：2型糖尿病酮症酸中毒；冠状动脉粥样硬化性心脏病；痛风。

治法：清热降浊，豁痰开窍。

处方：白虎加人参汤加减送服安宫牛黄丸，每日3次，每次1丸。

白虎加人参汤加减：生石膏120g（先煎），知母30g，人参60g，天花粉45g，制附片35g，生地黄45g，麦冬30g，黄连10g，石菖蒲30g，广郁金15g，生黄芪45g，陈皮9g，丹皮30g。4剂，水煎服。

二诊：患者服上药4剂后，复查尿酮体转阴。当前神志已清，身热渐退，仍有口干，乏力，胃纳欠佳，大便干结，小便少，舌质红，苔少，脉细数。证属气阴两亏，余毒未清。治拟益气养阴，清解余毒。

处方：生石膏30g（先煎），知母30g，党参45g，天花粉45g，生地黄45g，麦冬30g，黄连10g，石菖蒲30g，广郁金15g，生黄芪60g，陈皮9g，丹皮30g，天冬15g，熟地黄30g，怀山药30g，山萸肉15g，苍术15g，玉竹30g，鬼箭羽30g，蚕茧壳9g。7剂，水煎服。

按：根据糖尿病酮症酸中毒（DKA）常见的临床表现，方邦江教授将其分为气阴两虚、热毒熏蒸、内闭外脱和阴竭阳脱四大证型。气阴两虚证见咽干口燥、多饮多尿、气短懒言、神疲乏力、舌红少苔、脉细数，方拟生脉散合增液汤；感染引起的热毒熏蒸证见口苦口臭、烦渴多饮、尿频量多、色黄赤浊、头晕目眩、恶心呕吐、大便干结、舌暗红苔黄、脉滑数，方拟清瘟败毒饮加减；内闭外脱证见神志昏乱、躁动不安、呼吸气粗、四肢抽搐、汗出面白、遗尿、舌淡红、苔薄黄、脉弦数或虚数无力，方拟清宫汤合独参汤。上述三种证候在中药汤药治疗的同时可配合中成药安宫牛黄丸或醒脑静注射液开窍醒神。阴竭阳脱证见昏迷不醒、面白唇干、眼眶深陷、气短息微、汗出肢冷、舌质干淡、脉虚数无根，方拟生脉散合白虎汤，并重用人参，加大量山萸肉、龙骨、牡蛎等；同时可配合参附注射液或生脉注射液回阳固脱。除了中药治疗之外，还可配合针灸治疗，闭证常针刺人中、涌泉、百会、足三里、十宣等穴；脱证常灸百会、神阙、足三里等穴。中西医结合可显著提高临床救治的成功率。

方邦江教授根据自己数十年治疗内分泌危重症的临证经验认为：糖尿病酮症酸中毒和高渗综合征补液，是糖尿病酮症酸中毒抢救成功与否的关键。补液可以认为是中医的补阴疗法，糖尿病酮症酸中毒和高渗综合征其病理实质就是阴液耗竭。糖尿病酮症酸中毒要充分重视患者的失水程度、渗透压高低、血糖水平及患者年龄等因素，综合考虑选择液体种类、补液速度及补液量，还应注意在救治过程中加强中医救治，尤其是在使用重剂滋养阴液药物如二冬、生地黄、天花粉等的同时，伍以重剂人参、黄芪等补益元气类中药。盖气为阳，气能摄阴、生养阴液，阴阳互生、互根之理也。糖尿病酮症酸中毒和高渗综合征应用胰岛素治疗也是其重要环节，但是相当一部分患者，其胰岛素在糖摄取和利用方面受损，单位胰岛素产生的生物学效应低于预期正常水平，即胰岛素的敏感性和反应性减低的胰岛素抵抗。方邦江教授认为胰岛素抵抗的主要病机可概括痰浊阻滞、燥热内生并长于应用黄连、苍术等治疗。现代研究表明，黄连、苍术有显著降低血糖作用。我们所做的临床与实验研究也表明，二者在降低血糖的同时，还可以显著降低胰岛素指数，改善胰岛素抵抗。至于有学者认为黄连使用有肝功能损害的问题，方师认为黄连在20g以下是安全的，且在30多年使用黄连低于此剂量没有出现肝功能损害病例。另外对于有专家认为苍术有"伤阳"之患，方邦江教授结合自己临床经验认为：苍术是燥湿健脾、辟秽之药，只要辨证施药准确，绝无伤阳之弊。阴虚燥热也是糖尿病酮症酸中毒和高渗综合征的重要病理机制，据此方邦江教授临床中主张重用生石膏，甚至量达120g之多。为了避免石膏量大难于溶解的情况，他参考张锡纯之生用石膏的临床经验，将石膏研末另用开水冲服或者胃管灌胃，临床疗效显著。多脏器功能衰竭是糖尿病酮症酸中毒和高渗综合征病情恶化甚至死亡的重要原因，方邦江教授从该病的病理机制出发，认为糖尿病酮症酸中毒和高渗综合征在早期即出现循环障碍，并提出早期采取活血化瘀有利于其转归，倡用王今达教授创制的具有清热、活血、益气作用的治疗脓毒症的中药注射剂"血必净"改善微循环，疗效显著。方师认为使用"血必净"一方面非常切合本病中医学和现代医学的病理机制，并且使用中医药注射剂还可以有效补充体液，真正的"一举两得"。可见，中医药的早期介入是治疗糖尿病酮症酸中毒、高渗综合征和有效防治多脏器功能衰竭的重要手段。

【案5】

陈某，男，59岁，上海普陀区公安干警。因"发现血糖升高7年，伴右下肢溃破10天"于2016年7月28日就诊。

患者既往有糖尿病病史7年，饮食未控制，长期皮下注射胰岛素配合口服降糖药治疗。近期查空腹血糖12.05mmol/L，糖化血红蛋白11%。10天前患者右下肢局部瘙痒，抓后溃破，不愈合，溃疡面逐步增大，局部灼热疼痛，有黄色脓液渗出。后在普陀区利群医院外科换药，静脉注射抗生素治疗无效，疮疡不能收口来诊。

刻下： 烦躁易怒，口干多饮，小便量多，色黄，大便干，行走缓慢，右下肢水肿，右小腿见约3cm×3cm大小皮肤溃疡，表面有黄色脓液渗出，周围红肿，舌质暗红，苔薄白，脉大。

中医诊断： 消渴，下消（湿热壅盛）；痈疽。

西医诊断： 2型糖尿病；糖尿病下肢溃疡。

治法： 清热利湿，解毒消肿。

处方： 仙方活命饮加减。

金银30g，当归尾9g，白芷9g，贝母9g，防风6g，穿山甲6g，赤芍12g，皂角刺9g，天花粉30g，乳香9g，没药 9g，甘草 9g，生黄芪 120g，红藤 30g，蒲公英 30g，大黄 9g，黄连 24g，土茯苓 90g，陈皮 9g。14 剂，水煎服。

二诊（2016 年 8 月 17 日）：患者头晕，口干、多饮好转，仍有大便干结，右小腿皮肤溃疡面开始愈合，灼热疼痛明显减轻，局部脓性渗出减少，舌质暗红，苔薄白，脉大。证属湿热下注。治宜清热利湿健脾。

处方：金银花 12g，当归尾 9g，白芷 9g，贝母 9g，防风 6g，穿山甲 6g，赤芍 12g，皂角刺 9g，天花粉 30g，乳香 9g，没药 9g，甘草 9g，生黄芪 120g，红藤 30g，蒲公英 30g，芦荟 3g，黄连 18g，土茯苓 90g，陈皮 9g，天麻 15g，胆南星 24g，白术 15g。14 剂，水煎服。

按：糖尿病属中医学"消渴"范畴。其病机以阴虚为本，燥热为标，日久耗伤气、血、阴、阳，以气虚为先。该例患者久患消渴，阴血暗耗，加之湿热下注，发为痈疽，久而耗气。方师临证喜用大剂黄芪配伍天花粉以益气养阴。现代医学研究表明，黄芪中含有的多种化学成分均具有降血糖作用，并可改善机体对胰岛素的敏感性。《本草汇言》记载："天花粉，退五脏郁热……又其性甘寒，善能治渴，从补药而治虚渴，从凉药而治火渴，从气药而治郁渴，从血药而治烦渴，乃治渴之要药也。"《本草备要》言天花粉："降火润燥，滑痰解渴，古方多用治消渴病……行水通经……治热狂时疾，胃热疸黄，口燥唇干，肿毒发背，乳痈疮痔。"因此，大剂黄芪与天花粉用于此证方证合拍。有虞大剂黄芪碍胃，方师每喜将其与陈皮相配伍以理气消胀。

【案6】

江某，女，56岁，湖北省襄阳市商场退休职工。因"受凉发热后甲状腺功能减退症加重"于1991年4月18日来诊。

既往行甲状腺功能检查示 TSH 明显升高，其他甲状腺素水平明显下降，诊断为"甲状腺功能减退症"10年，予口服甲状腺素片，每日3片治疗，但仍有心悸、胸闷、怕冷，夏季仍需穿毛衣、厚外套。

刻下：患者精神萎靡，反应迟钝，恶寒明显，乏力，心悸不适，下肢肿胀尤甚，胃纳减退，不思饮食，大便干结，小溲清少，舌淡苔白，脉沉缓。

中医诊断：虚劳（阳虚水泛）。

西医诊断：甲状腺功能减退症；黏液性水肿。

治法：温阳益气，利水通络。

处方：党参60g，黄芪60g，陈皮9g，桂枝35g，制附子60g，乌头9g，白术15g，巴戟天30g，黄精30g，益母草90g，白芍18g，生姜6片，干姜12g，半夏12g。14剂，水煎服。

制硫黄2g，研末，装胶囊，分2次吞服。

14剂药后患者阳气渐复，畏寒渐减，意识转清，水肿得退；继服14剂，病情稳定，续以温肾补阳方料理善后，并减甲状腺素片至1片。

按：黏液性水肿往往是由长期未得以诊断或治疗的甲状腺功能减退症发展而来。黏液性水肿昏迷是"甲减"最严重的情况，为内分泌急症，死亡率高达85%。此病例得以救治成功，关键有三：一是大队、大剂益气温通之剂峻补其本；二是乌头、附子与半夏相反相成，激发药力；三是得益于半夏与硫黄为伍，二者配伍名"半硫丸"，方邦江教授多年运用其治疗"甲减"效果尤佳。《本草求真》曰："命门火衰，服附、桂不能补者，服硫黄补之。"结合"甲减"脾肾阳虚、内生痰湿的病理机制，方师将半硫丸用之"甲减"，可谓病证相吻。

【案7】

黎某，男，89岁。因"昏迷半天"于2016年2月13日于龙华医院急诊就诊。

患者于来院前1日下午3时无明显诱因突发口齿不清，4时昏迷，家属送至急诊。查血压90/50mmHg，血糖1.4mmol/L，静脉推注高浓度葡萄糖后苏醒。既往有甲状腺功能减退症、2型糖尿病、冠心病等病史。入院后查甲状腺功能：TT_3 0.79ng/mL，FT_3 2.92pmol/L，TSH 6.630mIU/L。

刻下：患者意识淡漠，恶寒怕冷，心悸气促，下肢肿胀，四肢不温，冷汗出，乏力，纳差，小便不畅，舌淡，苔薄，脉沉细。

中医诊断：厥脱（阳气欲脱）。

西医诊断：甲状腺功能减退症；2型糖尿病低血糖状态；

冠状动脉粥样硬化性心脏病；心功能不全，心功能Ⅱ～Ⅲ级。

治法：回阳救逆。

处方：参附注射液 100mL，每 8 小时 1 次，静脉滴注。

人参 50g，制附片 30g，黄芪 90g，熟地黄 30g，山萸肉 45g，怀山药 60g，龙骨 30g，牡蛎 30g，大枣 30g，黄精 30g，乌头 12g，半夏 12g。3 剂，水煎服。

患者服药 1 剂后汗出止；3 剂后心悸、气促好转，恶寒减轻，下肢肿胀减轻，继予参附汤合生脉散后症平。继服半年半硫丸善后，患者诸症消失。追访多年，至今未再复发。

按：甲状腺功能减退症是由于甲状腺激素缺乏，机体代谢活动下降所引起的临床综合征。中医将甲状腺功能减退归属为"虚劳""痰饮"等范畴，阳虚是其病理关键，严重者可以出现阳气虚脱、痰浊蒙窍的危候。对此证，方师临证喜用肉桂、附片等大剂温阳药，并伍以大量山萸肉益精固涩。

如病情发展后期，患者出现休克、心力衰竭之甲状腺功能减退危象，而见大汗淋漓、呕吐泄泻、心悸气促，继而汗出黏冷、怔忡、气短息微、四肢厥逆、面色苍白、昏迷不醒、舌淡、脉虚数无根，属中医阴竭阳脱证。治疗上急以益气养阴、回阳固脱，重用人参（高丽参或红参）60g、附子 60～90g，同时配合参附注射液静脉滴注。方邦江教授习惯用参附注射液治疗休克、心力衰竭，尤其适用于心力衰竭并发休克患者，他认为参附注射液临床使用非常安全，应用几十年没有发生任何副作用，其有关不良反应的临床报道也非常之少。目前确实有不少中药注射剂存在安全隐患，主要是因为在研发和生产过程中出现的问题，不能以偏概全，片面批评中药注射剂不安全是非常不公道的。对于参附注射液的使用剂量和方法，方邦江教授提出对有适应证的危重患者，首次负荷剂量为快速静脉滴注100mL，输液泵控制使用日总量1000～1500mL；或者每6小时1次，每次100～200mL，救治效果更佳。

【案8】

刘某，女，29岁，上海市九亭镇人。因"甲状腺功能亢进症伴心悸、不寐9年，加重3个月"于2014年4月11日来诊。

患者2008年4月因心慌、腹泻、消瘦，于九亭医院就诊，诊断为"甲亢"，用赛治控制病情，倍他乐克控制心率。患者乏力、消瘦、心慌等症状改善不明显，甲状腺功能数月随访1次。2017年1月24日查甲状腺功能：T_3 422.63ng/mL，TSH 0.05mU/L，TGAb 2375.00U/L，TPOAb＞600.0。血常规：WBC 2.9×10^9/L。肝功能：ALT 375U/L，AST 600U/L。B超：甲状腺弥漫性病变，回声欠均匀，符合Graves病临床表现。患者因西药不能耐受（出现皮肤过敏和肝损害）而自行停服西药，并慕名来方邦江教授处就诊。

刻下：患者消瘦，时有心烦易怒，心悸心慌，腹泻，消谷善饥，夜寐欠安，舌淡红，苔薄黄，脉细数。

中医诊断：瘿病（心肝火旺，痰瘀交阻）。

西医诊断：弥漫性甲状腺肿；甲状腺功能亢进症。

治法：清热化痰，消瘿散结。

处方：复方甲亢汤加减。

黄药子 15g，鬼箭羽 30g，生地黄 45g，太子参 60g，栀子 15g，白芍 45g，黄芪 120g，陈皮 9g，青皮 9g，枸杞子 30g，珍珠母 30g，淫羊藿 30g，肿节风 9g，牡蛎 30g，郁金 12g，穿山龙 60g，猫爪草 30g，麦冬 30g，山萸肉 45g，五味子 15g，鳖甲 15g，甘草 6g。7 剂，水煎服。

方师以上方加减黄芪 30 ~ 90g，加穿山龙 30g，功劳叶 30g，治疗 3 个月，胸闷、心慌、腹泻全无，体重增加，甲状腺功能、肝功能、血象恢复正常。治疗 2 年停药，未见反复。

按：甲亢尤其是 Graves 病多系机体免疫性疾病，伴桥本甲状腺炎。所以方邦江教授认为在甲状腺功能亢进症中，降低患者血浆高甲状腺激素水平，抑制甲状腺激素释放，对病情的发生和发展非常关键，同时调节机体免疫功能也十分重要。临床中不乏甲状腺功能亢进患者因对西药过敏或出现严重不良反应，而不得不停止治疗。对此方师在长期临床实践中总结和形成了自己独特的治疗甲状腺功能亢进症的经验。甲亢常耗伤正气，临床主要表现为肝阴不足、气阴两虚或肝风内动。方邦江教授常选用降低血浆高甲状腺激素水平的药物与益气养阴、调节免疫功能的中药同用，如黄药子、猫爪草、鬼箭羽、黄芪、生地黄、白芍、枸杞子、麦冬、太子参等益气育阴，息风潜阳，每可获得良效。

【案9】

闵某，女，48岁，上海闵行区人。因"心悸、手抖、易怒3个月，加重1周"于2015年1月16日来诊。

患者既往有慢性肾炎、蛋白尿病史。3个月前无明显诱因出现心悸、手抖、潮热、汗出，急躁易怒，大便干结，于外院查甲状腺功能：TT_3 28.29ng/mL，FT_3 39.54pmol/L，TSH < 0.05mU/L，诊断为"甲状腺功能亢进症"，曾服甲巯咪唑、他巴唑等治疗，但因出现肝功能受损，遂停药未服。近1周来，患者心悸明显，潮热，盗汗，手抖不能持物，夜寐欠安，遂来诊。

刻下：面色潮红，乏力，手抖，心悸，多食多饮，大便干结，小便黄，夜寐差，舌红，苔黄，脉细数。

中医诊断：瘿病（气阴两虚，肝风内动）。

西医诊断：甲状腺功能亢进症。

治法：益气养阴，息风清热。

处方：自拟复方甲亢汤加减。

黄药子15g，猫爪草30g，白芍15g，牡蛎30g，生黄芪60g，陈皮9g，太子参30g，白芍45g，柴胡15g，丹皮15g，苦参15g，栀子15g，鳖甲18g，生地黄30g，枸杞子30g，黄连6g，夏枯草15g，白术15g，薄荷6g，甘草6g，五味子9g。14剂，水煎服。

二诊：患者潮热改善，仍有乏力，心悸，大便干结，夜寐不安，舌红，苔薄黄，脉细数。证属气阴亏耗，水不涵木。治拟益气疏肝，养阴清热，息风止痉。

处方：黄药子 15g，猫爪草 30g，白芍 15g，牡蛎 30g，生黄芪 90g，陈皮 9g，太子参 30g，白芍 45g，柴胡 15g，丹皮 15g，苦参 15g，栀子 15g，鳖甲 18g，生地黄 30g，枸杞子 30g，黄连 6g，夏枯草 15g，白术 15g，薄荷 6g，甘草 6g，五味子 9g，鬼箭羽 30g，郁金 9g。续进 3 个月。

按：在治疗甲状腺功能亢进症中，方邦江教授特别注重辨证与辨病相结合，强调西医辨病和中医辨证的统一，尤其是在治疗甲状腺功能亢进症，对降低血浆高甲状腺激素水平，必用黄药子。黄药子味苦，性平，有小毒，归心、肺经，具有解毒消肿、化痰散结、凉血止血的功效。《药性论》记载黄药子："治水气浮肿，下小便，治嗽逆上气，项下瘿瘤。"《本草纲目》言其"凉血，降火，消瘿，解毒"。方师用黄药子、猫爪草、白芍、牡蛎、夏枯草等组成的复方甲亢汤加减，治疗甲亢 68 例，结果显示临床痊愈 16 例，显效 33 例，好转 15 例，总有效率为 94.1%。复方甲亢汤对甲状腺激素具有明显的降低作用，对甲状腺激素过多所致的临床症状有明显改善作用，并且对甲亢患者的白细胞降低具有防治作用。甲亢危象的治疗主要以降低血浆甲状腺激素水平、抗交感神经药物等为主要措施。黄药子清热解毒、消肿、凉血、止血，尤其在治疗甲亢危象患者血浆高甲状腺激素水平的阴虚肝热证，切合病机。现代研究显示，临床应用黄药子部分患者会出现食欲不振、恶心、腹痛、肝脏损害等副作用。方邦江教授在临床中常用剂量为 9～20g，是安全的，同时为了加强护肝作用，他组方中伍以具有养肝育阴作用的枸杞子、五味子。

八、心血管系统疾病

【案1】

郑某，女，61 岁，上海人。因"反复胸闷胸痛 3 个月"于 2011 年 11 月 14 日入院。

患者 2011 年 8 月 17 日劳累后出现胸闷、心慌，伴有气促，时有呼吸困难，双下肢乏力，故至上海交通大学医学院附属瑞金医院就诊，CTA 检查提示：主动脉附壁斑块形成，局部附壁血栓形成可能。24 小时动态心电图：房早 4 次 /23 小时，室早 1 次 /23 小时，ST 段发作性压低。故予拜阿司匹林抗血小板聚集，瑞舒伐他汀降脂稳斑。2011 年 11 月 13 日患者胸闷症状加重，偶有胸痛、乏力、短气、神疲倦怠，静息时发作，夜间发作多，无咳嗽咳痰，无恶心呕吐，无端坐呼吸，无恶寒发热，遂于急诊收入院。患者素有糖尿病、高血压等病史。

刻下：胸闷，胸痛，乏力短气，神疲倦怠，舌暗苔白腻，脉弦细。

中医诊断：胸痹（痰浊瘀阻）。

西医诊断：急性冠脉综合征；高血压病3级（极高危）；2型糖尿病。

治法：通阳散结，祛痰宽胸。

处方：瓜蒌薤白半夏汤加减。

全瓜蒌18g，薤白12g，半夏12g，黄芪30g，附子30g，苦参9g，丹参30g，檀香6g，砂仁6g，山药12g，乌头12g，白术15g，远志9g，牡蛎30g，桂枝30g，炙甘草6g，枸杞子15g，生山楂15g。7剂，水煎服。

按：胸痹的病机以阳虚为本，瘀血痹阻为标。方师认为本病重在温通，宜大量桂枝与附子、乌头同用。方师继承先师朱良春应用大量桂枝治病之经验，桂枝用至30g以上，治疗心绞痛，每获良效。患者年迈体虚，且伴有糖尿病、高血压等疾病，更加重冠心病症状。心主血脉，心病不能推动血脉，肺气治节失司，则血行瘀滞，脾失健运，聚生痰浊，气血乏源，导致心脉痹阻，胸阳失旷而发胸痹。胸痹轻者多为胸阳不振，阴寒之邪上乘，阻滞气机，临床表现胸中气塞、短气。瓜蒌薤白半夏汤，来源于《金匮要略》，现代可用于治疗冠心病心绞痛、风湿性心脏病、室性心动过速、肋间神经痛、乳腺增生、慢性阻塞性肺疾病、创伤性气胸、老年咳喘、慢性支气管肺炎、慢性胆囊炎等。瓜蒌，有润肺止咳、清热化痰之功效，主治咳嗽痰多、胸痹胁痛、大便燥结等症。薤白，可宽胸理气。李时珍说："其根煮食、糟藏、醋浸皆宜。"薤白可用于治疗胸痹心痛、小儿疳痢、赤白痢疾、妊娠胎动、食诸鱼骨鲠、鼻渊、咽喉肿痛、霍乱干呕不息、赤白痢下。半夏可燥湿化痰，降逆止呕，消痞散结，用于痰多咳喘、痰饮眩悸、风痰眩晕、痰厥头痛、呕吐反胃、胸脘痞闷、梅核气；生品外用治痈肿痰核。本方加丹参、檀香可加强活血理气之功，有助于冠心病的治疗；桂枝加强通阳之功；山药、白术祛湿化痰；患者因病影响心神，茯神、远志可安神定志；枸杞子、牡蛎补肾，心肾同治，水火既济。各药相配，共奏祛痰化瘀、宽胸开阳之功。

【案2】

李某，女，58岁，上海人。因"反复心悸4年，加重3天"于2012年7月9日入院。

患者有心悸病史4年余，劳累或情绪激动时发作，但休息数秒钟后则好转，未诊治。3天前，患者劳累后再次出现心悸症状，休息后未明显好转，休息时间较前明显加长，并伴有乏力、气促、头晕等症状，故至我院就诊。查心电图：频发室性早搏，二联律。既往有糖尿病、高血压等病史。

刻下：心悸时作，乏力，气促，头晕，舌暗苔白腻，脉结代。

中医诊断：心悸（痰瘀阻络）。

西医诊断：冠心病；心律失常；2型糖尿病；高血压病3级（极高危）。

治法：活血化瘀，清热化痰。

处方：瓜蒌薤白半夏汤合甘麦大枣加黄连汤加减。

全瓜蒌9g，薤白9g，半夏9g，党参9g，浮小麦30g，茯神15g，龙骨30g，牡蛎30g，桂枝9g，白芍15g，大枣30g，甘草18g，延胡索15g，徐长卿15g，远志9g，旋覆花9g，黄芩9g，黄连6g，麦芽30g。7剂，水煎服。

按：心悸的发生多由体质虚弱、饮食劳倦、七情所伤、感受外邪及药食不当等引起。但病机不外气血阴阳亏虚，心失所养；或邪扰心神，心神不宁。病位在心，但与肝、脾、肺、肾有密切联系。心悸病机有虚实之分，虚为气、血、阴、阳亏虚，心失所养。实则多为气滞、血瘀、痰浊、火郁、水饮，扰动心神。方师认为除器质性心律失常外，精神因素甚为重要，临床多以炙甘草汤加黄连，常取良效。患者年老，且易劳累，故以虚证为主，但心悸病机虚实相互夹杂，虚证之中常夹杂痰浊、水饮或血瘀为患。患者舌暗苔白腻、脉沉细，故多为痰浊瘀滞，心脉瘀阻，心阳被遏，心失所养。治宜活血化瘀、清热化痰，方予瓜蒌薤白半夏汤加减。因心中悸动不安为本病的主要临床特点，故予茯神、龙骨、远志安神定志。因常由情绪激动触发，故予延胡索、徐长卿理气化郁。患者年老，气血亏虚，予以大枣、白芍补血养血，并加黄连、黄芩以清瘀热，麦芽助消化。诸药合用，共奏活血化瘀、清热化痰、养心安神之功。

【案3】

王某，女，42岁，上海人。因"胸闷气短1月余，加重

3 天"于 2016 年 11 月 1 日来诊。

患者平素易焦虑，时有胸闷气短，心情不佳时加重。来诊时心悸不适，胃纳可，二便调，夜寐欠安。查舌淡稍暗，苔薄白，脉数。查 EKG 提示：窦性心律失常。动态心电图示：频发室性早搏，伴阵发性室性心动过速。

刻下：心悸，夜寐欠安，舌淡稍暗，苔薄白，脉数。

中医诊断：心悸（肝郁心虚）。

西医诊断：心律失常，频发室性心律失常，二联律，阵发性室性心动过速。

治法：益气养心，疏肝解郁。

处方：柴胡 12g，黄芩 15g，半夏 12g，陈皮 9g，郁金 9g，茯神 30g，苦参 9g，黄连 6g，合欢皮 30g，酸枣仁 40g，太子参 15g，炙甘草 18g，浮小麦 30g，大枣 30g。7 剂，水煎服。

二诊（2016 年 11 月 8 日）：患者胸闷气短较前减轻，夜寐好转，仍有乏力，舌淡红，苔薄白，脉细数。证属肝郁心虚。治以益气养心，疏肝解郁。

处方：自拟甘麦大枣黄连汤加味。

柴胡 12g，黄芩 15g，半夏 12g，陈皮 9g，郁金 9g，茯神 30g，苦参 9g，黄连 6g，合欢皮 30g，酸枣仁 18g，太子参 30g，炙甘草 18g，浮小麦 30g，大枣 30g。14 剂，水煎服。

按：方邦江教授指出，本例患者因心气亏虚，肝气郁滞而致心失所养，心脉不畅，心神不宁，故时有胸闷气短，易产生焦虑情绪。方以太子参补益正气；柴胡、陈皮、郁金疏肝理气解郁；甘麦大枣汤甘润滋补，养心调肝安神。患者睡眠不佳，以酸枣仁、合欢皮解郁养心安神。有研究表明，苦参对心脏有明显的抑制作用，可使心率减慢。黄连中的小檗碱、巴马汀、表小檗碱均能相应地表现出抗心律失常作用，其中小檗碱对快速性心律失常疗效尤为显著。二诊时，患者胸闷气短较前好转，乏力明显，故增太子参为 30g，以增强补益正气之力，并加大酸枣仁用量以进一步促进养心安神之效。后复诊，患者诸症减轻，以原方进退，连续服用，病情稳定。

【案 4】

诸某，女，79 岁，上海人。因"反复心慌气短 3 年，加重伴下肢水肿 1 周"于 2015 年 2 月 11 日入院。

患者 3 年前劳累后出现心慌、气短，后于当地医院诊断为"心力衰竭"，予口服地高辛和抗血小板药物治疗。1 周前心慌气短加重伴双下肢肿胀。入院时胸闷，心慌，气急，双下肢肿。既往有冠心病病史 10 余年。

刻下：心慌，胸闷，气短，神倦乏力，怕冷，面色欠华，头晕目眩，双下肢肿，纳少，舌淡苔白，脉沉细。

中医诊断：心衰病（心血不足，胸阳不振）。

西医诊断：冠心病；急性心功能不全，心功能Ⅳ级。

治法：益气养血，温阳复脉。

处方：真武汤合葶苈大枣泻肺汤。

茯苓 40g，白术 30g，白芍 18g，大枣 30g，太子参 45g，黄芪 60g，附子 45g，麦冬 12g，枸杞子 15g，山萸肉 15g，葶苈子 50g，车前子 15g，泽泻 15g。7 剂，水煎服。

按：方邦江教授指出，本例患者心气心阳不足，治以益气温阳为主。方中桂枝、附子温振心阳；太子参、黄芪益气助阳；炙甘草益气养心。补阳时配用补阴之品，取其"阳得阴助而生化无穷"，故加麦冬、枸杞子、山萸肉滋阴。患者兼见下肢水肿，故以葶苈子、车前子、泽泻利水化饮。全方谨守病机，选药精当，故复诊时患者诸症减轻。后守原方进退，连续服用，病情稳定。

【案 5】

马某，女，56 岁，上海人，已退休。因"反复胸闷心悸 5 年余，加重 1 天"于 2010 年 9 月 10 日入院。

患者有冠心病史 5 年余，反复出现胸闷不适、心慌等症，曾多次住院。1 天前活动后再次出现胸闷，心悸不适，不能平卧，伴头晕，畏寒，纳差，无头痛、晕厥、耳鸣，无咳嗽、咳痰，无胸前区疼痛，无恶心呕吐，无腹痛腹泻，无尿频、尿急、尿痛。3 年前发现高血压，最高血压达 190/100mmHg，长期服用缬沙坦控制，尚可。入院时查体：体温 36.5℃，脉搏 56 次 / 分，呼吸 18 次 / 分，血压 100/80mmHg，精神萎靡，两侧瞳孔等大等圆，直径约 3mm，对光反射灵敏，眼睑无浮肿，球结膜无水肿，双侧甲状腺未及肿大，颈静脉无怒张，两肺呼吸音低，未闻及干湿啰音，心界左下扩大，心率 50 ～ 70 次 / 分，律尚齐，二尖瓣区可闻及 2/6 级收缩期吹风样杂音，无传导，腹软，肝脾肋下未及，无压痛及反跳痛，移动性浊音（－），肠鸣音 4 次 / 分，双下肢压迹（－）。门诊心电图检查示：窦性心动过缓，心率 52 次 / 分。入院后（2010 年 9 月 10 日）实验室检查：WBC 5.4×10^9/L，N 57.6%，RBC 2.98×10^9/L，Hb 109g/L，BNP 363.2ng/mL，Mb 58.7ng/mL，D- 二聚体、出凝血时间及血沉正常。心动超声示：二尖瓣、三尖瓣中度反流，主动脉瓣轻度反流，主动脉瓣增厚，EF 44%。2010 年 9 月 12 日动态心电图示：窦性心动过缓，平均心率 55 次 / 次，短暂阵发性房速。2010 年 9 月 13 日 24 小时动态血压示：最高收缩压 166mmHg，最低收缩压 111mmHg，最高舒张压 75mmHg，最低舒张压 56mmHg，平均血压 129/62mmHg。腹部 B 超未见异常。

刻下：胸闷，心慌，喘促不能平卧，头晕，畏寒，纳差，舌淡，苔薄，脉缓。

中医诊断：心衰病（心阳不足，水气凌心）。

西医诊断：冠状动脉粥样硬化性心脏病；心功能不全心功能 3 级；心律失常；窦性心动过缓。

治法：回阳固脱。

处方：参附注射液 50mL，每日 2 次。

真武汤合葶苈大枣泻肺汤化裁：人参 60g，附子 60g，白芍 18g，白术 30g，茯苓 30g，干姜 9g，葶苈子 60g，龙牡各 45g，山萸肉 40g，大枣 30g。3 剂，水煎服。

按：心功能不全是各种心血管疾病发展到危重阶段的最终结果，症状复杂，辨证困难。根据其临床表现和病理生理变化，属于中医学"心悸""喘证""水肿"等范畴。心衰早期临床表现以心气亏虚为主；病程进展至晚期则出现心阳不振，表现为阳气亏虚，水饮上泛。其病机多为本虚标实，即心气虚为本，心阳不振在心衰中亦常见；瘀血、水饮、痰浊为其标。其中心气（阳）虚贯穿在各个证型之中，治疗上可应用补益心气、温阳利水之法。参附注射液的药物组成是红参、黑附片的提取物。《本草经疏》云："人参能回阳气于垂绝，却虚邪于俄顷。"《本草经读》谓："附子味辛气温，火性迅发，无所不到，故为回阳救逆第一品药。"所以参附汤具有益气、回阳、救脱之功效，主要用于阳气暴脱的厥脱证。而参附注射液直接输注体内，作用迅速，对真元大亏、阳气虚衰患者，可见奇功。

现代研究表明，参附注射液内含去甲乌药碱、去甲猪毛菜碱、人参皂苷等成分，其中去甲乌药碱是 β 受体激动剂，能显著增强心肌收缩力，增加心输出量；去甲猪毛菜碱对 α、β 受体均有兴奋作用，能明显升高血压，增加冠脉血流量；人参皂苷还具有明显的强心作用。临床观察发现，参附注射液对慢性心功能不全者有以下几方面作用：①改善心功能：可增强心肌收缩力，增加心脏射血功能，提高射血分数。②减轻心脏前后负荷：扩张小动脉，减少水钠潴留，增加肾脏血流量，从而达到减轻心脏前后负荷的作用。③保护心肌：改善心肌能代谢，降低心肌耗氧从而保护心脏。

本例患者胸闷、乏力、气短，不能平卧，伴头晕、畏寒，舌淡，苔薄白，脉缓皆属于心阳不振之证候，故治宜振奋心阳。用参附注射液100mL/d，患者胸闷症状明显好转，至第2日，愚者畏寒明显改善；经治疗1周，患者已能步行出院，心功能由起初Ⅲ级改善为Ⅰ级，同时BNP下降，EF值升高，治疗效果明显。由此可见，参附注射液对症治疗慢性心功能不全有较好疗效，但亦应据中医辨证选择更加确切。

【案6】

马某，男，61岁，上海人。因"突发意识不清半小时"于2014年6月28日送至上海中医药大学附属龙华医院急诊科。

患者半小时前在当地工商银行突觉胸闷，继而意识不清，口唇发绀，二便失禁，由120急救送至龙华医院急诊抢救。当时心电监护提示：心率30～40次/分。心电图示：三度房室传导阻滞。诊断为"阿-斯综合征"。经抢救患者意识恢复，心率维持在30～50次/分，应用异丙肾上腺素后，患者频发室性早搏，后收住入院。

刻下：患者头晕，乏力，心悸，舌淡苔白，脉沉缓。

中医诊断：心悸（心阳亏虚，心脉痹阻）。

西医诊断：心律失常，三度房室传导阻滞；阿-斯综合征。

治法：温通心脉。

处方：麻黄附子细辛汤加减。

麻黄 12g，制附子 30g，细辛 12g，黄芪 30g，党参 30g，桑寄生 30g，丹参 30g，炙甘草 15g，桂枝 30g，黄精 30g，枸杞子 30g，当归 9g，乌梅 15g。3 剂，水煎服。

按：麻黄附子细辛汤，本为阳虚外感而设，但在临证中，方师发现该方对缓慢性心律失常有良效。心律失常发病原因不外虚、滞、寒、热四个方面，在心律失常的病理演变过程中，虚、滞、寒、热还可以相互影响，互为因果。心虚鼓动无力则血脉瘀滞，瘀久则化热，寒性收涩，寒则血脉瘀滞；热可伤津熬血成瘀；气行血，血载气，气滞则血瘀，血瘀则气滞，气滞日久则化热；心血不行，血脉瘀滞，则机体失养，功能减退而为虚。因此，心律失常的中医病机总以虚实夹杂为主要特征，快速型以滞、热为主，缓慢型以虚、滞、寒为主。方师认为，细考麻黄附子细辛汤组方，恰以温阳、散寒、行滞为主，而现代药理研究也证实，三味药物都有不同程度增快心率的作用。伍用益气之药，对缓慢型心律失常颇有佳效。该患者经治疗半年，心率恢复正常，迄今未发。

【案 7】

张某，男，80 岁。因"心悸、头晕反复发作 3 年，加重 3 天"于 2008 年 4 月 28 日来诊。

患者既往有窦性心动过缓病史 12 年。近 3 年来，出现反复头晕、心悸。24 小时动态心电图提示：窦性心动过缓，二度Ⅱ型窦房传导阻滞，窦性停搏。外院建议安装起搏器治疗，患者及家属拒绝。近 3 天来，患者自觉乏力、不适加重来诊。查心电图：窦性心动过缓，窦房传导阻滞，心率 40 ~ 50 次 / 分。

刻下：患者头晕，心悸，乏力，恶寒，喜热饮，大便干结，舌淡体胖，苔薄，脉沉细。

中医诊断：心悸（心肾阳虚）。

西医诊断：窦性心动过缓；二度Ⅱ型窦房传导阻滞；窦性停搏。

治法：温阳通脉。

处方：麻黄附子细辛汤加减。

麻黄 10g，制附子 30g，细辛 9g，桂枝 30g，白芍 30g，党参 30g，仙茅 30g，仙灵脾 30g，巴戟天 30g，鹿角霜 6g，当归 12g，鸡血藤 30g。14 剂，水煎服。

按：方邦江教授临床上常用细辛治疗病态窦房综合征、房室传导阻滞、窦性心动过缓等缓慢型心律失常，常与麻黄附子细辛汤、黄芪、仙茅、仙灵脾、补骨脂、桂枝、炙甘草合用，收效显著。方师认为，对于细辛等温振心阳、培本固元之药味，剂量要大，不可轻描淡写，隔靴搔痒。其细辛用量常在 10 ~ 15g 以上，突破传统"细辛不过钱"之说。关于桂枝的剂量，昔先师朱良春使用桂枝一般从 10g 开始，逐步递增，最多加至 30g，服至口干舌燥时，则将已用剂量略减 2～3g，继服以资巩固。方师继承先师朱良春经验，除以患者"口干为度"外，常突破 30g，最大剂量用至 50g。为了避免桂枝温燥，常以白芍和乌梅伍制其燥。在治疗快速心律失常习以肉桂代替桂枝，并以肉桂研末冲服，盖因引心经浮热下行之故。该病例治疗 3 个月，心律正常。

【案 8】

刘某，女，67 岁，上海人。因"胸闷，心悸时作 2 个月，加重半天。"于 2015 年 10 月 11 日来诊。

既往有糖尿病病史 10 年，长期口服降糖药物。半年前患者时有胸闷、心慌，查心电图提示：频发室性早搏，二联律（24 小时达 1.1 万次），ST-T 改变。近 2 日，患者病情加重前来就诊。

刻下：患者心悸时作，乏力，头晕，口干，焦虑，纳寐欠佳，舌红，苔薄黄，脉结代。

中医诊断：心悸（痰火扰心）。

西医诊断：2 型糖尿病；冠心病；心律失常，频发室性早搏，二联律。

治法：清热豁痰，宁心定志。

处方：黄连温胆汤合交泰丸加减。

黄连 9g，肉桂 6g，竹茹 12g，胆南星 30g，枳实 15g，桂枝 12g，白芍 15g，陈皮 9g，制半夏 9g，酸枣仁 40g，茯神 30g，珍珠母 30g，柴胡 9g，合欢皮 30g，苦参 30g，黄精

30g，丹参 30g，枸杞子 30g，黄芪 30g。14 剂，水煎服。

按： 黄连有清热泻火之功，能清心火。本方应用黄连有双重治疗作用，既能降血糖，又能抗心律失常。方师善用黄连温胆汤治疗痰火内扰型快速心律失常，包括房性早搏、室性早搏、阵发性室上性心动过速、窦性心动过速、心房纤颤等，疗效满意。黄连具有抗心律失常、抗氧化、增加胰岛素敏感性等药理作用。黄连的用量可在 6～30g，至于有学者认为黄连有损害肝功能的副作用，方师认为黄连在 30g 以下是安全的，临床为了预防其苦寒伤胃，常配伍少量吴茱萸反佐。

苦参具有多种药理活性和广泛的药用价值，诸如抗心律失常、抗心肌纤维化、对心肌损伤和心肌梗死的保护作用等。方师应用自拟三参汤（苦参、丹参、西洋参或太子参）治疗顽固性室性早搏。方中重用苦参，并伍以黄芪、黄连、川芎、葛根、远志等，获效满意。

【案9】

张某，男，85 岁，上海人。因"胸前区闷痛时作，加重3 个月"于 2015 年 6 月 24 日来诊。

患者既往有糖尿病、冠心病病史多年，曾因"广泛前壁心肌梗死"于 7 年前行支架术。3 个月前，患者再度出现胸前区闷痛时作，夜间尤著，外院诊治考虑支架植入术后再狭窄，建议再次行冠脉造影术、支架安放。因患者高龄，家属不予考虑，后予利尿、扩冠、营养心肌等治疗，疗效不显著。患者夜间胸前区闷痛不适加重，转至方邦江教授处就诊。

刻下： 患者胸闷、胸痛，夜间尤著，乏力，气促，纳寐欠佳，舌淡，边有瘀斑、瘀点，脉细滑。

中医诊断： 胸痹（寒凝瘀阻）。

西医诊断： 冠状动脉粥样硬化性心脏病；心绞痛；陈旧性心肌梗塞；2型糖尿病。

治法： 温阳逐寒，豁痰通瘀。

处方： 丹参饮合三生饮。

丹参 30g，附子 30g，薤白 15g，川乌 15g（先煎），砂仁 9g，制南星 45g，桂枝 36g，乌梅 30g，合欢皮 30g，党参 50g，桃仁 30g，五灵脂 12g，黄芪 45g，檀香 9g。5剂，水煎服。

二诊（2015 年 6 月 29 日）： 服用上方 5 剂，患者夜间闷痛症状明显缓解，气促好转，仍有乏力，舌淡，边有瘀斑、瘀点，脉细滑。证属气滞痰凝，心络瘀阻。治法拟活血化瘀，行气通痹。

处方： 党参 45g，黄芪 45g，陈皮 9g，何首乌 18g，丹参 30g，葛根 30g，全瓜蒌 30g，法半夏 12g，川芎 12g，水蛭 3g（研粉），桃仁 9g，熟地黄 30g，怀山药 30g，玄参 15g。14剂，水煎服。

按： "三生饮"乃行经络、治寒痰之要药，具有斩关夺旗之功。临床上诸多医家常用于寒痰壅络之中风，而方师则另辟蹊径，认为本方甚合痰滞心胸之心绞痛。本案患者年老体衰，加之支架植入后再度发生狭窄，血行不畅则瘀滞心脉，血瘀既是病因，同时也是继发病理产物。但方师认为，治疗疾病不能以西医套用中医，该患者虽有瘀象，但夜间心绞痛发作是以"痰浊"为主，结合临床经验，认为在心绞痛的治疗过程中，一定要抓住病因病机，辨证施治。

【案10】

曹某，女，83岁。因"胸闷伴下肢浮肿3个月，加重2天"于2016年2月23日来诊。

患者既往有冠心病、高血压史20年。近3个月来，反复胸闷、气促，伴有双下肢水肿，口服利尿药，尿量增多后，浮肿可消。停用利尿药后，双下肢浮肿旋又起。双下肢静脉B超：未见下肢动静脉血栓。心脏彩超示：二尖瓣、主动脉瓣少量反流，左心室舒张功能降低。曾口服利尿剂，疗效不佳并多次发生电解质紊乱。

刻下：患者头晕，胸闷，气促，心悸，双下肢肿，纳差，夜寐欠安，小溲少，舌淡苔薄，脉细。

中医诊断：心衰病（心阳不振，水瘀互结）。

西医诊断：冠心病；心功能不全，心功能Ⅲ级。

治法：行气通阳，利水消肿。

处方：真武汤合葶苈大枣泻肺汤化裁。

附子60g，茯苓30g，白芍18g，白术15g，猪苓15g，泽兰30g，益母草120g，茶树根15g，桂枝20g，厚朴15g，黄芪 50g，葶苈子 60g，水红花子 15g，水蛭粉 4g，地龙 9g，生姜 3 片。14 剂，水煎服。

按：方师认为心力衰竭属于本虚标实证，气（阳）虚而瘀，水饮上犯心肺。由于气（阳）虚血滞，脏腑气化功能障碍，水液输布失常，使体内水湿痰饮潴留，以致本虚与标实互为因果。本病尤以水、瘀为其主要病理因素。确立利水助阳、活血通脉治法，温养心肾以治本，活血利水以治标。

九、神经系统疾病

【案 1】

陈某，男，60 岁，上海人。因"左侧肢体麻木无力 1 周"于 2014 年 10 月 30 日初诊。

患者既往有 2 型糖尿病、高血压病病史。同济医院（10 月 6 日）CT 示：左侧额叶及脑桥右侧新发腔隙性梗死灶。就诊时血压 150/100mmHg，左侧肌力 3 级。

刻下：言语含糊，左侧肢麻，小便频数，大便秘结，舌暗淡，苔薄白，脉缓无力。

中医诊断：中风病，中经络（气虚血瘀）。

西医诊断：脑梗死急性期。

治法：复元醒脑，益气通络。

处方：复元醒脑汤合补阳还五汤化裁。

生黄芪 120g，陈皮 9g，桃仁 6g，红花 6g，川芎 9g，赤芍 9g，当归尾 6g，胆南星 50g，僵蚕 12g，生白术 60g，益母草 90g，鬼箭羽 30g，太子参 60g，水蛭 6g，大黄 30g。14 剂，水煎服。

二诊（2014 年 11 月 13 日）：家属代诉，患者口齿不清，左侧肢体麻木无力，大便干燥，质硬，每日 1 次，但较前好转。查血压 150/90mmHg。

刻下：口齿不清，左侧肢体麻木无力，便干较前好转，舌淡有瘀斑，脉缓无力。证属气虚血瘀。治以补气、活血、通络为要。

处方：生黄芪 120g，陈皮 9g，桃仁 6g，红花 6g，川芎 9g，赤芍 9g，当归尾 6g，胆南星 48g，僵蚕 12g，生白术 60g，怀山药 15g，苍术 9g，玄参 15g，水蛭 6g，乌头 9g，芦荟 1g。14 剂，水煎服。

三诊（2014 年 11 月 28 日）：查血压 140/95mmHg，患者面色渐复，诉可自行行走，步履不稳，但较前好转，仍有左侧肢体麻木，大便质软，色黄，每日 3 次，舌淡苔薄白，脉缓。证属气虚血瘀。效不更法，仍以补气、活血、通络为要。

处方：生黄芪 120g，陈皮 9g，桃仁 6g，红花 6g，川芎 9g，赤芍 9g，当归尾 6g，胆南星 48g，僵蚕 12g，生白术 60g，怀山药 15g，苍术 9g，玄参 15g，水蛭 6g，乌头 9g，威灵仙 21g，乌梢蛇 9g，石菖蒲 9g。14 剂，水煎服。

按：脑梗死是缺血性脑卒中的总称，约占脑血管病的 60%～80%。脑梗死的治疗不能一概而论，应根据不同的病因、发病机制、临床类型、发病时间等确定具有针对性的治疗方案，实施以分型、分期为核心的个体化治疗。脑梗死通常按病程可分为急性期（1～2周）、恢复期（2周～6个月）和后遗症期（6个月以后）。东汉张仲景认为是"络脉空虚"。李东垣认为属"正气自虚"。王清任指出中风半身不遂、偏身麻木是由于"气虚血瘀"所致，立补阳还五汤治疗偏瘫，至今仍为临床常用。本案中患者既往脑梗死2次，观其面色萎黄，左侧肢软无力，舌暗淡，苔薄白，脉缓无力，皆为气虚血瘀的临床表现，故针对该患者的治疗主要从补气、活血、通络入手。补阳还五汤出自王清任《医林改错》："此方治半身不遂，口眼㖞斜，语言謇涩，口角流涎，下肢痿废，小便频数，遗尿不禁。"方中重用生黄芪（剂量可达150～200g）为君药，补益元气，意在气旺则血行，瘀去络通；当归尾活血通络而不伤血；赤芍、川芎、桃仁、红花协同当归尾以活血祛瘀；陈皮、生白术、怀山药、苍术益气健脾，旨在顾护后天之本，资养气血；患者言语不利，加胆南星化痰开窍；玄参、大黄通便。此方中方师充分发挥了虫类药的作用，运用乌梢蛇祛风通络，现代药理研究证明其有抗炎、镇痛、镇静等作用。僵蚕僵而不腐，可以息风定痉；水蛭通经活络、活血止血而不留瘀，瘀去而不加重出血，同时力专善走，周行全身，以行药力。全方共奏补气、活血、通络之功。方师还指出，威灵仙、乌梢蛇等祛风通络化痰的药物对患者的远期疗效有益，可改善左侧肢体麻木，而石菖蒲可豁痰开窍，以恢复患者语言功能。

【案2】

王某，女，28岁，上海人。因"口眼㖞斜1天"于2015年3月26日初诊。

患者于3月15日夜间休息时受风，第2天即觉右侧面部及头皮疼痛，之后相继出现右眼不自觉流泪、口角向左侧㖞斜。患者自以为感冒所致，未予以重视。26日晨起照镜子时发现口眼㖞斜更加明显，右侧面颊肿痛麻木，痛连耳根及颈部，遂就诊于方邦江教授处。就诊时患者痛苦面容，右侧额纹消失，右眼睑闭合不全，两侧鼻唇沟不对称，右侧变浅，水沟偏斜，口角向左侧㖞斜，不能鼓腮、吹口哨或皱眉，心烦，眠差。

刻下：头痛，右侧面肿，口角向左侧㖞斜，心烦，眠差，舌暗红，苔黄腻，舌体颤动，脉弦。

中医诊断：面瘫（风痰瘀阻）。

西医诊断：周围性面神经麻痹。

治法：祛风化痰，活血通络。

处方：天麻白术丸合牵正散加味。

僵蚕18g，关白附9g，黄芪30g，白术30g，防风9g，当归9g，天麻15g，赤芍9g，白芍9g，胆南星50g，酸枣仁30g，豨莶草60g，猫爪草15g，寒水石60g（先煎），鸡骨草30g，天麻15g，土鳖虫12g，鳖甲18g。7剂，水煎服。

二诊（2015年4月2日）：服上药7剂后，患者症状

明显缓解。现面部疼痛、麻木感消失，舌体颤动好转，口眼
㖞斜减轻，伴流涕、咳嗽，舌淡红苔黄，脉缓。证属风痰瘀
阻。治宜祛风化痰，活血通络。

处方： 僵蚕 18g，关白附 9g，黄芪 30g，白术 30g，防风
9g，当归 9g，川芎 9g，赤芍 9g，白芍 9g，生地黄 24g，酸
枣仁 30g，合欢皮 30g，天葵子 30g，鸡骨草 30g，天麻 15g，
土鳖虫 12g，柴胡 9g，升麻 6g，党参 10g。10 剂，水煎服。

经治后，患者口眼㖞斜显著改善。予上方胆南星逐渐加
量至 48g 后收全功。

按： 面瘫是以口、眼向一侧㖞斜为主要表现的病证，又
称为"口眼㖞斜""吊线风"。本病可发生于任何年龄，多发
病急速，相当于西医学的周围性面神经麻痹。该病属于中医
学"中经络"范畴。其病机为机体正气虚弱，腠理不密，卫
外不固，脉络空虚，外邪乘虚侵袭，以致经络阻滞，气血运
行不畅，经筋失养，筋肌纵缓不收而致。《金匮要略》云：
"寸口脉浮而紧，紧则为寒，浮则为虚，寒虚相搏，邪在皮
肤。浮者血虚，络脉空虚，贼邪不泻，或左或右，邪气反
缓，正气即急，正气引邪，㖞僻不遂。邪在于络，肌肤不仁；
邪在于经，即重不胜；邪入于腑，即不识人；邪入于脏，舌
即难言，口吐涎。"此揭示了"内虚邪中"是中风的病机。
天麻白术丸由天麻、白术、天南星、关白附、僵蚕、寒水石
等组成，主治风湿痰饮攻冲头目等病证。方师据其病机，巧
以用文，每获良效。本案患者因夜间休息时受风，并且气虚

肌表不固，导致风邪夹毒乘虚而入，遇络脉不通而成，故采用祛风化痰、活血通络之法。方师运用之牵正散出自《杨氏家藏方》方中关白附辛、甘、温，散而能升，祛风化痰，善治头面之风；僵蚕咸、辛、平，伍用胆南星以祛风化痰；黄芪、白术益气健脾，补气托里固表。现代药理研究证实，防风有息风定惊作用。川芎辛温升散，能"上行头目"，配伍当归、白芍、天麻可发挥祛风止痛之功，同时能达"血行风自灭"的效果，辅助僵蚕、土鳖虫祛风通络；生地黄、白芍、鳖甲凉血滋阴散瘀，使热清瘀散而毒自消，毒消痛止且肿无；同时方师配合应用猫爪草、鸡骨草、天葵子加强解毒消肿止痛之效；配伍合欢皮、枣仁可解郁安神。全方配伍应用共奏祛风化痰、活血通络之功。

【案3】

朱某，女，78岁，上海人。因"突发意识不清，伴全身抽搐40分钟"于2015年12月18日入院。

患者有高血压病、冠心病、脑梗死病史多年，一直服用中、西药物控制。患者下午午睡前一切如旧，至下午3点多家属发现其意识不清，右侧肢体抽动。40分钟前出现全身抽搐、牙关紧闭、口吐白色涎痰，遂打120急送我院。入院后查血压208/110mmHg，睁眼，无意识，无对答，两侧瞳孔直径5mm，对光反射迟钝，两眼球向右凝视，右侧肢体抽搐，四肢肌张力低，肌力检查不配合，左侧巴氏征（＋）。入院后西药给予镇静（安定、丙戊酸钠）、脱水（托拉塞米、甘油果糖）等治疗，患者仍有右侧肢体反复抽搐，程度稍减，神昏，痰多，发热，解便不畅，用西药抗癫痫治疗，抽搐仍作。

刻下：患者意识不清，不能伸舌，舌质暗干，苔少，脉弦细、沉取无力。

中医诊断：痫病（痰火闭窍）。

西医诊断：癫痫持续状态。

治法：豁痰开窍，息风定痫。

处方：三生饮合蝎蜈散、导痰汤加减。

全蝎 4g（研末灌服），蜈蚣 4g（研末灌服），羚羊角粉 6g（灌服），炙僵蚕 10g，广地龙 10g，胆南星 60g，青礞石 30g，炒白芥子 15g，石菖蒲 30g，太子参 30g，麦冬 15g，五味子 15g，乌头 12g，附子 24g，龙牡各 30g。3 剂，水煎服。

按：本案患者为脑梗死伴癫痫持续状态，给予西药治疗后，癫痫症状反复。考虑患者高龄，抗癫痫治疗可能出现呼吸抑制、肝肾功能受损等，故结合中医治疗。患者素体正亏，肢体偏萎，土木俱虚。值冬季感受外风，引动内风，痫病与中风同时发生，病势急骤，气血并逆，直冲犯脑，邪势鸱张。风胜则动，故见肢体抽动。木生火，风盛则心气不长，邪火扰心，心主神明，心火不明则神志不清。相火失约，不行温煦之责而炽盛于上，故发热。患者素体脾虚，易生内湿，阻碍清气，此时加上木火同病，风火相扇，三邪交阻，互结为患更重，故一发而病势无所制约，而出现"持续状态"。故治以息风止痉、泻火涤痰为法。方中全蝎、蜈蚣、羚羊角、僵蚕、广地龙以息风定惊，因患者久病，络脉不通，虫类药物走窜力强，可入络搜风以止痉；南星、菖蒲、青礞石、白芥子，祛风开窍，逐秽化痰；增液汤合生脉饮等以增液益气、敛阴固脱。患者本虚标实，便秘为热伤营分，耗气伤津之故，若以大黄等寒凉攻下之品通下则会更伤脾气，故以增液润燥，使肠燥得解。药后便秘得通，秽浊得行，痰火因有出路，风邪因无所凭，故神志转清而肢搐渐止。

【案4】

姜某，女，88岁。因"突发神志不清半天"于2015年12月21日急诊入院。

患者既往有高血压、冠心病、心房纤颤病史，血压控制偏差。当日凌晨，患者家属发现其呼之不应，气促，左侧肢体偏瘫，遂送至龙华医院急诊，查头颅CT提示：右基底节区近内囊处脑出血，双侧半卵圆区、额叶多发腔隙性梗死灶，伴部分软化，估计出血量40mL。家属放弃手术治疗来诊。

刻下：患者神志不清，发热，深度昏迷，气促，喉间痰鸣，两手握固，左侧偏瘫，项强，双侧瞳孔不等大，对光反射迟钝，左侧肌张力降低，肌力检查不配合，脉滑。

中医诊断：中风，中脏腑（痰瘀闭阻）。

西医诊断：脑出血；高血压病3级（极高危）；冠心病，

心功能不全，心功能 IV ~ V 级；心律失常，心房纤颤。

治法： 复元醒脑，化痰开窍。

处方： 留置胃管后以复元醒脑汤送服安宫牛黄丸，每日3次，每次1丸。

人参 60g，胆南星 30g，石菖蒲 30g，三七粉 10g，附子 30g，乌头 18g，水蛭粉 4g（冲），生大黄粉 30g（冲），羚羊角粉 3g（冲服），广郁金 12g，天竺黄 12g，生黄芪 120g，生竹沥水 3 支。7 剂，水煎服。

二诊： 患者神志渐清，左侧肢体偏瘫，左侧肢体肌力恢复到 1 级，大便干结，舌红，苔黄，脉滑。证属气滞痰凝，瘀血闭阻。治法拟活血化瘀，行气通络，醒脑开窍。

处方： 补阳还五汤送服安宫牛黄丸，每日3次，每次1丸。

生黄芪 160g，陈皮 12g，当归 12g，川芎 12g，桃仁 9g，红花 9g，赤芍 15g，地龙 2g（研粉，冲），党参 45g，胆南星 10g，石菖蒲 30g，三七 15g，水蛭粉 4g（冲），益母草 30g，生大黄粉 10g（冲）。7 剂，水煎服。

再进 7 剂后，患者左侧肢体稍有活动，纳寐可，复查头颅 CT 提示：右基底节区近内囊处出血灶部分吸收。出院，续以上方加减料理月余，患者左侧肢体肌力恢复到 3 级。

按： 脑出血据其症状和体征一般可归属于中医学"中风"范畴。有关脑出血认识的记载可追溯到《黄帝内经》。如《素问·生气通天论》中描述："大怒则形气绝，而血菀于上。"《素问·调经论》载："血之于气并走于上，使人大厥。"脑出血发生固然与积损正衰有关，但大多数脑出血患者先实后虚，因实致虚，甚至导致阳气欲脱的急危虚候，引起脱证。其主要的病因病机为阳浮于上，阴竭于下，阴阳有离决之势。方邦江教授常以大队人参复元醒脑、三生饮化痰祛风，并且在此病的治疗中十分推崇王清任创制的补阳还五汤，一般重用黄芪，常用至150g，甚或更大剂量；对于气虚者，若煎水代茶，疗效亦佳。黄芪具有双向调节血压的作用，临床用量小时为升血压，重用黄芪则降血压，故方邦江教授指出不必拘于血压高低，辨证为气虚者，大剂量用之，必获良效。针对中风导致的元气快速耗损，提出以大量人参复元醒脑治疗脑出血的方法，取得良好的临床疗效，进一步印证了脑出血急性虚证理论的可靠性。

【案5】

陈某，女，81岁，东华大学退休职工，因"肢体静止性震颤、运动缓慢、流涎、言语欠利2年，加重1周"于2013年4月8日来诊。

患者因肢体不自主颤动，已于外院明确诊断为"帕金森病"，服用西药效果欠佳，症状加重。

刻下： 左侧肢体静止性震颤，运动缓慢，流涎，言语欠利，烦躁，大便干结，夜寐欠安，舌淡，苔薄，脉弦。

中医诊断： 颤证（风阳内动）。

西医诊断： 帕金森病。

治法：育阴潜阳，息风通络。

处方：自拟息风除颤汤。

珍珠母30g（先煎），当归15g，熟地黄45g，人参15g，酸枣仁15g，柏子仁15g，羚羊角粉3g，茯神9g，天麻30g，怀山药60g，枸杞子30g，黄芪90g，黄精30g，蜈蚣4g（研粉），灵磁石30g，山萸肉60g，全蝎4g（研粉）。14剂，水煎服。

针灸：取四神聪、风池、曲池、合谷、阳陵泉、太冲、太溪，针刺。

按：方邦江教授认为，帕金森病属中医"风证""颤证"范畴，乃锥体外系统慢性退行性疾病，以静止性震颤、肌强直、运动缓慢、姿势反射减少为特征，伴见流涎、言语欠利、咳痰、气喘等症状，治宜平肝息风、化痰通络。他临证喜用珍珠母配合疏肝养血通络药物。其中珍珠母味甘、咸，性寒，入肝、心经，《饮片新参》谓之："平肝潜阳，安神魂，定惊痫，消热痞。"方邦江教授在治疗神经系统疑难急重症时，若患者出现肢体震颤、心悸难眠等症状时，常用珍珠母30g，症状重者可用至60g，入汤剂先煎；如头痛头晕、肢体震颤者，常配合生牡蛎、石决明；如眼花、耳鸣、面颊燥热，兼有阴虚者，配合女贞子、墨旱莲、熟地黄等；如心火亢盛，心神不安、烦躁难眠者，可配合黄连、灵磁石、朱砂，以清心镇静安神；如心悸失眠、脉结代者，加用酸枣仁、远志、炙甘草、甘松等。

【案6】

吴某，男，66岁，上海闵行区人。因"睡梦中无意识活动1年"于2017年11月20日来诊。

患者1年来于夜间睡梦中有无意识打砸、秽语等暴力行为发生。曾查头颅CT、头颅MRI、脑电图等，均无明显异常发现。

刻诊：患者神清，偶有头晕、咳嗽、咳痰，二便调，寐安，舌质淡黯，苔薄黄，脉弦。

中医诊断：狂证（痰瘀阻窍）。

西医诊断：梦游症。

治法：活血通窍。

处方：癫狂梦醒汤合越鞠丸加减。

桃仁30g，柴胡15g，香附12g，八月札30g，赤芍15g，半夏12g，大腹皮15g，青皮9g，陈皮9g，苏子12g，栀子9g，苍术9g，川芎9g，生铁落30g，青礞石30g，甘草9g。7剂，水煎服。

按：癫狂梦醒汤出自王清任《医林改错》，具有活血理气、解郁化痰之功。方师长期临证发现，目前原发性或继发性情志障碍性疾病高发，多属中医学"癫狂""郁证""不寐"范畴。其起病多因气郁、痰阻、血瘀。方师常选丹栀逍遥散、越鞠丸、温胆汤加减配伍，遇有精神重症，非癫狂梦醒汤不能取效。本例患者治疗1个月而愈，追访至今未复发，即为明证。

十、泌尿系统疾病

【案1】

朱某，女，48岁，上海人。因"反复尿频、尿痛伴下腹坠胀痛2月余，加重伴发热1天。"于2016年12月8日来诊。

患者既往曾行空腹B超示：双肾结石，输尿管结石。中山医院查尿常规示：隐血（++）。体温38.9℃，反复使用抗生素治疗，症情时有反复。现患者自觉尿频、尿痛，伴有下腹痛、腰痛、下腹坠胀感，纳差，大便不成形。

刻下： 尿频、尿痛，下腹胀痛，发热，腰痛，纳差，便溏，舌暗，苔白厚腻。

中医诊断： 淋证（中气下陷，湿浊下注）。

西医诊断： 肾盂肾炎。

治法： 升清降浊，佐以清利湿热。

处方： 四草汤合补中益气汤。

黄芪30g，党参15g，白术15g，当归6g，升麻6g，陈皮9g，柴胡9g，萹草30g，甘草6g，乌药18g，金钱草45g，车前草30g，生麦芽30g，鸭跖草30g。7剂，水煎服。

二诊： 尿频、尿痛减轻，腰痛减轻，无明显下腹坠胀感，胃纳较前好转，大便仍不成形，舌暗，苔白厚腻。证属脾虚热郁。治拟健脾益气，清热利湿。

处方： 黄芪30g，党参30g，白术15g，当归6g，升麻

6g，陈皮 9g，柴胡 9g，枳壳 9g，甘草 6g，乌药 18g，金钱草 45g，合欢皮 30g，生麦芽 30g，鸭跖草 30g，草果 6g。7 剂，水煎服。

按：肾绞痛的病机有阴阳虚实之分、通补之别，故常法用通利治疗绞痛实证，变法理当有补益脾阳治疗绞痛虚证。该患者因气化不利，湿热郁结，通降失利，不通则痛，故见尿痛、腰痛、下腹坠痛等症。又因病程迁延耗气而致中气不足，素体阳虚，脾胃虚寒，而见大便不成形、纳差。中气虚弱，虚则不运，虚而不荣，不荣则痛，故该方以补中益气汤加减，标本同治，健脾益气，兼有通利排石。脾胃居中，为气血生化之源，运化水谷精微，上奉心肺，下滋肝肾，调和五脏，均不离脾胃之健运。《金匮要略心典》云："中者四运之轴而阴阳之机也。故中央立则阴阳相循，如环无端而不及于偏……是故求阴阳之和者，必于中气。"此说使治中之理昭然。方师自拟四草汤（鸭跖草、金钱草、车前草、萹草）有良好利湿通淋、抗菌消炎作用，确为利湿通淋之要方。

【案 2】

张某，男，58 岁，安徽蚌埠人。因"反复腰腹疼痛伴血尿 2 年"于 2015 年 8 月 16 日慕名来沪就诊。

患者有反复腰痛、腹痛伴血尿 2 年，于当地医院就诊。经 B 超检查示：左输尿管结石，大小约 0.9cm。外科医生建议手术，患者心理负担重，希望药物保守治疗，故寻求中医治疗，慕名来诊。

刻下：患者痛苦貌，腰痛、腹痛频繁，舌红苔燥苔薄腻。

中医诊断：腰痛（脾虚湿盛，瘀阻下焦）。

西医诊断：急性肾绞痛；肾结石。

治法：清热利湿，化瘀排石。

处方：四金汤合补中益气汤化裁。

金钱草60g，海金沙30g，鸡内金15g，瞿麦12g，石韦30g，萹蓄30g，车前子30g，冬葵子30g，泽泻30g，滑石45g，黄芪30g，党参15g，生地黄30g，柴胡15g，王不留行30g，乌药25g，升麻9g，制大黄12g。7剂，水煎服。

按：本病病机为结石与气血、湿热交阻，壅塞水道，升降失常，不通则痛，故见腰痛、腹痛；湿热蕴结，故舌红、苔燥腻。方中金钱草、海金沙、鸡内金、瞿麦、石韦、萹蓄、车前子、冬葵子、泽泻、黄柏清热利湿，排石通淋；王不留行、虎杖、丹参、制大黄清热利湿，活血通络；生地黄、丹皮凉血滋阴；黄芪、党参益气养血助运。该方既能奏清热利湿排石之功，又不伤及正气，是肾结石除手术治疗外的一个很好的思路。此外，大剂乌药（20～30g）有排石作用，应用得当，效若桴鼓。

【案3】

蔡某，男，7岁，浙江宁波人。因"反复水肿3个月"于2015年1月31日经熟人介绍来诊。

患儿3个月前因感冒后水肿、蛋白尿，自宁波来沪求医，诊断为"肾病综合征"。虽然使用激素、环磷酰胺、安体舒通、头孢菌素等治疗 2 月余，但水肿日趋加重，蛋白尿（＋＋＋），尿量每日仅百余毫升，遂至方邦江教授处诊治。

刻下：患儿面色㿠白无华，眼睑浮肿，气促身疲，胸腹部膨大如鼓，肿胀上达胸膺，阴囊肿大如球，下肢浮肿，按之没指，小便不畅，口不渴，纳不香，恶心，舌淡白，苔薄白，舌体胖大，脉沉细。

中医诊断：水肿病（水湿泛溢）。

西医诊断：急性肾病综合征。

治法：补肾健脾，固本渗湿。

处方：培补肾阳汤化裁。

仙灵脾 9g，仙茅 6g，山药 15g，枸杞子 12g，紫河车 3g，益智仁 15g，鹿角胶 6g，熟地黄 9g，泽泻 9g，茯苓 9g，水蛭 5g，山萸肉 9g，泽兰 6g，丹皮 6g。7 剂，水煎服。

经上方治疗半年余，患儿能自行步入诊室，胸腹及面目浮肿明显改善，阴囊水肿全部消退，下肢稍有肿胀，胃纳已增，精神转佳，尿蛋白（＋＋）。继服半年后家长登门道谢，述病情完全康复，蛋白尿消失，迄今未复发。

按：本病西医称为"免疫性疾病"，认为由抗原－抗体复合物引起，属中医学"水肿"范畴。朱丹溪将水肿分为阳水、阴水两大类，张仲景则着重于肺、脾、肾三脏立论，然其临床治疗关键在于审证和选药。本证既非阳水之明显表现，亦非阴水之典型证候，乃系三焦气虚，又受水湿泛溢所致，肺虚不能制其上源，脾虚不能运化水湿，肾虚则气化无权，而水邪停阻，遂至满溢。本病非攻、下、汗、利所能取效，亦非温阳、腻补所能奏功。此患儿肿胀程度极为严重，溲少便闭，如用十枣汤或舟车丸峻下，则水邪未尽而元气先亡；若用桂、附、参、术，则有阻滞气机，助阳劫阴之弊；至于用一般利水渗湿之品，如薏苡仁、车前子等，则又药不胜病。故方师拟予自拟培补肾阳汤化裁治疗。方邦江常言："历代名家之处方，其药物配伍常寓深意，往往用一药而能兼治数症，或合数方而熔于一炉，我们对此应加以注意。"

【案4】

曹某，女，83岁，上海人。因"尿频、小便淋沥涩痛5天"于2017年1月17日来诊。

患者既往有反复"尿路感染史"，服用喹诺酮、头孢类抗生素均无效，劳累即复。近5天来，无明显诱因出现小便淋沥，伴涩痛感，色黄，有低热，体温38.2℃，口服左氧氟沙星未见好转来诊。尿常规示：镜下脓尿、血尿。

刻下：患者发热，腰痛，小便黄、涩痛、淋沥不畅，寐欠安，舌质淡红，苔黄腻，脉滑数。

中医诊断：热淋（湿热下注）。

西医诊断：尿路感染。

治法：清热，利湿，通淋。

处方：四草四金汤加减。

鸭跖草30g，葎草30g，车前子30g（包煎），车前草

30g，白花蛇舌草 30g，金钱草 60g，海金沙 15g，鸡内金 15g，大黄 9g，黄芪 45g，石斛 20g，枸杞子 30g，白茅根 30g。7 剂，水煎服。

按：尿路感染是临床常见疾病，看似简单，易反复发作，口服抗生素虽可获效，但易耐药而乏效。该患者反复发作，形成耐药菌感染，患者虽未行尿培养检查，根据病史可推断本次发病乃耐药菌感染所致。方师认为淋证急性期以邪实为主，湿热或毒邪客于膀胱，气化失司，湿热毒邪蕴蓄而成淋。湿热、毒邪为发病的主要病因，气化失司为其主要病机。临证多以四草四金汤以清利下焦湿热。同时，因尿路感染反复发作，日久耗伤肾阴，因此清热养阴为治疗要点。

【案 5】

金某，男，51 岁。辽宁鞍山人。因"水肿、少尿 2 年"于 2013 年 10 月 10 日来诊。

患者 2 年前因"周身水肿、少尿"于外院行肾穿刺，病理提示为膜性肾病（Ⅱ期，基底膜病变）。后给予激素等免疫抑制剂联合利尿剂治疗，患者病情未见好转，面浮、身肿、少尿进行性加重。服大剂量利尿药，每日尿量 500 ~ 700mL，遍寻良医求诊，效亦不显来诊。

刻诊：颜面、双下肢浮肿明显，尿少，腹胀满，时有胸闷气短，纳呆，溺少，舌淡胖，有瘀斑，边有齿印，脉弦细。

中医诊断：水肿，阴水（脾肾亏虚）。

西医诊断：膜性肾病。

治法：活血行气，利水温阳。

处方：防己黄芪汤合培补肾阳方加减。

黄芪 120g，防己 9g，仙灵脾 35g，白术 15g，积雪草 30g，金蝉花 15g，猪苓 15g，茯苓 30g，益母草 120g，泽兰 30g，附子 30g，莪术 15g，红景天 30g，怀山药 30g，大黄 30g，水红花子 15g，葶苈子 30g，水蛭粉 6g（研末冲服）。7 剂，水煎服。

服药 7 剂后，患者尿量增加。遂效不更方，继予上方加减，连进 30 余剂后，腹胀渐除，尿量渐增，浮肿渐退，双下肢偶见微肿，精神振，步履轻快。后以朱老培补肾阳方化裁治疗 1 年，病情痊愈。

按：方师认为在肾病综合征和急慢性肾炎中，出现水肿，无论中医辨证为虚证还是实证，往往存在高凝状态，有明显血瘀征象。盖因水肿迁延日久，脏腑功能失调，气机失于调畅，血行迟滞，久病入络，久病致瘀。活血化瘀是其治疗大法，应贯穿始终。益母草活血兼能利水，《本草求真》云其："消水行血，祛瘀生新。"《唐本草》曰："敷疗肿，服汁使疗肿毒内消。又下子死腹中，主产后胀闷；诸杂毒肿、丹游等肿。取汁如豆滴耳中，主聤耳。中虺蛇毒，敷之良。"《本草拾遗》载："捣苗，敷乳痈恶肿痛者；又捣苗绞汁服，主浮肿下水，兼恶毒肿。"《本草衍义》云："治产前产后诸疾，行血养血；难产作膏服。"《本草纲目》认为其功效为：

"行血养血，行血而不伤新血，养血而不滞瘀血，诚为血家之圣药也。"方师认为益母草为肾病水肿要药，但非大剂量不能利水消肿，用至60g始见效。有医者忧其造成肾损害不敢大剂量用。方师经过长期临床实践并查阅相关文献认为，只要配伍得当，不长期使用，就不会有明显毒副作用。

【案6】

付某，男，32岁，广州人，干部。因"反复水肿1年余"于1990年2月5日初诊。

自诉1年前因水肿于当地诊治，确诊为"慢性肾炎"。经中西药治疗，水肿渐消而蛋白尿不除。尿常规检查：尿蛋白（+++），24小时尿蛋白定量2.9g。

刻下：面色微黄，神疲乏力，胸闷，纳差，时咳嗽，痰黄质稠，大便结，小便黄，舌质淡红，苔黄腻，脉沉滑微数。

中医诊断：水肿（肺热壅盛）。

西医诊断：慢性肾炎。

治法：清热宣肺。

处方：麻黄连翘赤小豆汤合泻白散化裁。

麻黄9g，连翘15g，杏仁9g，黄芩9g，赤小豆12g，桑白皮15g，地骨皮12g，梗米15g，防己12g，甘草6g。

服上方10剂，患者小便量多，大便通，咳嗽少。查尿常规：蛋白（++）。原方去黄芩，加阿胶25g，泽兰9g。共服30剂后，诸症皆除。尿常规：蛋白（-），24小时蛋白定量 50mg。嘱间断服六味地黄丸等成药调理肺肾，追踪 3 年未发。

按： 水肿的治疗大法早在《内经》时代已确立："平治于权衡，去菀陈莝……开鬼门，洁净府。""开鬼门"即开腠理以发汗。而到东汉张仲景的《金匮要略》认为"腰以上肿，当发汗乃愈"。因水气在上，常与表相连，故可用发汗的方法宣通水液，亦即"开鬼门"的方法治疗肾性水肿。麻黄连翘赤小豆方中麻黄味苦性温，为肺经专药，能发越人体阳气，有发汗解表、宣散肺气的作用；连翘既有辛凉透邪清热之效，又具芳香辟秽解毒之功；赤小豆则清热利湿（水）。纵观全方，寓发汗解表、宣肺清热、祛风利水之意于一体。而泻白散中，桑白皮为轻扬、辛浮之品，可宣肃肺气，促进肺恢复行使通调水道的功能；地骨皮养阴，具反佐之效，避免过度清利以耗伤阴津。

【案 7】

李某，男，18 岁，学生，广州人。因"反复水肿 2 年余"于 1989 年 9 月 25 日初诊。

患者 2 年前出现反复水肿、蛋白尿，于当地医院诊为"慢性肾炎"，服中、西药治疗效果欠佳。查尿常规：蛋白（+++）。24 小时尿蛋白定量 3g。

刻下： 面浮肢肿，身痛而重，时咳，遇寒微喘，痰白，胸闷，干呕，口不渴，舌苔白，脉弦紧。

中医诊断： 水肿，阴水（寒饮伏肺）。

西医诊断：慢性肾炎。

治法：温肺化饮。

处方：小青龙汤加减。

麻黄9g，桂枝9g，干姜6g，细辛6g，法半夏12g，白芍12g，五味子12g，茯苓15g，猪苓9g，白术12g，杏仁12g，泽泻12g，甘草6g。20剂，水煎服。

服上药20剂，水肿得消，诸症有减。查尿常规：蛋白（＋）。原方减麻黄至6g，去猪苓、泽泻，加附片12g，取温通之意。又服40剂，病症全除。复查尿蛋白阴性，24小时尿蛋白定量60mg。追踪至今，未见复发。

按：水肿一证，多由肺、脾、肾三脏功能障碍，三焦气化失调所致。临床以肺失通调，脾不制水，肾失开阖为主要病机，然则在实际治疗过程中，治疗脾肾两脏不会忘，"肺为水之上源"常被忽视。青少年水肿常多起于外感风寒，宣肺化饮本属恰当，方师临证时紧扣病机，但因方中利水力量稍逊，故配五苓散以祛逐水邪，颇有佳效。

【案8】

章某，女，36岁，干部，已婚，广州人。因"反复水肿伴蛋白尿1年半"于1991年3月10日初诊。

患者曾于多家医院诊为"慢性肾炎"，但疗效不显。肾功能检查：BUN 12.6mmol/L，Cr 247.5mmol/L。尿常规：尿蛋白（＋＋＋），24小时尿蛋白定量3.2g。

刻下：面色㿠白，气怯声低，短气，乏力，纳差，易感冒，自汗畏寒，双下肢轻度水肿，舌质淡，苔薄白，脉细。

中医诊断：水肿（气虚水溢）。

西医诊断：慢性肾炎。

治法：补益肺气。

处方：玉屏风散合补肺汤化裁。

党参 25g，黄芪 45g，熟地黄 12g，防风 6g，五味子 12g，白术 15g，桂枝 12g，防己 10g，白芍 12g，山药 15g，大枣 5 枚，生姜 3 片，甘草 6g。

服上方 20 剂，感精神好转，水肿消退。查尿蛋白（＋）。更进原方 30 剂，病证全无。查尿蛋白（－），24 小时尿蛋白定量 50mg，肾功能检查恢复正常。随访至今，未见复发。

按：风邪与肾脏病有着密切的关系，早在《内经》中就有因风邪导致肾病的论述。《素问·水热穴论》中指出："勇而劳甚则肾汗出，肾汗出逢于风，内不得入于脏腑，外不得越于皮肤，客于玄府，行于皮里，传为胕肿。本之于肾，名曰风水。"风为百病之长，善行数变，性主开泄，风邪入少阴，肾络受损，扰动肾关，封藏失司，致精微外泄而成蛋白尿，因此临床上可见许多患者常因感冒迁延不愈而使病情复发或加剧，最明显的标志就是蛋白尿重新出现或增多。基于此，方师认为，益气固表祛风也是肾性蛋白尿的重要治疗方法。组方取黄芪补三焦而实卫气，助玄府以御风；白术健脾胃，温分肉，培土以制水；防风善祛风，配黄芪以固表则外有所卫，得白术以固里，则内有所据，风邪去而不复来。同时肺主一身之气而行治节，故益气补肺，亦可控制蛋白尿。

【案9】

张某，男，16岁，学生，广州人。因"反复蛋白尿及颜面、下肢水肿2年"于1990年10月7日初诊。

经当地医院诊为"肾病综合征"，采用激素、环磷酸胺及中药（大多为补益脾肾之剂）治疗，未见明显好转。查尿常规：蛋白（+++），颗粒管型0～3/HP，透明管型1～3/HP。

刻下：头面及双下肢轻度浮肿，面色少华，咳时作，少痰，咳声轻而短促，入夜较甚，手足心热，大便结，小便短赤，舌红少苔，脉细微数。

中医诊断：水肿（肺阴不足）。

西医诊断：肾病综合征。

治法：滋阴养肺。

处方：百合固金汤化裁。

百合30g，生地黄12g，玄参15g，熟地黄25g，当归9g，麦冬12g，白芍9g，川贝母6g，桔梗6g，知母6g，阿胶20g（烊化），五味子15g。30剂，水煎服。

上方进30剂，咳、肿皆除，尿常规检查：蛋白（+）。守原方再进30剂，药尽复查，尿常规正常，24小时尿蛋白定量70mg，症状全消。

按：肾性蛋白尿是肾病治疗中甚为棘手的问题之一。中医治疗多偏于清热利湿、健脾补肾固涩之法，间或宣肺之法也多倾向于治疗肾病急性期或慢性肾病之急性发作期。

其实治肺之法可贯穿于肾病治疗的始终。《素问·经脉别论》曰:"饮入于胃,游溢精气,上输于脾,脾气散精,上归于肺,通调水道,下输膀胱。水精四布,五经并行。"即指出了肺在水精代谢中的重要地位。肺为娇脏,为脏腑之华盖,不耐寒热,易虚易实。蛋白质系人体之水谷精微,得助于脾、肺、肾的化生与输布,而肺的输布水精尤显得重要。盖肺病既不能接受脾上输之水津,又不能纳入肾气蒸化之浊中之清,且肺肾两脏经脉相通。《灵枢·经脉》云:"肾足少阴之脉……贯脊,属肾,络膀胱。其直者,从肾上贯肝肠,入肺中……"即指出了肺肾两脏之联系,肺疾可通过经脉联系影响肾的固摄等作用。肺的易感性及在水精输布中的重要地位和肺肾两脏经脉相互联系决定了从肺治疗肾性蛋白尿的重要性。前文所列验案病程均在 1 年以上,其虽经多方治疗而蛋白尿始终未消失者,均依证采取治肺之法而获良效,且疗效巩固。这从临床上证实了肺主输布精微与肺肾两脏经脉相通的可靠性和肺在治疗肾性蛋白尿的重要性。然治肺之法也有一定的局限性,需依证而施,断不可以偏概全。

十一、血液系统疾病

【案1】

李某,女,45岁,江西南昌人。因"中上腹疼痛4天"

来院。

患者就诊时中上腹痛伴恶心、呕吐，无寒战、发热。查血淀粉酶 393.937U/L。血常规：WBC 13.7×10^9/L，N 93.2%，Hb 83.0g/L，PLT 474×10^9/L。腹部彩超示：胆总管结石，肝内外胆管扩张（胆囊大小正常，囊壁光滑，内见多个伴声影强回声，大者 17cm×8mm，胆总管上段内径 15mm，其内见一大小 17cm×9mm 伴声影强回声，左右肝内胆管扩张，内径 10mm，故以急性胆管炎收入普外科，拟行手术治疗。送入手术室后患者血压下降至 80/50mmHg，心率增至 125 次/分，呼吸 30 次/分，体温 38.5 ℃，吸氧状态下血气分析示：pH 7.278，$PaCO_2$ 18mmHg，PaO_2 133mmHg，K^+ 2.8mmol/L。全麻下剖腹探查见腹膜与网膜及肠管粘连，肝脏、胆囊肿大，约 12cm×8cm×6cm 大小，胆囊壁增厚水肿，张力大，与周围组织粘连，胆总管扩张明显，胆总管壁厚直径约 2.5cm，内触及泥沙样结石。术中诊断：胆总管结石；急性梗阻性化脓性胆管炎；感染性休克；胆囊结石伴急性胆囊炎。故行胆囊切除术＋胆道总管切开取石术＋"T"管引流术。术中切除胆囊后见胆囊床、手术创面广泛渗血，出血约 1500mL。术中输入红细胞悬液 4 单位、病毒灭活血浆 400mL、血小板 20 单位、冷沉淀 10 单位。术后在去甲肾上腺素 0.4mg/h、多巴胺 12mg/h 维持下送入重症监护室。入科后患者出现无尿，肢端青紫，测 Lac10mmol/L。

中医诊断：厥脱证（毒热伤络，瘀阻脉络）。

西医诊断：急性梗阻性化脓性胆管炎；感染性休克；弥散性血管内凝血；急性肾损伤；胆囊结石伴急性胆囊炎；胆总管结石。

治法：攻补兼施，标本兼治，菌毒并治。

处方：脓毒清合参附汤化裁。

红藤 40g，蒲公英 40g，拳参 40g，大黄粉 60g（分次冲服），人参 60g，虎杖 30g，附子 30g，厚朴 15g，枳实 15g，土鳖虫 15g，水蛭粉 6g（分次吞服），附子 30g。

参附注射液 100mL，每 8 小时 1 次，静脉滴注。

经中西医结合治疗至术后第 5 天，患者 DIC 逐渐纠正，肢体末端循环改善，肾功能恢复。40 天后康复出院。

按：此病例属脓毒症并发 DIC 患者，表现为"急性虚证"与实证并存。脓毒清系在顾伯华先生锦红汤基础上化裁而成，临床对于急腹症、脓毒症有良好疗效。土鳖虫有抗凝血作用，能改善和增强体内主要器官、组织及全身的血液供应。土鳖虫水提取物能明显延长大鼠出血时间和凝血时间，对血小板的聚集有显著抑制作用，并且能明显抑制外源性 ADP 的诱聚作用和血小板的释放功能，同时缩短红细胞的电泳时间，提高血循环中红细胞表面电荷数。由此可见，土鳖虫具有良好的抗血栓和溶栓作用。脓毒症时凝血系统广泛被激活，伴随多种凝血因子消耗，从而导致弥散性血管内凝血（DIC）的出现，预示着病情恶化和更高的死亡率。因此，合适时机的抗凝治疗可能最终导致多器官功能不全发生率降低。在应用土鳖虫的同时，配伍水蛭、大黄、丹参，经临床研究表明，可显著减小 DIC 的发生率，降低脓毒症死亡率。该患者虚证与实证夹杂，病势凶猛，直折正气，表现为血凝气虚之"急性虚证"。本方用大剂人参、附子即取其扶阳益气而补"急虚"之功，临床治疗类似重症可参阅。

第五章

用药经验

一、感染与呼吸系统疾病

（一）麻黄

麻黄科植物草麻黄的草质茎，性辛、微苦，温，归肺、膀胱经。临床上用以发汗解表，宣肺平喘，利水消肿。《神农本草经》谓："主中风伤寒头痛，温疟。发表，出汗，去邪热气，止咳逆上气，除寒热，破癥坚积聚。"《名医别录》云："通腠理，解肌。"

1. 上呼吸道感染

麻黄味辛发散、性温散寒，主入肺与膀胱经，善于宣肺气、开腠理、透毛窍而发汗解表，发汗力强，为发汗解表之要药。方师用麻黄治疗上呼吸道感染的关键指征是无汗、发热、身疼痛，证候多属风寒和风寒夹湿。现代研究显示，麻黄挥发油对流感病毒有抑制作用。麻黄主要用于病毒引起的上呼吸道感染，常与桂枝同用，辛温解表，取麻黄汤意。其实临床中麻黄单用温热之性不强，与桂枝同用，其温热之性方刚。用于治疗流感，往往有毒热犯肺之候，常与石膏、大黄为伍，取麻杏石甘汤意。大黄直折病势，寓"温疫下不厌早"之实。对于不明原因的发热性疾病，方师认为此类疾病多属"内伤发热"之列，常由于免疫功能紊乱所致，病程缠绵，临床表现为发热兼有阳气虚衰之象。方师根据《伤寒论》"少阴病，始得之，反发热，脉沉者，麻黄附子细辛汤主之"之意，热因热用，塞因塞用，巧用麻黄附子细辛汤，每获良效。2014 年，北京中医药大学附属东直门医院姜良铎教授介绍一杨姓病友，不明原因发热 2 个月于上海长征医院风湿免疫科住院治疗罔效，方师采用该方治疗发热，3 日得退，调理 1 个月康复，迄今未复。

2. 肺部感染

方邦江教授善于运用麻黄配伍清热宣肺药物，治疗包括社区获得性肺炎、医院获得性肺炎在内的肺部感染引起的发热，并创立"三通疗法"。方用麻黄宣肺解表，大黄通下泄热（寓肺与大肠相表里之意），滑石引热下行。多法并举，疗效确切。

3. 慢性阻塞性肺疾病急性加重期

麻黄辛散苦泄，温通宣畅，主入肺经，除外开皮毛之郁闭外，宣肺平喘的作用也很显著。现代药理研究表明，麻黄碱和伪麻黄碱均有缓解支气管平滑肌痉挛的作用。方师常将麻黄与瓜蒌薤白半夏汤、二陈汤等配伍，创宽胸理肺汤治疗慢性阻塞性肺疾病急性加重期（AECOPD）肺气壅遏所致的喘咳。药用全瓜蒌 30g，法半夏 15g，薤白 12g，陈皮 12g，茯苓 15g，炙麻黄 9g，杏仁 12g，桃仁 9g，地龙 9g 等，以宽胸理气、涤痰平喘。

4. 其他

麻黄与附子、细辛同用有治疗心律失常（房室传导阻滞）的作用；与射干配伍可治疗肾性水肿。

（二）石膏

硫酸盐类矿物硬石膏族石膏，主含含水硫酸钙（$CaSO_4 \cdot 2H_2O$）。石膏性甘、辛，大寒，归肺、胃经。临床上生用具有清热泻火、除烦止渴之功。《神农本草经》云："主中风寒热，心下逆气，惊喘，口干舌焦，不能息……产乳，金疮。"《名医别录》载："除时气头痛身热，三焦大热，皮肤热，肠胃中膈热，解肌发汗，止消渴烦逆，腹胀暴气喘息，咽热。"

石膏常用于感染性疾病引起的发热。生石膏清热泻火作用颇为显著，与麻黄配对清泄肺热、宣肺平喘，伍以大青叶、拳参、鱼腥草、白花蛇舌草治疗痰热壅肺之肺热及传染性疾病发热。20 世纪 50 年代，华北地区流行性乙型脑炎暴发，蒲辅周先生巧用苍术白虎汤治疗，可视为典型案例。方师对流感、禽流感、流脑、乙脑等传染病，善于运用生石膏与寒水石、知母、苍术、马鞭草、僵蚕配伍治疗。对感染或传染病等引起的高热惊厥，方师常用生石膏配伍羚羊角清心降火、息风定惊。此外，方邦江教授在临床上为加强石膏的清泻作用，常用生石膏伍寒水石、桂枝，治疗热痹或风湿发热持续不退、四肢疼痛者。

对石膏的运用方师非常推崇张锡纯先生临床运用石膏的方法，主张石膏大剂治重症。石膏性大寒，故一些医者误视其为峻猛之品，应用时缩手缩脚，不敢放胆用之，每每呈杯水车薪之势。其实生石膏用量随病情轻重变化很大，少量用之，取其清热除烦之效；对实热炽盛则需重用，每剂可用至60～120g，甚至180g，取药专力宏、直折其火之效。为了避免石膏量大难于溶解的情况，根据剂量一方面可以增加煎药水量，以利于石膏溶解；另一方面，可以取张锡纯先生之法，石膏生用内服。

（三）七叶一枝花

百合科植物云南重楼或七叶一枝花的干燥根茎。又称蚤休、重楼、草河车。七叶一枝花性苦，微寒，有小毒，归肝经。临床上用以清热解毒，消肿止痛，凉肝定惊。《神农本草经》曰："主惊痫，摇头弄舌，热气在腹中，癫疾，痈疮，阴蚀，下三虫，去蛇毒。"《本草汇言》曰："蚤休，凉血去风，解痈毒之药也。但气味苦寒，虽为凉血，不过为痈疽疮疡血热致疾者宜用，中病即止。又不可多服久服。"

苦以降泄，寒能清热，故七叶一枝花具有清热解毒、消肿止痛之功效，临床广泛用于咽喉肿痛、疰腮、喉痹。现代药理研究显示，七叶一枝花有广谱抗菌作用，对痢疾杆菌、伤寒杆菌、大肠杆菌、肠炎杆菌、铜绿假单胞菌、金黄色葡萄球菌、溶血性链球菌、脑膜炎双球菌等均有不同程度的抑制作用，尤其对化脓性球菌的抑制作用显著，且对甲型流感病毒有较强的抑制作用。本品的水煎剂或乙醇提取物有明显的镇咳、平喘作用。方邦江教授在临床中将该药主要用于治疗热毒、痰热犯肺或壅肺、流感、急性扁桃体炎、腮腺炎、急性支气管炎、肺部感染，常与牛蒡子、射干、连翘、板蓝根、大青叶、白花蛇舌草、鱼腥草等清热解毒药物配伍。七叶一枝花临床还可用于治疗惊风抽搐，先师章次公先生曾经指出"蚤休所以能定惊厥，无非通便而已"，认为其抗惊厥作用主要是通便泄热使然。方邦江教授认为其用量在10 ～ 20g 时通便作用明显。因"肺与大肠相表里"，热去阴存，七叶一枝花入肝经，对"热极生风"之脑炎惊厥、小儿高热惊厥十分合拍，可使热去、风息、惊平。

此外，七叶一枝花尚有抗蛇毒作用，可用于治疗蛇毒咬伤。临床中对于七叶一枝花的毒性问题，有人认为应当慎用。先师朱良春生前曾经指出"七叶一枝花毒性甚微，不必畏忌"，临床确实如此。

附：拳参

拳参，又称拳蓼，为蓼科植物拳参的干燥根茎。因拳参商业名也有称为重楼、草河车，并且同有清热解毒作用。故两者经常混用。先师朱良春曾告诫：两者有所区别，不可混用。拳参以治疗里热见长；七叶一枝花以清肺泄热为著。临床中方邦江教授用拳参配伍蒲公英、红藤、大黄等组成加味锦红汤，治疗急性阑尾炎、胆囊炎、胆石症、急性胰腺炎等急腹症；配伍黄连、木香、黄芩、白头翁、秦皮等治疗急性肠炎、细菌性痢疾。拳参无毒，用量达30g，清热解毒效果更佳。

（四）柴胡

伞形科植物柴胡或狭叶柴胡的干燥根。生用或醋炙用。柴胡性苦、辛，微寒，归肝、胆经。《滇南本草》曰："伤寒发汗解表要药，退六经邪热往来，痹痿，除肝家邪热、痨热。"《神农本草经》曰："主心腹肠胃结气，饮食积聚，寒热邪气，推陈致新。"可见，柴胡为外感热病之要药。

方师认为柴胡无论外感发热，还是内伤发热均可使用。外感发热，无论风热、风寒表证，皆可使用。治疗风寒感冒，常与防风、荆芥、羌活等辛温解表药配伍，成"疏风解表方"，临床运用近20年，疗效显著，尤其对病毒性感冒、夏季"空调病"发热，疗效尤佳。治疗风热感冒、发热、头痛等症，可与菊花、薄荷、黄芩、升麻等辛凉解表药配伍。方邦江教授在临床上治疗外感常重用柴胡，用量可到30～50g。他认为大剂柴胡（30g以上）具有通便作用，更有利于宣泄肺热，非常适宜外邪阻滞三焦，气机不行，津液无以下输所致的大便不通，症见寒热往来、发热持续不退、胸胁苦满者。

对于临床耐药菌感染，方师认为主要是"脾胃中枢"失衡，呈"急性脾虚"的状态，常用补中益气汤治疗，疗效显著。

（五）马鞭草

马鞭草科植物马鞭草的地上部分。马鞭草性苦，凉，归肝、脾经。临床用以清热解毒，活血散瘀，利水消肿。《别录》言其主"下部䘌疮"。《本草拾遗》谓其主"癥癖血瘕，久疟，破血"。

马鞭草清热解毒、化湿、利水作用较强，方师主要用于感染性疾病，对于急性上呼吸道感染属风热证，常与金银花、连翘、桑叶、菊花、薄荷配伍，效果较好。方师临床上用马鞭草、虎杖、大青叶、青黛、大黄治疗流感；配伍生石膏、寒水石、苍术、僵蚕、大黄治疗感染或传染性疾病引起的高热惊厥等；与白头翁、秦皮、木香、黄连同用治疗细菌性痢疾。马鞭草还可以与蜂房、加味二妙散组方治疗湿热下注型黄带、赤带等妇科疾病。此外，马鞭草尚有降转氨酶作用，对肝炎有效。

（六）虎杖

虎杖为蓼科植物虎杖的干燥根茎和根，性微苦，微寒，归肝、胆、肺经。《药性论》载虎杖："治大热烦躁，止渴，利小便，压一切热毒。"《滇南本草》谓："攻诸肿毒，止咽喉疼痛，利小便。"可见虎杖不仅能利湿退黄，更兼清热解毒、化痰止咳之功，临床常用剂量为 9 ~ 30g。

1.肺部感染

虎杖具有显著的清热解毒、化痰止咳作用。现代药理研究也显示，虎杖对金黄色葡萄球菌、溶血性链球菌、卡他球菌、大肠杆菌、变形杆菌、铜绿假单胞菌均具有良好的抗菌作用。本品既能苦降泄热，又能化痰止咳，治肺热咳嗽；还有泄热通便作用。临床上方师常用于治疗风热犯肺、痰热阻肺之急性支气管炎、肺炎，并与大青叶、白花蛇舌草、鱼腥草、贝母、枇杷叶、竹沥水、杏仁等配伍使用。

2. 流行性感冒

临床中方邦江教授将虎杖用于治疗包括禽流感在内的流行性感冒，效果明显。现代药理研究证实，虎杖对流感病毒、疱疹病毒等多种病毒有抑制作用。

虎杖具清利湿热、化瘀消积之功而常可用于治疗热痹，多配伍萆薢、寒水石或合用白虎加桂枝汤以清热、化湿、通络、止痛。

（七）苍耳子

菊科植物苍耳的干燥成熟带总苞的果实。苍耳子性辛、苦，温，有毒，归肺经。临床用于发散风寒，通鼻窍，祛风湿，止痛，尤以治疗鼻渊、风疹、痹证为著。

1. 鼻炎、鼻窦炎

《本草备要》云："善发汗，散风湿，上通脑顶，下行足膝，外达皮肤。治头痛、目暗、齿痛、鼻渊。"现代药理研究表明，苍耳子对金黄色葡萄球菌等多种细菌有抑制作用。方师认为鼻炎、鼻窦炎无论证属风寒、风热均可以使用，风寒证常与细辛、辛夷、白芷、防风等相伍；风热证多与穿山龙、黄芩、藿香、白花蛇舌草、僵蚕等同用。

2. 上呼吸道感染、流行性感冒

《神农本草经》曰："主风头寒痛，风湿周痹，四肢拘挛痛，恶肉死肌。"可见苍耳子有发汗、散寒、除湿之功效。在临床中无论上呼吸道感染、流行性感冒，还是风热、风寒使用苍耳子治疗，均能显著改善症状。苍耳子尚有较强的祛风解毒作用，与马鞭草、穿山龙、一枝黄花等配伍，有明显抗病毒作用，可以治疗上呼吸道感染引起的发热、恶寒、头痛、咽喉肿痛、咳嗽等外邪犯表之候。

苍耳子还有通督升阳、除湿之效，临床配合葛根使用，用于治疗风寒湿邪痹阻筋脉，项背挛急之疾。

（八）猴枣

猴科动物猕猴等的内脏结石。猴枣味苦、微咸，性寒，无毒，归心、肺、肝经。临床用于清热镇惊，豁痰定喘，解毒消肿。《饮片新参》谓其大如白果，碎为粉末，"治虚喘，化痰纳气，治惊痫"。《药物出产辨》谓猴枣为治热痰最灵捷之圣药，功胜西黄八宝散。猴枣研末常用 0.3～1g，不入煎剂，妊娠期或脾胃虚寒者忌服。

猴枣功效清热镇惊，豁痰定喘，解毒消肿，长丁治疗痰热喘咳、小儿惊痫、痰厥。猴枣散为清热豁痰良方，常用于痰热诸症。方邦江教授常用猴枣（或猴枣散）治疗脓毒症、脑炎、肺性脑病并发之呼吸衰竭，尤其对临床表现为痰涎壅盛者效果更佳。

（九）僵蚕

僵蚕为蚕蛾科昆虫家蚕4～5龄的幼虫感染（或人工接种）白僵菌而致死的干燥体，又有天虫之称。味咸、辛，性平，归肝、肺、胃经。《神农本草经》谓其："主小儿惊痫，夜啼，去三虫。"《本草纲目》曰："散风痰结核，瘰疬，头风，风虫齿痛，皮肤风疮，丹毒作痒……一切金疮，疔肿风痔。"僵蚕具有散风降火、化痰软坚、息风定惊、解毒疗疮的功效，临床常用于喉痹喉肿、风疹瘙痒、温毒热疫、风动惊厥等。

1. 温毒热疫

僵蚕疏风泄热之功甚著，于温邪感染最为合拍。昔杨栗山之于《寒温条辨》首推本品为时行温病之要药，并拟"升降散"治疗温毒热疫迄今仍然颇为效验。临床中灵活应用不仅对包括禽流感在内的众多流感有效，而且对脓毒症效果显著。方邦江教授认为热病初起证兼表里，僵蚕表里同治，多能事半功倍，故在治疗此类疾病中除常与蝉蜕配伍外，还常和板蓝根、青黛、大青叶、金银花、七月一枝花、苍耳子、马鞭草等合用。僵蚕与金银花、连翘、黄芩、石膏配伍用于治疗急性腮腺炎等传染病。僵蚕还能清表热，对于风热客于营分的风热型荨麻疹，常可配合姜黄、蝉衣、生大黄等祛风泄热、凉血活血。僵蚕化痰软坚，因而可用于风热痰火为患之喉痹咽肿，临证时与牛蒡子、射干、山豆根等相伍效果更著。因僵蚕长于定惊，治疗高热引起的惊厥与羚羊角、蝉蜕等配伍收效显著。先师朱良春早年应用僵蚕、全蝎等治疗小儿高热、惊厥，效验非常，临床以资借鉴。

2. 支气管哮喘、慢性阻塞性肺疾病

方邦江教授在临床上除善于借鉴先师朱良春虫类药物用药经验外，还在跟师晁恩祥教授时深刻体会到中医虫类药物在治疗包括支气管哮喘在内的老年咳喘病的治疗作用。临床常用僵蚕配伍地龙、蜈蚣、蝉蜕等化痰，通络，平喘。僵蚕辛咸，气味具薄，升多降少，息风解痉，散风止痛，化痰散结；地龙咸寒，以下行为主，清热息风，通络止痉。二药伍用，一升一降，升降协和，可增强祛风化痰、解痉平喘作用，用于治疗痰热咳嗽、过敏性哮喘、AECOPD 气喘痰鸣诸症；对气喘痰鸣、呼吸困难的重症患者，加蜈蚣（临床以 3 条为度）以增强疗效。对于虫类药物过敏，可诱发或加重支气管哮喘，建议仔细在了解病势的基础上，从小剂量开始，并同时伍以徐长卿等抗过敏中药。朱老生前对服用虫类药皮肤过敏的患者，采用徐长卿、蝉蜕、地肤子煎汤治疗，可借鉴之。

（十）蝉蜕

蝉蜕为蝉科昆虫黑蚱若虫羽化时脱落的皮壳。味甘，性寒，归肺、肝经。《药性论》云："治小儿浑身壮热惊痫。"《本草纲目》曰："治头风眩运，皮肤风热，痘疹作痒，破伤风及疔肿毒疮，大人失音，小儿噤风天吊、惊哭夜啼、阴肿。"临床多用于疏散风热，利咽开音，透疹，明目退翳，

息风止痉。

1. 风热、温毒

蝉衣味咸、甘，性微寒，入肺、肝、三经。而以蝉衣疏泄之性，擅解热。《本草纲目》称蝉蜕可治一切风热之证，为风热、温病初起之要药。清代温热学家杨栗山氏称其"轻清灵透，为治血病圣药"，有"祛风胜湿，涤热解毒"之功。故仅《寒温条辨》治温热病的主要方剂中就有 10 余首之多。方邦江教授临床常用蝉衣配伍僵蚕治疗外感温热邪毒所致的急性扁桃体炎、亚急性扁桃体炎、腮腺炎、上呼吸道感染、流感等引起的发热、咽喉肿痛；治疗风热喉痹见咽痒、咳嗽、咳痰者，配伍僵蚕、牛蒡子等；配伍金银花、连翘、马鞭草、苍耳子、板蓝根、斑蝥等可治疗病毒性感冒；配伍黄连、黄芩、石膏、金银花可治疗病毒性腮腺炎；治疗高热惊厥时与羚羊角、僵蚕、钩藤等同用。

2. 支气管哮喘、慢性阻塞性肺疾病

蝉蜕长于疏风镇痉，可以缓解气道痉挛。方邦江教授临床治疗支气管哮喘、慢性阻塞性肺疾病咳喘中常用其与地龙、蜈蚣、麻黄、杏仁、苏子、厚朴等降气平喘药配伍，效果立竿见影。

（十一）蜈蚣

蜈蚣为蜈蚣科动物少棘巨蜈蚣的干燥体。味辛，性温，有毒，归肝经。《神农本草经》云："啖诸蛇、虫、鱼毒……去三虫。"《本草纲目》曰："小儿惊痫风搐，脐风口噤、丹

毒、秃疮、瘰疬、便毒、痔漏、蛇瘕、蛇瘴、蛇伤。"临床用于息风镇痉,攻毒散结,通络止痛。因蜈蚣有一定毒性,研末入散剂一般不超过 4g,入煎汤剂不超过 3 条。

蜈蚣功专息风镇痉。现代药理研究显示,蜈蚣具有镇咳、祛痰、平喘作用。方邦江教授临床治疗支气管哮喘、慢性阻塞性肺疾病咳喘,常用其与地龙、全蝎、麻黄、杏仁、苏子等降气平喘药配伍,尤其是痰涎壅盛患者更为适宜。

蜈蚣可息风定痉,开瘀解毒,舒利关节。方邦江教授认为外感温热疫毒,症见高热神昏,宜蜈蚣与全蝎同用,二者相互协同,加强作用。但蜈蚣与全蝎之应用,同中有异,不尽相同。全蝎以定惊、缓解抽搐见长;蜈蚣则以开瘀解毒之功为著。故风动惊厥用全蝎;如为热盛生风,尤其是"热毒肆扰",伍用蜈蚣,其效更彰。

此外,蜈蚣尚可用于癫痫、脑卒中、神经性头痛。因蜈蚣攻毒之力较强,也用于治疗疮疡肿毒、蛇毒咬伤。

(十二)金荞麦

金荞麦为蓼科植物金荞麦的干燥根茎,又称天荞麦、野荞麦。味微辛、涩,性凉,归肺经。临床用于清热解毒,排脓祛瘀。

本品始载于《本草纲目拾遗》,但其真正广泛应用于临床从 60 年前才开始。临床用于治疗肺脓疡、肺炎等肺部感染性疾病以及肠道感染,均有良好疗效。方邦江教授在治疗耐药菌感染中,针对其本虚标实、脾虚痰湿,应用补中益气汤伍以重剂金荞麦获得良效。

（十三）鱼腥草

鱼腥草为三白草科植物蕺菜的干燥地上部分。味辛，性微寒，归肺经。《本草纲目》谓其："散热毒痈肿。"《本草经疏》云："治痰热壅肺，发为肺痈吐脓血之要药。"临床用于清热解毒，消痈排脓，利尿通淋。

鱼腥草以清解肺热见长，善治呼吸道感染，并具消痈排脓之效，当为治疗肺痈之要药。用治痰热壅肺、胸痛、咳吐脓血，常与桔梗、芦根、瓜蒌等同用；用治肺热咳嗽、痰黄气急，常与黄芩、贝母、知母等药同用。现代药理分析表明，鱼腥草对于流感杆菌、肺炎链球菌有明显抑制作用，常用于病毒性肺炎、肺脓肿、急性支气管炎、肠炎等的治疗。方邦江教授治疗上呼吸道感染与肠道感染，喜以本品与清热解毒之金荞麦相伍，常能获得较为满意的疗效。

此外，鱼腥草治疗热毒疮痈，常与野菊花、蒲公英、金银花等同用；治疗外感之咽喉肿痛，常与山豆根、牛蒡子、射干、冬凌草根相伍。本品有清热除湿、利水通淋之效，善清膀胱湿热，常与车前草、白茅根、海金沙等同用，治疗小便淋沥涩痛；治疗湿热带下时，常与土茯苓相伍。

（十四）大青叶

大青叶为十字花科植物菘蓝的干燥叶片，鲜用或晒干生用。味苦，性寒，归心、胃经。《名医别录》曰："疗时气头痛，大热，口疮。"《本草正》谓："治瘟疫热毒发斑，风热斑疹，痈疡肿痛，除烦渴，止鼻衄，吐血……"可见大青叶清热解毒、凉血消斑甚著。

大青叶善清心、胃二经实火，治疗热入营血，气血两燔，高热神昏，发斑发疹，常与水牛角、玄参、栀子等同用，如犀角大青汤（《医学心悟》）。本品功善清热解毒，方师在临床上常与板蓝根、马鞭草、羚羊角、石膏、僵蚕、蝉蜕等相伍治疗流感等传染性疾病。本品还有解毒利咽、凉血消肿之效，常可用于治疗心胃火盛之咽喉肿痛，并与生地黄、大黄、升麻同用；若瘟毒上攻，见发热头痛、痄腮、喉痹者，可与金银花、大黄、拳参同用；用治血热毒盛，丹毒红肿者，与蒲公英、紫花地丁、蚤休等配伍使用；还可广泛用于上感、流感、急性扁桃炎、腮腺炎等证属热毒壅盛者。现代药理学研究也证实其有抗病毒作用。

（十五）全蝎

全蝎为钳蝎料动物东亚钳蝎的干燥体。味辛，性平，有毒，归肝经。临床用于息风镇痉，攻毒散结，通络止痛。《开宝本草》："疗诸风瘾疹及中风半身不遂，口眼㖞斜，语涩，手足抽掣。"《本草从新》："治诸风掉眩，惊痫抽掣，口眼㖞斜……厥阴风木之病。"

张山雷认为全蝎有"开痰降逆"之功。方教授认为全蝎，不仅有祛风定惊的作用，并可涤痰、开瘀解毒，故在外感热病诊疗过程中，见高热神昏、喉间痰鸣如拽锯、惊厥频作、苔厚腻者，可内服蜈蚣（研末服 2 ~ 4g），则浊痰得化，热毒可祛。

全蝎具有息风镇肝作用，方师常将全蝎与蜈蚣、僵蚕、蝉蜕等虫类药物一起用于支气管哮喘、慢性阻塞性肺疾病等老年咳喘病。

此外，全蝎为镇肝息风止痉之要药，尤擅治各种抽搐病证，如中风、癫痫、破伤风等。

（十六）滑石

滑石为硅酸盐类矿物滑石族滑石，主含含水硅酸镁。味甘、淡，性寒，归膀胱、肺、胃经。具有利尿通淋，清热解暑，收湿敛疮之效。《神农本草经》曰："主身热，泄澼，女子乳难，癃闭。利小便，荡胃中积聚寒热。"《本草纲目》曰："滑石利窍，不独小便也。上能利毛腠之窍，下能利精溺之窍。盖甘淡之味，先入于胃，渗走经络，游溢精气，上输于肺，下通膀胱。肺主皮毛，为水之上源。膀胱司津液，气化则能出。"可见滑石上能发表，下能利水，其发表退热之功，古而有之。

方师运用滑石长于治疗外感高热，包括流行性乙型脑炎等疑难危重传染病之高热。方师所创表里双解之"三通疗法"，其中滑石与大黄、麻黄配伍，治疗耐药菌感染所致的高热，取其上能发表，下能利水而引热下行之功。流行性乙型脑炎多属于中医学"暑温"范畴。方师常将滑石与羚羊角粉、寒水石、竹沥水、天竺黄、川贝母、僵蚕、地龙、生地黄等药配伍以凉血息风。2017 年 8 月，一安徽合肥胡姓患者，患急性病毒性脑炎，呈高热惊厥、深度昏迷，并发呼吸衰竭、脓毒症休克、癫痫，从安徽医科大学附属医院转复旦大学华山医院住院治疗 2 月余，病情不得好转，生命垂危，医院建议放弃治疗。请方师会诊后，患者采用中医治疗，治疗 3 个月后，脱离生命危险，后期转入康复阶段。滑石清暑退热之功显著，尤其是治疗"暑温"，效果良好。方师认为，对于中医药治疗感染性疾病，不能错误地将清热解毒药与抗炎、抗病毒药画等号。中医治病讲究平衡原理，不是现代医学的简单对抗。有是证，用是药，方为中医本色。

（十七）大黄

大黄为蓼科植物掌叶大黄、唐古特大黄或药用大黄的干燥根及根茎。大黄味苦，性寒，归脾、胃、大肠、肝、心包经。《神农本草经》云："主下瘀血，血闭，寒热，破癥瘕积聚，留饮宿食，荡涤肠胃，推陈致新，通利水谷，调中化食，安和五脏。"《本草纲目》谓其主治："下痢赤白，里急腹痛，小便淋沥，实热燥结，潮热谵语，黄疸，诸火疮。"具有泻下攻积、清热泻火、凉血解毒、逐瘀通经之功，广泛用于内、外、妇儿之急危重症。

1. 脓毒症

方邦江教授治疗脓毒症提出"早期逆转、截断""表里双解"，既病防传。其中最具代表性的药物就是大黄。大黄不仅能治疗肺部感染、调节肠道菌群失调、改善肠道微生态，还具有活血之功以防治脓毒症凝血功能障碍，可谓一举多得。

2. 流感等呼吸道传染病

因大黄苦寒峻下、通利湿热，常用于治疗各种消化系统疾病。方师在临床运用此药时，不泥于消化系统疾病，常用于呼吸道疾病，如肺炎、流行性感冒等传染性疾病。现代药理实验证明，大黄有较强的抗菌作用，对溶血性链球菌、金黄色葡萄球菌、伤寒杆菌、副伤寒杆菌、流感病毒也有抑制作用。大黄配伍石膏、僵蚕、蝉蜕、马鞭草、大青叶可用于外感时邪，卫气同病，症见高热、烦渴、大便秘结，甚则神昏谵语者。生大黄峻下，生石膏、羚羊角清热，可直泄经腑实热，存阴保津，缩短疗程。温邪在气分，不从外解，必致里结阳明，邪热蕴结，最易化燥伤阴，应早用下法。提倡以升降散（大黄、姜黄、蝉衣、僵蚕）为基础方治疗呼吸道传染病，不仅有抗病菌作用，还可治疗长期应用抗生素所导致的耐药现象。

（十八）杏仁

杏仁为蔷薇科植物山杏、西伯利亚杏、东北杏或杏的成熟种子。味苦，性微温，有小毒，归肺、大肠经。《本草拾遗》云其："杀虫，以利喉咽，去喉痹、痰唾、咳嗽、喉中热结生疮。"《珍珠囊补遗药性赋》："除肺热，治上焦风燥，利胸膈气逆，润大肠气秘。"功专止咳平喘，润肠通便。

杏仁功专降气，善治哮喘。《本草便读》载杏仁"功专降气，气降则痰消嗽止。能润大肠，故大肠气秘者可用之"。

可见一方面杏仁功专于降气平喘；另一方面具有通肠之功，正所谓"肺与大肠相表里"，肠通有利于平喘，一举两得。《伤寒论》"喘家作，桂枝汤加厚朴、杏子佳"，也间接说明杏仁以平喘作用见著，善治哮喘病证。方邦江教授据此，以杏仁为主药，提出宽胸理肺为治疗原则的宽胸理肺汤，用治支气管哮喘、慢性阻塞性肺疾病等老年咳喘病，应用临床30年，疗效确切。

此外，杏仁还可与清热、润肺等中药配伍，治疗风热犯肺、燥热伤肺之咳嗽。临床可仿桑菊饮、桑杏汤、清燥救肺汤意，配桑叶、贝母、沙参等以清肺润燥止咳。

（十九）白花蛇蛇草

白花蛇蛇草为茜草科植物白花蛇舌草的全草。味微苦、甘，性寒，归胃、大肠、小肠经。清热解毒，利湿通淋，主治肺热喘咳、咽喉肿痛、肠痈、疔肿疮疡、毒蛇咬伤、热淋涩痛、水肿、痢疾、肠炎、湿热黄疸等多种疾病。

现代药理研究表明，白花蛇舌草除直接对绿脓杆菌、金黄色葡萄球菌、肺炎链球菌、流感杆菌、痢疾杆菌、溶血性链球菌等具有抗菌作用外，还能促进机体免疫功能而间接达到抗炎作用。方邦江教授临床中根据疾病特点和白花蛇舌草的药物特性，常与大青叶、鱼腥草、大黄等清热解毒中药同用，治疗急性支气管炎、肺炎等；与黄芩、玄参、板蓝根等同用，治疗急性扁桃体炎咽喉肿痛；与红藤、败酱草、丹皮等同用，治疗急性阑尾炎。

本品尚有清热利湿通淋之效，单品治疗膀胱湿热之小便淋沥涩痛，常与白茅根、车前草、石韦等同用。

（二十）葶苈子

葶苈子为十字花科植物独行菜或播娘蒿的成熟种子。味苦、辛，性大寒，归肺、膀胱经。《神农本草经》："主癥瘕积聚结气，饮食寒热，破坚逐邪，通利水道。"《名医别录》："下膀胱水，伏留热气，皮间邪水上出，面目浮肿。身暴中风热痱痒，利小腹。"临床主要用于泻肺平喘，利水消肿。

1. 慢性阻塞性肺疾病、肺心病

《开宝本草》谓葶苈子："疗肺痈上气咳嗽，定喘促，除胸中痰饮。"苦降辛散，性寒清热，专泻肺中水饮及痰火而平喘咳。《金匮要略》载："喘不得卧，葶苈大枣泻肺汤主之。"昔日先师章次公先生常用葶苈子、鹅管石、肉桂温肺化饮，涤痰定咳。慢性阻塞性肺疾病、肺心病属中医学"喘证""肺胀"范畴，表现为肺气胀满，不能敛降，可出现气急喘促、痰涎壅盛，进一步出现心阳虚衰、水肿之象。方邦江教授据此拟定具有泻肺降气作用的"四子养亲汤"。李杲《医学发明》中指出："葶苈子大降气，与辛酸同用以导肿气。"葶苈子与苏子相伍，降气之力更彰。葶苈子泻肺逐水，常用于肺胀后期合并心阳虚衰、阳虚水肿的患者；并且葶苈子含强心苷，可使心肌收缩加强，心率减慢，增加心排血量，降低静脉压，用于治疗肺心病之心力衰竭尤其合拍。

2. 胸腔积液

葶苈子"除胸中痰饮"，治"喘不得卧"，具有泻肺逐水功效。方邦江教授临床常将葶苈子用于治疗胸膜炎等导致的胸腔积液，并且与甘遂、白芥子、大戟或控涎丹一起应用，效果良好。在应用葶苈子治疗肺心病心力衰竭和胸腔积液时，方师主张葶苈子剂量宜大，通常在 30 ~ 60g，临床未见不良反应。

（二十一）白芥子

白芥子为十字花科植物白芥的种子。味辛，性温，归肺、胃经。《本草纲目》云："利气豁痰，除寒暖中，散肿止痛。治喘嗽反胃。"临床常用于温肺化痰，利气，散结消肿。

1. 慢性阻塞性肺疾病、肺心病

《本草经疏》谓："白芥子味极辛，气温。能搜剔内外痰结及胸膈寒痰，冷涎壅塞者殊效。"白芥子辛温，能散肺寒，利气机，化寒痰，逐水饮。方师以白芥子为主药自拟四子养亲汤（苏子、白芥子、莱菔子、葶苈子），治疗慢性阻塞性肺疾病、肺心病，证属寒痰壅肺，症见咳喘胸闷、痰多难咳者。临床对照研究表明，该方在改善心肺功能方面显著优于单纯应用西医组。

2. 渗出性胸膜炎

该病多由结核病、风湿免疫病、肿瘤等引起，临床表现以胸腔积液为主，并常伴发热、咳嗽、呼吸困难，类似中医"悬饮"咳喘、胸满、胁痛者，可配甘遂、大戟或控涎丹等以豁痰逐饮。2013 年，治一林姓老年肺癌并肺部感染、心力衰竭患者，非常棘手，方师用甘遂、白芥子、大戟、葶苈子等组方治疗月余，患者胸腔积液消失，迄今记忆犹新。

（二十二）竹沥

竹沥系新鲜的淡竹和青秆竹等竹秆经火烤灼而流出的淡黄色澄清液汁。味甘，性寒，归心、肺、肝经。《名医别录》云："治暴中风风痹，胸中大热。止烦闷，消渴，劳复。"《本草衍义》曰："竹沥行痰，通达上下百骸毛窍诸处，如痰在巅顶可降，痰在胸膈可开，痰在四肢可散，痰在脏腑经络可利，痰在皮里膜外可行。又如癫痫狂乱，风热发痉者可定；痰厥失音，人事昏迷者可省，为痰家之圣剂也。"临床主要用于清热豁痰，定惊利窍。

方师认为竹沥性寒，擅长清热化痰，主张治疗急性支气管炎、肺部感染等，临床中多和大青叶、鱼腥草、白花蛇舌草等清热解毒中药联合使用；对于成人高热惊厥和慢性阻塞性肺疾病并发呼吸衰竭（肺性脑病）痰涎壅盛者效果亦佳，主张与天南星、天竺黄、羚羊角、蜈蚣、麝香、大黄等配伍。本品还可用于各型脑炎，常与羚角粉、寒水石、天竺黄、川贝母、僵蚕、地龙、生地黄配伍以凉血息风。

《本草纲目》载："竹沥性寒而滑，大抵因风火燥热而有痰者宜之；若寒湿胃虚肠滑之人服之，则反伤肠胃。"本品有滑肠之虑，脾胃虚寒者慎用。

（二十三）紫苏子

紫苏子为唇形科植物紫苏的成熟果实。味辛，性温，归肺、大肠经。《名医别录》曰："主下气，除寒温中。"《本经逢原》谓："性能下气，故胸膈不利者宜之……为除喘定嗽，消痰顺气之良剂。"临床主要用于降气化痰，止咳平喘。

本品性主降，长于降肺气、化痰涎。《药品化义》曰："苏子主降，味辛气香主散，降而且散，故专利郁痰。咳逆则气升，喘急则肺胀，以此下气定喘。膈热则痰壅，痰结则闷痛，以此豁痰散结。如气郁不舒，乃风寒客犯肺经，久遏不散，则邪气与真气相持，致饮食不进，痰嗽发热，似弱非弱，以此清气开郁，大为有效。"方邦江教授临床中多以苏子为主药组方（如四子养亲汤、宽胸理肺汤）治疗慢性阻塞性肺疾病、肺心病之咳喘痰多者。若上盛下虚之久咳痰喘，则配肉桂、当归、厚朴等温肾化痰下气之品。方邦江教授继承先师朱良春虫类药用药经验和恩师晁恩祥治疗咳嗽变异性哮喘的经验，创造性地将苏子、地龙、蜈蚣、蛤蚧、紫河车、磁石等组方治疗肺心病并发呼吸衰竭之喘脱上实下虚证，疗效显著，可资借鉴。

癫狂多由气郁痰火，阴阳失调所致，神明逆乱而出现癫狂。方师十分推崇清代著名医家王清任之癫狂梦醒汤，方用苏子，取其化痰、降气之用。方师常仿此意，用治重症并发心理和精神疾病者。

（二十四）地龙

地龙为钜蚓科动物参环毛蚓、通俗环毛蚓、威廉环毛蚓或栉盲环毛蚓的干燥体。前一种习称"广地龙"，主产于广东、广西、福建等地；后三种习称"沪地龙"，主产于上海一带。

地龙味咸，性寒，归肝、脾、膀胱经。《本草纲目》谓："性寒而下行，性寒故能解诸热疾，下行故能利小便，治足疾而通经络也。"临床上用于清热定惊，平喘，通络，利尿。

地龙性寒降泄，善治肺热哮喘，临床常与僵蚕、蜈蚣等虫类药物配伍治疗支气管哮喘、变异性咳嗽，尤善邪热壅肺，肺失肃降之喘息不止、喉中哮鸣者。僵蚕散风泄热、化痰通络；蜈蚣息风镇痉、散结通络。虫类药物配伍具有抗过敏作用，治疗过敏引起的哮喘效果独到。

地鳖又称土鳖虫，具有活血散瘀、通经止痛之功，先师朱良春教授认为地龙与土鳖虫配伍，可以治疗咳喘日久、顽固不愈者。方邦江教授临床治疗慢性阻塞性肺疾病、肺心病、支气管哮喘等，临证常用地龙与土鳖虫、桃仁、蜂房等配伍。桃仁性甘平、味苦，入肺、肝、大肠经，有破血行瘀、润燥滑肠、平喘的功效。《饮膳正要》谓桃仁"治心腹痛，上气咳嗽，胸膈妨满，喘急"，具有抗炎、抗过敏和改善微循环等作用。露蜂房具有祛风、镇咳、通络止痛之功，还有抗炎、调节免疫等作用。上药配伍用于治疗慢性阻塞性肺疾病、肺心病、支气管哮喘、风湿性心脏病等痰瘀交阻之咳喘日久者，甚为合意。

地龙尚可治疗高热惊厥；与其他平肝息风药配伍治疗癫狂、中风等。

（二十五）黄荆子

黄荆子，又称黄金子，为马鞭草科植物黄荆的果实。味辛、苦，性温，归经肺、胃、肝经。祛风解表，止咳平喘，理气消食止痛。《新修本草》载："黄荆子，也称牡荆子、小荆，性温。主祛风，祛痰，镇咳，行气，止痛，镇惊安眠。"临床多用于感冒、咳嗽、哮喘等。

现代药理研究证明，黄荆子提取物有抗炎、镇痛作用，并能通过抑制金黄色葡萄球菌、肺炎链球菌等治疗感冒、咳嗽等病；同时对支气管平滑肌有扩张作用，可解除气管、支气管痉挛。

方师临床常用黄荆子治疗急性支气管炎、肺部感染、支气管哮喘、支气管扩张、慢性阻塞性肺疾病等呼吸系统急重症临床表现为咳嗽气喘者；与马鞭草、虎杖、大青叶同用治疗流感咳嗽；与鱼腥草、白花蛇舌草、半枝莲同用治疗肺炎；与苏子、白芥子、麻黄、蝉蜕、蜈蚣配伍治疗支气管哮喘；对慢性阻塞性肺疾病、肺心病咳喘常与熟地黄、磁石、紫河车、怀山药配伍组成复方治疗，补肾纳气，效果明显。

（二十六）天浆壳

天浆壳又称天将壳、萝藦荚，为双子叶植物药萝摩科植物萝摩的果壳。《饮片新参》谓："咸，平，软坚，化痰，清肺，治肺风痰喘，定惊痫。"

天浆壳有宣肺化痰、止咳平喘的作用，适用于肺气不宣、咳嗽痰多、气喘等症，常与金沸草、前胡、枇杷叶等配合应用；与百部配合可治疗百日咳。

现代药理研究证明，天浆壳有抗组胺、收缩气管的作用，还可抗菌。方师用其治疗呼吸道感染咳嗽，热偏多与枇杷叶、桑白皮、桑叶、鱼腥草、白花蛇舌草、红藤、川贝等为伍；对阴伤干咳少痰，多与木蝴蝶、凤凰衣、胡颓子叶、诃子相配；风寒多与麻黄、白前、旋覆花等；对于哮喘和慢性阻塞性肺疾病，多与苏子、蝉蜕、蜈蚣配伍。此外，治小儿及成人高热惊厥、呼吸衰竭（肺性脑病）之属痰涎壅盛者，常与天南星、竹沥水、天竺黄、羚羊角、蜈蚣、麝香、大黄等配伍。

（二十七）金银花

金银花为忍冬科植物忍冬、红腺忍冬、山银花或毛花柱忍冬的干燥花蕾或带初开的花。金银花性味甘、寒，归肺、心、胃经。《本草纲目》曰："一切风湿气，及诸肿毒，痈疽疥癣，杨梅诸恶疮，散热解毒。"《本经逢原》谓："金银花，解毒祛脓，泻中有补，痈疽溃后之圣药。"临床主要用于清热解毒，疏散风热。

1.热毒瘟疫

金银花甘寒，芳香疏散，善散肺经热邪，透热达表，常与连翘、薄荷、牛蒡子、马鞭草、大青叶等同用，治疗外感风热或温病初起，症见身热、头痛、咽痛、口渴者。本品善清心胃热毒，有透营转气、凉肝息风之功，配伍水牛角、鲜生地黄、黄连、羚羊角等，可治热入营血，舌绛神昏，心烦少寐，甚至昏迷诸症。

2. 脓毒症

已故著名危重病专家王今达教授生前提出"菌毒并治"治疗脓毒症的学术思想，即应用具有抗炎作用的中药治疗"菌毒"。金银花"解毒祛脓"之功卓越。现代药理研究表明，金银花具有显著抗病原微生物、抗病毒作用，以及抗炎和促进炎性细胞吞噬功能。

方师结合顾伯华先生治疗外科急腹症之"锦红汤"，重用金银花，创制了脓毒症治疗新方"脓毒清"（金银花、大黄、赤芍、红藤、蒲公英、黄芪等），经本科临床观察，该方有助于控制重症脓毒症患者炎症和减轻内毒素对脏器的损伤。

金银花甘寒，清热解毒，散痈消肿，为急性阑尾炎、丹毒等内、外痈之要药，还可用于治疗热毒血痢、小儿热疮等。

（二十八）红藤

红藤为木通科植物大血藤的干燥藤茎，又称大血藤。红藤味苦，性平，归大肠、肝经。《本草图经》云："攻血，治血块。"《简易草药》谓："治筋骨疼痛，追风，健腰膝。"临床用于清热解毒，活血，祛风，止痛。

1. 急腹症、急性乳腺炎、脓毒症等感染性疾病

红藤苦降开泄，长于清热解毒、消痈止痛，又入大肠经，善散肠中瘀滞，为治内外痈之要药。红藤对多种细菌有极强抑制作用。《景岳全书》创红藤汤（红藤、紫花地丁）治疗肠痈。红藤治急性阑尾炎之肠痈腹痛，方师常与虎杖、桃仁、大黄、金银花、蒲公英等同用；与蒲公英、广郁金、金银花、连翘等同用治疗急性乳腺炎之乳痈；治热毒疮疡，常与连翘、金银花、贝母、紫花地丁、野菊花等同用；与大黄、红藤、蒲公英、广郁金、九香虫、鸡内金、石见穿、金钱草等合用，治疗胆囊炎、胆石症、胰腺炎等急腹症。方师借红藤清热解毒之功，与大黄、金银花、连翘、蒲公英等配伍治疗脓毒症。

2. 急性痛风

红藤"治筋骨疼痛，追风，健腰膝"，方邦江教授重用红藤（30～60g）治疗急性痛风之手足红肿热痛，并与虎杖、草薢、威灵仙、黄柏、生地黄、寒水石、桂枝、五加皮等同用，痛甚者合用蕲蛇（醋炒研末吞服）、胆南星（45～60g）清热活血，并有较快的消肿止痛效果。痛风尿酸增高，甚至出现尿酸盐结石的患者，重用土茯苓（30～120g），并和苍术、山慈菇、泽泻、秦皮等同用，可显著降低血尿酸。

此外本品还可治疗跌打损伤、经闭痛经、风湿痹痛。

（二十九）蒲公英

蒲公英菊科植物蒲公英、碱地蒲公英或同属数种植物的干燥全草。味苦、甘，性寒，归肝、胃经。《新修本草》曰："主妇人乳痈肿。"《本草备要》谓："专治痈肿、疔毒，亦为通淋妙品。"临床主要用于清热解毒，消肿散结，利湿通淋。

1. 力专痈肿疔毒

《本草经疏》云："蒲公英味甘平，其性无毒。当是入肝入胃，解热凉血之要药。乳痈属肝经，妇人经行后，肝经主事，故主妇人乳痈肿乳毒。"蒲公英力量专注，治疗急性乳腺炎疗效卓著，临床上常与金银花、忍冬藤、香附、广郁金、野菊花、半枝莲、白花蛇舌草、紫花地丁等同用。《滇南本草》载蒲公英主"诸疮肿毒，疥癞癣疮；祛风，消诸疮毒"。蒲公英常与鱼腥草、冬瓜仁、芦根等同用治疗肺脓疡之吐脓；与红藤、大黄、败酱草等配伍治疗急性阑尾炎等急腹症。

2. 急性热病

《本草衍义补遗》谓蒲公英"化热毒"。《本草正义》载蒲公英性清凉，治红、肿、热、毒诸症。方邦江教授擅长应用本品治急性热病之上呼吸道感染、扁桃体炎、急性腮腺炎等，并常与蒲公英、大青叶、板蓝根、金银花、僵蚕、蝉蜕、板蓝根、玄参、牛蒡子、山豆根等同用。

此外，本药鲜品外敷还可用治毒蛇咬伤。

（三十）磁石

磁石为氧化物类矿物尖晶石族磁铁矿的矿石。磁石味咸，性寒，归心、肝、肾经。《神农本草经》云："磁石，味辛寒，主周痹，风湿，肢节中痛，不可持物，洗洗酸消，除大热烦满及耳聋。"《本草纲目》曰："色黑入肾，故治肾家诸病而通耳明目。"临床主要用于镇惊安神，平肝潜阳，聪耳明目，纳气平喘。

磁石入肾经，质重沉降，味咸入肾，有益肾之功，纳气归肾，用治肾气不足，摄纳无权之虚喘。《本草从新》谓："色黑入水，能引肺金之气入肾，补肾益精，除烦祛热。"方邦江教授依据磁石功能入肾，镇摄肾虚不纳之气，配伍五味子、胡桃肉、蛤蚧、熟地黄、紫河车、怀山药、沉香等用于慢性阻塞性肺疾病、肺心病之咳喘日久，肾不纳气，上气喘逆者；对于伴有呼吸衰竭的严重"暴喘"者，重用山萸肉（40g以上）、龙骨、牡蛎，并同时使用中成药黑锡丹、参附注射液、参麦注射液等以挽危机之候。

本品还可用于治肾虚肝旺、肝火上炎、肝阳上亢所致的心神不宁、惊悸、癫痫、头晕目眩之症。

（三十一）羚羊角

牛科动物赛加羚羊的角。羚羊角味咸，性寒，归肝、心经。临床用于平肝息风，清肝明目，散血解毒。《神农本草经》曰："主明目，益气起阴，祛恶血注下……安心气。"《本草纲目》有云："入厥阴肝经甚捷……肝主木，开窍于目，其发病也，目暗障翳，而羚羊角能平之。肝主风，在合为筋，其发病也，小儿惊痫，妇人子痫，大人中风搐搦，及筋脉挛急，历节掣痛，而羚羊角能舒之。"

　　羚羊角入心、肝经，长于平肝息风、凉肝、解毒。方师常用此药治疗感染性、中枢性疾病引起的高热惊厥，常配合生石膏加强清热降火、息风定惊之功。2011 年，一汤姓女患者，因心搏骤停，心肺复苏术后 10 天转入我院。患者行痔疮切除术，术后突发心搏骤停，经心肺复苏后自主心律恢复，仍意识丧失，无自主呼吸，以呼吸机辅助呼吸，伴有肢体抽搐。于 5 月 12 日转入上海长征医院急救科治疗。当时患者高热，神志不清，自主呼吸微弱，查体：体温 38.7℃，心率 96 次 / 分，血压 130/85mmHg，神志不清，昏迷。当时予冰毯、冰帽物理降温，甘露醇、七叶皂苷钠、白蛋白脱水降颅压，美罗培兰、卡泊芬净、乌司他汀、甲强龙抗炎、安定、德巴金抗癫痫，奥克预防应激性溃疡，贝科能保肝，并行呼吸机辅助呼吸和血液净化治疗。患者仍深度昏迷，无自主呼吸，持续高热、肢体抽搐。鉴于患者病情危重，医院希望采用中西医结合治疗，遂邀方邦江教授会诊，后经医院和家属要求转入龙华医院急诊科。方邦江教授认为当前主要矛盾为心肺复苏后 MODS，尤其是脑复苏的问题，患者已持续昏迷 10 天，处于缺血缺氧性脑病阶段，必须争分夺秒进行中西医结合促醒治疗，尽快恢复患者中枢神经功能，否则患者有可能进入植物人状态，预后极差。中医辨证当属痰蒙元神，急予复元醒神，用安宫牛黄丸合中药自拟复元醒脑汤（人参60g，胆南星40g，大黄30g等）；针对高热和癫痫，采用中药羚羊角粉每日6～9g。患者半月呼吸机脱机，2个月康复出院，迄今恢复良好，正常上班。

羚羊角之抗癫痫、抗惊厥作用详见神经精神类疾病用药章节。

（三十二）泽漆

泽漆为大戟科植物泽漆的干燥全草。味辛、苦，性微寒，归大肠、小肠、肺经。《神农本草经》谓泽漆"主皮肤热，大腹水气，四肢面目浮肿"。《医林纂要》谓其："泻肺降气，行水祛热。"泽漆临床用于利水消肿，化痰止咳，解毒杀虫。

泽漆辛宣苦降，有宣肺降气、化痰止咳之功，临床常用于痰饮喘咳。《金匮要略》泽漆汤，泽漆与半夏、生姜、桂枝等同用。方邦江教授针对慢性阻塞性肺疾病、肺心病有痰涎壅盛之标者，充分发挥泽漆化痰、祛痰之功效，与葶苈子、地龙、蜈蚣、白芥子、苏子、杏仁等以祛痰；如属肺热咳喘，可加桑白皮、黄芩、大黄、白花蛇舌草、鱼腥草、竹沥、天竺黄、金荞麦等清热化痰。野荞麦可清热解毒、活血散瘀，二药相须为伍，尤其适用于慢性阻塞性肺疾病之属水饮凌心兼血瘀者。泽漆主"大腹水气，四肢面目浮肿"，不仅能祛痰，还能利水消肿，非常适宜肺心病之心力衰竭、水肿者。

（三十三）苍术

苍术为菊科植物茅苍术或北苍术的干燥根茎。味辛、苦，性温，归脾、胃、肝经。《神农本草经》载其"主风寒湿痹"。《名医别录》曰："主头痛，消痰水，逐皮间风水结肿，除心下急满及霍乱吐下不止，暖胃消谷嗜食。"临床主要用于燥湿健脾，祛风散寒。

1. 呼吸道、肠道传染病

"苍术可辟邪"，气辛，味浓，性散能发汗。苍术补气，善祛湿，主治气虚湿痰而中邪者。20 世纪 50 年代，华北地区乙脑暴发，时用主方是白虎汤和白虎加人参汤，但出现了几例疗效并不好的，蒲辅周会诊后，根据热势缠绵，提出用苍术白虎汤，效果立竿见影。现代药理研究显示，苍术对金黄色葡萄球菌、沙门菌、铜绿假单胞菌的抑制作用明显，对白色念珠菌、大肠杆菌亦有抑制作用。其提取物可明显刺激淋巴小结，有调节免疫系统的作用。方邦江教授治疗流感、肠伤寒等呼吸道、肠道传染病常在古方达原饮、升降散基础上加入苍术以辟秽邪。

2. 耐药菌感染

耐药菌是指具有耐药性的病原菌。在长期的抗生素选择之后出现的对相应抗生素产生耐受能力的微生物，致使药物对耐药菌的疗效降低甚至无效。耐药菌的出现增加了感染性疾病治愈的难度，并迫使人类寻找新的对抗微生物感染的方法。方邦江教授通过多年对耐药菌感染的临床实践，认为耐药菌感染主要表现为"脾胃中枢失衡",脾虚湿阻,而见脘腹胀闷、呕恶食少、吐泻乏力之里证。苍术为治疗湿证圣药,用于湿阻中焦,见脘腹胀闷、呕恶食少、吐泻乏力的里证。方邦江教授采用补中益气汤加苍术等芳香化湿之品,疗效甚佳。古之先贤就有独味苍术治脾虚便溏之说。现代药理研究表明,苍术具有提升机体免疫力的作用,不仅对益生菌的促进效果优于肠道致病菌或条件致病菌,而且对肠道常见致病菌的生长具有直接的抑制作用。至于有学者认为苍术有"伤阳"之弊,方师认为只要辨证应用准确,不必顾虑。

(三十四)附子

毛茛科植物乌头的子根的加工品。附子味辛、甘,性大热,有毒,归心、肾、脾经。临床常用于回阳救逆,补火助阳,散寒止痛。《神农本草经》云:"主风寒咳逆邪气,温中。"可见附子尚有祛风寒、镇咳逆之功。

1. 外感发热

附子具有补火助阳作用,现代研究也表明,附子具有免疫调节功能。方邦江教授用附子治疗外感发热,主要适用于素体阳虚者,如病毒性感染、自身免疫功能紊乱引起的发热,常用附子与玉屏风散或附子合麻黄附子细辛汤治疗。2015年春,恩师朱良春生前介绍一反复发热3个月的病例。该患者系朱老之老师孟河御医世家马惠卿先生之曾孙女,因不明原因发热,先于山东大学齐鲁医院治疗2个月无效,后转上海瑞金医院感染科治疗1个月,发热仍未控制,体温在

38～40℃，原因不明。后电话求诊于朱老，朱老从江苏南通电话嘱托方师诊治，查病患一派阳虚之象，反发热，予"热因热用"，方用附子60g，合桂枝汤治疗，1剂热挫，3剂热尽，后调理2个月，迄今未再复发。

2. 慢性阻塞性肺疾病、肺心病

附子辛甘温煦，有峻补元阳、益火消阴之效，凡肾、脾、心诸脏阳气衰弱者均可应用。仲景亦云："气虚有痰，肾气丸补而逐之。"方邦江教授临床上常用本品治疗"慢阻肺"辨证属于肺气阳虚者。从温煦肾阳的角度论治慢性阻塞性肺疾病，气虚和阳虚是慢阻肺发病中两个不同阶段，气虚及阳，临证常见虚寒之候，治疗上需在补气基础上加用助阳之品。"慢阻肺"阳虚起始于肺气阳虚，发展于脾气阳虚，而危重于心肾阳虚，故方邦江在治疗此类老年咳喘病，尤其是合并心力衰竭的患者，擅长使用附子，并且在方药选择上常与葶苈子、苏子、白芥子、莱菔子、地龙同用以温肺、化痰、降气；与熟地黄、煅磁石、蛤蚧配伍，治疗肾不纳气之虚喘。

在附子的用量上，方师主张疗效是根本，不能唯剂量论，否则有哗众取宠之嫌。附子只要炮制、煎法得当，完全可以取得非常好的效果。先师朱良春先生生前主张从小剂量（3～6g）开始，如无反应，可逐渐加大剂量，诚如斯言。方师用量上一般以60g为上限。附子含有与乌头同样的有毒成分乌头碱，所以在"十八反"中，人们往往认为附子反半夏，方师在临床运用常将二者同时使用，起到相反相成作用，并未见毒副反应，不必顾忌。

（三十五）苦参

苦参为豆科植物苦参的干燥根。味苦，性寒，归心、肝、胃、大肠、膀胱经。《神农本草经》谓"主心腹气结，癥瘕积聚，黄疸，溺有余沥，逐水，除痈肿"。本品清热燥湿，杀虫，利尿。

《本草正义》曰："苦参，大苦大寒，退热泄降，荡涤湿火，其功效与芩、连、龙胆皆相近，而苦参之苦愈甚，其燥尤烈，故能杀湿热所生之虫，较之芩、连力量益烈。"方邦江教授常以该药用于治疗耐药菌感染，他认为耐药菌感染主要是脾虚湿阻，尤其适于夹有湿热者，常伍补中益气汤。苦参可广泛应用于肠道传染病，如细菌性痢疾、肠伤寒。《本草纲目》曰："治肠风泻血，并热痢。"细菌性痢疾、肠伤寒湿热阻滞中焦最著，方师常与马鞭草、白头翁、秦皮、木香、黄连同用治疗细菌性痢疾；治疗肠伤寒常与黄芩、黄连、苦丁茶、滑石、甘露消毒丹等配伍。

近人乃不敢以之入煎剂，盖不特畏其苦味难服，亦嫌其峻厉而避之也。其实不然，苦参虽苦寒，但副作用少，临床可视病情、体质，选择用量在 9 ~ 30g，不必畏惧。

此外，苦参对于快速型心律失常往往颇有效。试验结果表明，苦参有降低心肌收缩力、减慢心搏、延缓房室传导、降低自律性等作用，详见心血管疾病药物章。

（三十六）穿山龙

穿山龙为薯蓣科植物穿龙薯蓣和柴黄姜的根茎。味苦，性微寒，归肝、肺经。具有祛风湿、活血通络、清肺化痰之功。

现代药理研究表明，穿山龙具有镇咳、平喘、祛痰作用，对金黄色葡萄球菌等多种球菌及流感病毒等有抑制作用。方邦江教授常将穿山龙与大青叶、白花蛇舌草、黄芩、鱼腥草、青黛等清热解毒药配伍用于治疗急性支气管炎、肺部感染。此外，穿山龙还具有抗炎、镇痛、免疫抑制作用，方邦江教授常运用穿山龙与黄芪、生白术、雷公藤、蜂房组方治疗免疫功能失调引起的不明原因高热；与僵蚕、地龙、金荞麦、蜂房、灵芝、蛤蚧、鬼箭羽组方治疗间质性肺炎、病毒性肺炎；与白虎加桂枝汤、肿节风同用治疗风湿热痹之发热。

二、消化系统疾病

（一）大黄

大黄又称锦纹、川军、黄良、将军等，为蓼科植物掌叶大黄、唐古特大黄或药用大黄的干燥根及根茎。味苦，性寒，归脾、胃、大肠、肝、心包经。有泻下攻积、清热泻火、凉血解毒、逐瘀通经的功效。其功效迅速，常用于急危重症。《本经》谓大黄"荡涤肠胃，推陈致新，通利水谷，调中化食，安和五脏"。《本草正义》云"迅速善走，直达下焦，深入血分，无坚不破"。

1. 急性胰腺炎

急性胰腺炎的中医治疗常以"通"为大法，包括攻下以通之、疏泄以通之、活血化瘀以通之三法。不论哪种方法，通下始终贯穿其中。方师宗《本经》"荡涤肠胃，推陈致新"之旨，临床重用生大黄（30～60g）粉末内服，治疗急性胰腺炎，配伍厚朴、枳实、芒硝、郁金、生栀子等，可助患者迅速排出胃肠道内湿热积滞，减轻胰腺负担，有利于胰腺功能恢复。2011年，曾治一四川省南充市因胆石症并发急性胰腺炎患者，CT检查示胰头水肿、坏死、出血，腹腔多处渗液，血、尿淀粉酶持续升高，血小板持续下降，诊断为急性坏死性胰腺炎、DIC。西医予禁食、生长抑素、质子泵等药物治疗，病情不得控制，建议手术治疗，患者拒绝。方师认为该患者系湿热壅阻，中焦气滞，毒邪凝结，拟泄热通腑、清肝除湿，佐以活血之法，遂重用生大黄粉60g（分2次冲服），配伍柴胡、生山栀、广郁金、赤芍、蒲公英、败酱草、茵陈、生薏苡仁、炒枳壳等灌肠后，患者腑气得通，热势逐日下挫，白细胞总数及中性粒细胞数逐步下降；病情控制后，嘱患者坚持间日灌肠1次，40天后B超复查示包裹性积液已吸收，痊愈而归。

2. 胆石症、胆囊炎

方邦江教授根据朱培庭老师"胆病从肝论治"的学术思想，在其胆石症静止期中医药治疗经验的基础上，积极探索急性胆囊炎、胆石症急性发作的中医治疗方法。大黄有泄热通肠、荡涤积垢之功，"夺土郁而通壅滞，定霍乱而致太平"，临证主张采用大量生大黄粉内服（30～60g），并配合大剂柴胡（30g）、虎杖、郁金、蒲公英、红藤、九香虫、黄芩等疏肝利胆、通腑泄热之品，对胆道急危重症患者可起到积极有效的治疗。

3. 急性肝炎

急性肝炎可归属于中医"急性黄疸"范畴，具有"身黄、目黄、小便黄"的特征。方师在继承国医大师朱良春运用制大黄泄化肝炎疫毒经验的基础上，临床治疗黄疸型肝炎时，常辨证加用制大黄 15～30g，配合茵陈、虎杖、栀子、鸡骨草、垂盆草、穿山龙等。其中茵陈量宜大（60g 以上），宜后下，以达清热解毒、利胆退黄、恢复肝功能之效。现代药理研究也表明，大黄能疏通毛细胆管，促进胆囊收缩，使胆汁分泌增加，并且还可使胆汁中胆汁酸、胆红素含量增加。大黄通过泻下作用，阻断胆红素的肠－肝循环，减少胆红素重吸收，从而达到退黄作用；并对急性肝损伤有明显保护作用，增加肝脏微循环，改善肝细胞代谢，加快肝功能恢复，以及延缓肝纤维化进程。方帅 2013 年初曾治一上海浦东新区 35 岁女性患者徐某，查抗戊肝抗体阳性，西医诊断为"急性黄疸型戊型肝炎"，求治于方师。方师将大黄加入茵陈五苓散中，配伍藿香、佩兰、青皮、垂盆草、板蓝根等以清热解毒化湿、疏肝利胆退黄，经治 1 个月，患者面目色黄尽褪，尿色复常，无特殊不适，复查戊肝抗体（−）。整个治疗期间，未曾服用任何西药。

4. 急性菌痢

方师认为"通因通用"法对痢疾初起最为适用，可缩短疗程，提高疗效，临床尤为推崇朱良春教授所主张的以生、熟大黄同用为主治疗痢疾的方法。方师认为，对于疫毒炽盛的菌痢，配合白头翁汤、败酱草、牡丹皮、赤芍等凉血解毒之品；对于虚寒、阴伤型的菌痢，主张辨证选择附子、太子参、怀山药、山萸肉、黄芪、炒白术等扶正之品。

5. 上消化道出血

大黄有良好的活血止血效果，"止血不留瘀"，无论虚证实证均可使用，对于胃热炽盛的消化道出血，配伍龙胆、生地榆、黄芩、白及、三七等；对于急性虚证出血，配伍人参、甘草、仙鹤草等益气止血，临床自拟止血四粉（大黄粉、白及粉、三七粉、生地榆粉）治疗上消化道出血，使用方便，安全有效。

6. 肠梗阻

肠梗阻为急诊常见病，发病时腹痛可不典型，治疗不及时可致肠坏死、出血、穿孔，导致严重的局部或全身感染，甚至危及生命。本病属于中医"阳明腑实证"范畴。方教授取《素问·五脏别论》"六腑者，传化物而不藏，故实而不能满也"之义，遵循"以通为用"的原则，采用清热通下、化湿散瘀的治法，常重用生大黄粉30g以上（后下冲服），结合大承气汤灌肠，玄明粉加热外敷，可减轻肠壁水肿、缓解扩张、促进肠蠕动，显著改善肠梗阻。

此外，大黄还可用于治疗呼吸、神经和泌尿系统的疾病，可参相关章节经验。

（二）虎杖

虎杖为蓼科植物虎杖的干燥根茎和根。味微苦，性微寒，归肝、胆、肺经。有利湿退黄、清热解毒、散瘀止痛、止咳化痰的功效。用于治疗湿热黄疸，淋浊，带下，风湿痹痛，痈肿疮毒，水火烫伤，经闭，癥瘕，跌打损伤，肺热咳嗽。

1.急性胆囊炎、胆石症

本病多属湿热交阻，虎杖有利湿退黄、清热解毒、散瘀之功。现代药理研究表明，虎杖有效成分具有较强的抗炎、镇痛、利胆、护肝作用。方教授治疗急性胆囊炎、胆石症时，常配伍生大黄粉、柴胡、金钱草、蒲公英、红藤、黄芩等疏肝利胆、通腑泄热之品，疏肝利气，活血止痛，以解胁肋胀闷、疼痛、黄疸等急候。

2.急性黄疸型肝炎

虎杖是治疗急性黄疸型肝炎的首选药物之一，可单独使用，或配合茵陈、郁金、威灵仙、板蓝根、藿香、大黄等利湿退黄之品。

现代研究表明，虎杖具有促进损伤肝组织的微循环，抑制白细胞、血小板与肝脏内皮细胞的黏附，促进肝细胞再生修复的能力，对多种细菌及病毒具有较强的抗菌、抗病毒活性。

另外，虎杖还可用于治疗急性痛风性关节炎和急性上呼吸道感染，有关经验可参相关章节。

（三）八月扎

八月扎，又称木通子、预知子，为木通科植物三叶木通的木质茎藤。味苦，性寒，归肝、脾经。具有疏肝和胃，活血止痛，软坚散结，利小便等作用。主肝胃气滞，脘腹、胁助胀痛，饮食不消，下痢便泄，疝气疼痛，腰痛，经闭痛经，瘿瘤瘰疬，恶性肿瘤。《日华子本草》谓其"消宿食，止烦闷，利小便"。

1. 胆石症、胆囊炎

八月札味苦，性寒，归肝、脾经，具有疏肝、活血之功，善治胸胁疼痛，有抗炎、抗菌等药理作用。临床中方邦江教授常重用八月扎（30g），配伍四金汤（金钱草、郁金、鸡内金、海金沙）、加味锦红汤（大黄、红藤、虎杖、蒲公英）治疗胆囊炎、胆石症可效。

2. 急性胃炎

《食性本草》云八月札"主胃口热闭，反胃不下食"。八月札主肝胃气滞、饮食不消，对于急性胃炎、食道反流等急性胃肠道疾病，方师常以其与黄芩、黄连、半夏、木香、藿香、蒲公英等相伍。

另外，现代药理研究表明，八月札常与利尿通淋药配合治疗泌尿道结石，可加速输尿管结石的排出；此外，还有抗消化道肿瘤的作用。

（四）白头翁

白头翁又称奈何草、粉乳草、白头草、老姑草等，为毛茛科植物白头翁的干燥根。味苦，性寒，归胃、大肠经。白头翁有清热解毒，凉血止痢的功效。主治热毒血痢、阴痒带下。《药性论》谓其"止腹痛及赤毒痢，治齿痛，主项下瘤疬"。

白头翁味苦、性寒，入大肠经，苦能坚肠，寒能清热，以其为君药的代表方剂白头翁汤善治"热毒下痢"（《伤寒论》）。现代临床药理表明，白头翁有抗菌、镇静、镇痛及抗痉挛作用。方邦江教授常用于急性细菌性痢疾、急性胃肠炎等胃肠道感染性急症的治疗。方邦江教授还擅长应用白头翁治疗溃疡性结肠炎腹痛泻下，辨证属阴虚者加用阿胶甘草汤、白槿花；脾胃虚寒者用白头翁配伍温脾散寒之炮姜、附子、地锦草、仙鹤草、艾叶等。

此外，白头翁还可以配伍马鞭草、蜂房，治疗湿热带下。

（五）仙鹤草

仙鹤草，又称龙芽草、脱力草、狼牙草等，为蔷薇科植物龙芽草的干燥地上部分。味苦、涩，性平，归心、肝经。功能收敛止血、止痢、杀虫，主治咯血、吐血、尿血、便血、赤白痢疾、崩漏带下、劳伤脱力、痈肿、跌打、创伤出血。《滇南本草》言其"治妇人月经或前或后，赤白带下，面寒腹痛，日久赤白血痢"。《生草药性备要》称其"理跌打伤，止血，散疮毒"。

仙鹤草性味苦、涩，具有抗炎、止血、抗菌、调节免疫的作用。临床中方邦江教授常用于肠炎、溃疡性结肠炎及肠易激综合征。常用仙鹤草、白头翁、地锦草、藿香、桔梗、肉桂、黄连、赤芍、白芍、白残花、玫瑰花、升麻，对缓解和治愈溃疡性结肠炎之腹痛、腹泻、黏液脓血便等，疗效显著。

此外，仙鹤草还可配伍黄芪、大枣等治疗原发性血小板减少性紫癜；配伍白花蛇舌草、大蓟、小蓟、白茅根等治疗尿血，详细经验可参血液系统疾病及泌尿系统疾病相关章节。

（六）芒硝

芒硝又称皮硝，为含硫酸钠的天然矿物经精制而成的结晶体。主要成分为含水硫酸钠（$Na_2SO_4 \cdot 10H_2O$）。味咸、苦，性寒，归胃、大肠经，有泻下通便、润燥软坚、清火消肿的功效。《珍珠囊》谓"其用有三：去实热，一也；涤肠中宿垢，二也；破坚积热块，三也"。《药品化义》云"味咸软坚，故能通燥结；性寒降下，故能祛火烁。主治时行热狂，六腑邪热，或上焦膈热，或下部便坚"。临床多用于实热积滞、腹满胀痛、大便燥结、肠痈肿痛；外治乳痈、痔疮肿痛。

1. 内服治疗急腹症

芒硝所含的硫酸根离子不易被肠壁吸收，存留肠内形成高渗溶液，阻止肠内水分的吸收，使肠内容积增大，引起机械刺激，促进肠蠕动而致泻。故芒硝内服时可用于治疗胆囊炎、胆石症、急性胰腺炎、肠梗阻等引起的急腹症，属上中二焦火热、胃肠实热积滞者。方教授临床常用生大黄粉、芒硝、枳实、厚朴、虎杖、广郁金、栀子、八月札、鸡内金等辨证用于治疗各种急腹症。

2. 外敷缓解腹腔高压

腹腔高压是消化道急诊危重患者的常见病证，是影响进一步诊治的关键。方教授临床善用芒硝外敷治疗此证。芒硝外敷，不仅能清热消肿、消炎止痛，而且能改善局部微循环，刺激肠道蠕动，防止肠麻痹，松弛Oddi括约肌，降低胰胆管压力，因而可以有效消除急危重症外科麻醉手术患者的腹胀、肠梗阻，具有重要意义。具体方法：芒硝300～500g，碾成粉末，装入20cm×25cm大小的布袋，平敷在腹部（腹部外敷部位可根据疼痛最剧烈的位置而定，全腹痛者可外敷胰腺体表投影区），每24小时更换1次，连续3天。

（七）人参

人参依品种和炮制不同可分别称"生晒参""红参""生晒山参"等，为五加科植物人参的根。味甘、微苦，性平，归肺、脾、心经。有大补元气，补脾益肺，生津，安神益智的功效。现代研究表明，人参具有抗休克、抗炎、抗过敏、抗利尿及抗肿瘤等多种作用。

1. 消化道大出血

近年来，方邦江教授提出"急性虚证"的学术思想。上消化道出血患者往往火热炽盛，损伤胃络，出现呕血、便血的气血急性虚损的状态，急当补虚。方师基于《景岳全书》"有形之血难以速生，无形之气所当急固"的观点，及"治血先治气，气宁血自安"的原则，拟益气固脱止血方（人参 30 ~ 60g，甘草 30 ~ 60g，白及粉 10g，大黄粉 10 ~ 30g，三七粉 10g，地榆炭 30g）为基本方治疗上消化大出血，尤其是胃及十二指肠溃疡大出血，疗效肯定。2015年 7 月，方师曾治一 62 岁男性肝硬化食管－胃底静脉曲张破裂大出血患者，来诊时其血压低至 80/50mmHg，经多巴胺、间羟胺升压，天晴宁扩容，生长抑素止血，呕血仍作，血压不能纠正。方邦江教授予参附注射液（负荷剂量100mL 后，输液泵控制维持滴速，每日 1000mL），同时以益气固脱止血方加减［人参 40g，炙甘草 30g，生地榆 30g，白及粉 10g（冲服），大黄粉 10g（冲服），三七粉 10g（冲服）等］，浓煎 200mL，每日 2 次，每次 100mL。经治患者症情平稳，呕血、黑便未作，出院后在外院行胃底－食管曲张静脉套扎术。

2. 脓毒症所致肠道菌群失调

胃肠道是重要的免疫器官，而分布于机体胃肠道黏膜的淋巴组织是重要的肠道黏膜免疫系统，人体分泌免疫球蛋白的细胞 70% 以上分布在肠道。肠道菌群按一定的比例组合，各菌群间互相制约、互相依存，在质和量上形成一种生态平衡。脓毒症是由于大量长期使用广谱抗生素等，敏感肠菌被抑制，未被抑制的细菌趁机繁殖，从而引起菌群失调。生理状态下，由于肠系膜淋巴结的作用，细菌不会移位。在胃肠外因素的作用下，胃肠通透性增加，成为细菌入侵的门户。脓毒症或应激状态下，肠道组织血供减少，肠管动力性障碍、扩张，肠壁黏膜免疫屏障破坏，黏膜通透性增加，促使胃肠细菌移位。我国已故著名危重病专家王今达教授早年曾提出脓毒症"急性虚证"现象，而方邦江教授认为"急性虚证"在脓毒症的发生发展中具有重要作用，认为人参大补元气，具有复元、生津之功，非常契合脓毒症"急性虚证"的病理机制。现代研究表明，人参对于人体肠道免疫细胞具有良好的免疫调节作用。人参可以有效提高脓毒症患者肠道黏膜的免疫功能，遏制肠道细菌的移位。

此外，人参广泛运用于呼吸系统、神经系统、血液系统等的疾病，具体经验请参相关章节。

（八）黄连

黄连又称味连、川连、鸡爪连，为毛茛科植物黄连、三角叶黄连或云连的干燥根茎。味苦，性寒，归心、脾、胃、胆、大肠经。有清热燥湿，泻火解毒的功效。《本草》云其

"主热气……五脏冷热，久下泄澼脓血"。现代药理研究显示，黄连有抗菌、利胆、抑酸、止泻等作用。

1. 急性胃肠炎

黄连配伍葛根、黄芩、木香、生地榆、蒲公英、藿香等可治疗急性胃肠炎。方邦江教授对于儿童、青壮年胃肠型感冒患者，尤喜用黄连，认为黄连不仅有清利肠道湿热，治疗胃肠道感染，还能够预防和治疗心律失常，对胃肠型感冒并发病毒性心肌炎之心律失常有良好的预防与治疗作用。

2. 消化道出血

黄连配伍大黄、黄芩、生地榆、龙胆、白及粉，治疗胃火炽盛、迫血妄行的上消化道出血。

3. 幽门螺杆菌感染

幽门螺杆菌是导致胃溃疡、胃炎、胃癌的重要病因，目前主要采用西药三联或四联疗法，部分患者对药物反应难以耐受或有抗生素耐药，不能根治。方邦江教授临床针对此类患者系湿热蕴阻，善用黄连、苦参、地榆、蒲公英等治疗。有多项循证医学研究表明，黄连素联合三联疗法治疗 Hp 阳性患者在临床疗效、Hp 根除率及安全性方面比单纯三联疗法有优势，且黄连及其有效组分具有抗幽门螺杆菌的作用。

此外，方师还应用黄连治疗心律失常、糖尿病酮症酸中毒及高渗状态和解乌头毒等的经验请参见相关章节。

（九）蒲公英

蒲公英又称黄花地丁、婆婆丁、华花郎，为菊科植物蒲公英、碱地蒲公英或同属数种植物的干燥全草。味苦、甘，性寒，归肝、胃经。有清热解毒、消肿散结、利湿通淋的功效。《医林纂要》称其"补脾和胃，泻火，通乳汁，治噎膈"。《本草衍义补遗》云"化热毒，消恶肿结核，解食毒，散滞气"。

1. 消化性溃疡

蒲公英作为清胃之品，有消瘀之功，药性平和，常用于治疗胃溃疡等消化道溃疡。蒲公英不仅具有良好的养胃消瘀作用，还有镇痛医疡的作用。临床上常与生地榆、凤凰衣、黄连、白及等清热疗疮的中药配伍使用。

2. 胆石症、胆囊炎

蒲公英具有良好的抗炎作用，可配合红藤、大黄、栀子、金钱草、海金沙、黄芩等清热利胆中药治疗胆石症和胆囊炎。

3. 急性胃肠炎

蒲公英是治疗胃肠道感染的佳品，除对多种细菌有抑制作用外，尚有抗内毒素作用，可以配合藿香正气丸、葛根芩连汤、香连丸等治疗急性胃肠炎；单独使用亦有肯定疗效。

此外，蒲公英配伍金银花，叮清热解毒、散痈消肿，治疗急性泌尿系统感染和急性乳腺炎。

（十）甘松

甘松为败酱科植物甘松的干燥根及根茎。味辛、甘，性温。归脾、胃经。甘松理气止痛、开郁醒脾；外用祛湿消肿。《日华子本草》谓其"治心腹胀，下气"。《开宝本草》则云其"主恶气，卒心腹痛满"。临床常用于治疗心胸、脘腹胀满，食欲不振，呕吐。

甘松气香温散，乃醒脾畅胃之要药，有镇静、安定作用，有抗胃肠溃疡及抑菌作用。方师临床常伍以薤白、生地榆、徐长卿、八月札等治疗胃及十二指肠溃疡之胃脘胀满，能显著改善临床症状，促进溃疡愈合。常用药量甘松每日3～6g，研细粉，每服1～2g。

此外，甘松还有抗心律失常的作用。方师临床上常与黄精、苦参、茶树根、薤白、人参须等配伍治疗冠心病、心肌炎所致的心律失常。

（十一）乌梅

乌梅为蔷薇科植物梅的干燥近成熟果实。乌梅味酸、涩，性平，归肝、脾、肺、大肠经。有敛肺、涩肠、生津、安蛔的功效。《神农本草经》谓其"下气，除热烦满，安心，止肢体痛，偏枯不仁，死肌，去青黑痣，蚀恶肉"。《本草纲目》称"敛肺涩肠，止久嗽泻痢，反胃噎膈，蛔厥吐利"。

1. 胆道蛔虫

乌梅酸温安蛔，涩肠止痢，擅长治疗胆道蛔虫症。2010年，上海长航宾馆王姓经理的母亲因胆绞痛，异常痛苦，于龙华医院B超检查，提示胆道蛔虫，予解痉、镇痛（曾用吗啡治疗）等对症治疗后不得缓解。方邦江教授处以乌梅丸，重用乌梅60g，1剂症平，服药1周疼痛未再复发，后用中医清热利胆中药治疗 3 个月，后 B 超检查提示痊愈。

2. 胃及十二指肠溃疡

先师朱良春教授曾在"镇肝息风汤"的加减法中，提出以乌梅易白芍加强酸敛之功，治疗肝阳上亢之眩晕、头痛及中风。方师灵活运用其经验，对于胃及十二指肠溃疡属于胃阴不足者，在辨证的基础上重用乌梅，并与炙甘草、枸杞子、怀山药、玉竹、生地榆、木蝴蝶、凤凰衣等合用。临床观察发现芍药甘草汤中乌梅易白芍，其酸甘化阴、缓急止痛作用增加。

乌梅酸涩而收敛，可用于治疗顽固性腹泻和顽固性咳嗽。

（十二）栀子

栀子又称黄栀子、山栀、白蟾，为茜草科植物栀子的果实。味苦，性寒，归心、肺、三焦经。有清热、泻火、凉血之功效。《本草纲目》谓其"治吐血"。朱震亨云其"泻三焦火，清胃脘血，治热厥心痛，解热郁，行结气"。

栀子性味苦、寒，《本草正》言其"加茵陈除湿热黄疸，加豆豉除心火烦躁，加厚朴、枳实可除烦满"。现代研究表明其具有抗炎、抗氧化、利胆、利尿、解热、镇痛等多种药理活性，且能降低血清胆红素含量。方教授临床将其与虎杖、茵陈、大黄、芒硝、枳实、厚朴、金钱草等清热、疏肝、利胆中药同用，用于治疗胆囊炎、胆石症、胰腺炎等急腹症；配伍鸡骨草、田基黄、板蓝根、虎杖等抗病毒中药治疗急性肝炎。

此外，栀子还广泛应用于情志病和脑病的治疗，具体可参神经精神系统疾病相关章节。

（十三）生地榆

生地榆又称黄爪香、玉札、玉豉为蔷薇科植物地榆或长叶地榆的根。味苦、酸、涩，性微寒，归肝、大肠经。有凉血止血、解毒敛疮的功效。《本草正》云其"能止吐血、衄血，清火明目，治肠风血痢及女人崩漏下血"。临床多用于呕血、便血、血痢、崩漏、水火烫伤、痈肿疮毒等病。

地榆味涩，有收敛之功，专于止血。现代研究表明，地榆可明显缩短出血和凝血时间，止血作用强，并兼有抗炎作用。临床一味地榆即可凉血止血，先师朱良春教授认为生用地榆较炒炭止血更优。方邦江教授以生地榆配合蒲公英、白及粉、大黄粉等治疗胃及十二指肠糜烂、溃疡出血，证属胃肠蕴热者，效果尤佳。

生地榆还可用于痔疮出血、尿路结石和感染，配大黄粉、黄连、冰片，研末调敷，可治疗急性烫伤。

（十四）龙胆

龙胆又称胆草、草龙胆、山龙胆，为龙胆科多年生草本植物条叶龙胆等的根和茎。味苦，性寒，归肝、胆经。龙胆有清热燥湿、泻肝胆火的功效。《本草正义》谓："龙胆……清泻肝胆有余之火，疏通下焦湿热之结。"临床用于湿热黄疸、阴肿阴痒、带下、湿疹瘙痒、肝火目赤、耳鸣耳聋、胁痛口苦、强中、惊风抽搐。其所含龙胆苦苷有抗炎、保肝及抗疟原虫作用；所含龙胆碱有镇静、肌松作用。

1. 胃炎、胃溃疡

龙胆味苦、性寒，苦寒清热，对胃热炽盛的胃黏膜糜烂、胃溃疡有清热愈疡的作用。临床上常配伍生地榆、白及粉、蒲公英、大黄粉等。方邦江教授治疗胃病的剂量为 6～9g。有医家认为龙胆苦寒伤胃，不宜治疗胃病。其实不然，适量龙胆不仅不会伤胃，而且能够有效治疗胃的炎症、溃疡及出血。

2. 消化道出血

龙胆大苦大寒，临床可直折热势，用于治疗火热炽盛、血热妄行之上消化道出血，配伍生地榆、蒲公英、三七粉、生大黄粉、茜草等，常可热去血止，病退人安。

3. 肝炎、急性胆囊炎、胆石症

龙胆既能清利肝胆实火，又能清利肝经湿热，临床常与茵陈、虎杖、大黄、郁金、栀子、鸡内金、垂盆草、田基黄、鸡骨草等配伍，治疗肝炎、急性胆囊炎、胆石症等肝胆急症。

龙胆还可配伍牛黄、青黛、黄连，用于治疗外感热病高热惊风抽搐，或配伍萹蓄、瞿麦、车前子等治疗泌尿系统感染。另外，龙胆对带状疱疹也有清热解毒、抗病毒作用。

（十五）鸡内金

鸡内金为雉科动物家鸡的沙囊内壁。味甘、性平，归脾、胃、肾、膀胱经。有消食化积、健脾开胃、涩精止遗之功。《神农本草经》称其"主泄利"。《日华子本草》谓"止泄精，并尿血、崩中、带下、肠风泻痢"。《滇南本草》云"宽中健脾，消食磨胃。治小儿乳食结滞，肚大筋青，痞积疳积"。临床多用于治疗饮食积滞、小儿疳积、肾虚遗精、遗尿等症。

1. 胆石症、胆囊炎

鸡内金有化坚消石之功，《医林集要》云鸡内金"烧存性"，可治砂石所致痛不可忍。临床中方邦江教授将鸡内金与金钱草、郁金、海金沙组方（即"四金汤"），伍以大黄、虎杖、茵陈等疏肝利胆、清热化湿之品，治疗胆石症和胆囊炎。

2. 胃炎消化不良

《千金要方·胃腑方》载："治胃反，食即吐出。"鸡内金宽中健脾、消食磨胃尤著，即使独用本品，对消化不良所引起的反胃吐食也有良效。临床上，方邦江教授常将鸡内金与蒲公英、八月札、陈香曲、山楂配伍，治疗各种胃炎引起的消化不良。

鸡内金煎服无效，须研末，临床每次用 1.5 ～ 3g 为度。现代研究表明，口服鸡内金粉剂后，胃液分泌量、酸度增加，并能增强胃蛋白酶、胰脂肪酶活性，同时胃运动机能也明显增强。

三、心血管系统疾病

（一）桂枝

桂枝为樟科植物肉桂的干燥嫩枝。桂枝味辛、甘，性温，入心、肺、膀胱经。临床上用以发汗解肌，温通经脉，助阳化气。唐以前医药文献中有桂的方剂中，大多用的桂字，当时桂枝、桂心、肉桂为同一药物的不同名称。孙思邈在治"内热"时大量应用桂枝，突破了张仲景"有表证"的应用范畴。桂枝具有发汗解表、温通经脉、通阳化气的作用。清代邹润安指出桂枝有"和营、通阳、利水、下气、行瘀、补中"六用。

方邦江教授在应用桂枝治疗危急重症方面经验丰富，尤其是在心血管急重症方面心得独到。关于桂枝的剂量，昔先师朱良春使用桂枝一般从 10g 开始，逐步递增，最多加至 30g，服至口干舌燥时，则将已用剂量略减 2 ~ 3g，继服以资巩固。方师把握继承先师朱良春经验以患者"口干为度"外，突破 30g 剂量，最大剂量 50g，为了避免桂枝温燥，常以白芍为伍制其燥。在治疗快速心律失常习以肉桂代替桂枝，并以肉桂研末冲服，盖因引心经浮热下行之故。

桂枝治疗心律失常可以追溯到张仲景"伤寒，脉结代，心动悸，炙甘草汤（炙甘草、生姜、桂枝、人参、生地黄、阿胶、麦冬、麻仁、大枣、清酒组成）主之"。方师治疗缓慢性心律失常，如窦性行动过缓、房室传导阻滞、病态窦房结综合征等，常与麻黄附子细辛汤、黄芪、仙鹤草、桑寄生、丹参、炙甘草合用，收效显著。2014 年，有一马姓 60 岁男性患者，因高度房室传导阻滞引发阿 - 斯综合征，叫 120 急救送我院抢救室，当时心率 30 ～ 40 次 / 分，方邦江教授应用该方治疗半年，患者心率达 70 次 / 分，恢复窦性心率，随访迄今未复发。

桂枝可用于治疗心动过速。方师治疗心阳式微、浮阳上越的心动过速，惯用温养之法，常用肉桂代替桂枝，方用交泰丸为主，药用肉桂、黄连、附子、炙甘草等。《本草纲目》中记载"木得桂则枯"。清代汪昂《本草备要》有"木得桂而枯"的提法。《雷公炮炙论》云："桂钉木根，其木即死，是也。"木乃指肝，意寓桂枝可消除肝木横逆之气，对室性心律失常之属肝郁气滞、气滞痰凝者，常以桂枝和黄连温胆汤、柴胡加龙骨牡蛎汤、甘麦大枣汤等合用，每获效验。

桂枝温阳通脉作用显著，临床常用之治疗心绞痛，因胸痛多以阴寒脉凝为因，所以方师常用桂枝与乌头赤石脂丸为伍，桂枝用量多在 30 ～ 50g，川乌温经定痛力最著，应用时多选之。

桂枝尚有确切抗休克作用。应用桂枝除注意剂量宜大外，尚要注意与其他益气固脱中药如人参、附子等共同使用，其效更佳。

（二）细辛

细辛为马兜铃科植物北细辛、汉城细辛或华细辛的根及根茎。细辛味辛，性温，归入肺、肾经。临床上用以解表散寒、祛风止痛、通窍、温肺化饮。《神农本草经》云细辛："主咳逆，头痛脑动，百节拘挛，风湿痹痛，死肌。明目，利九窍。"《名医别录》谓："主温中下气，破痰，利水道，开胸中，除喉痹，鼽鼻，风痫癫疾，下乳结。汗不出，血不行，安五脏，益肝胆，通精气。"

1. 缓慢型心律失常

方师意于"凡脉迟者莫有不温其阳气者"之说，而细辛温通阳气，用之最宜。临床上治疗病态窦房综合征、房室传导阻滞、窦性心动过缓等缓慢型心律失常，常与麻黄附子细辛汤、黄芪、仙茅、仙灵脾、补骨脂、桂枝、炙甘草合用，收效显著。方师认为，对于细辛等温振心阳、培本扶元之药味，剂量要大，不可轻描淡写，隔靴搔痒，其细辛用量可在 10～15g 以上，突破传统"细辛不过钱"之说。2008 年，曾治疗一例拒绝安装起搏器的显著心动过缓患者，该患者除有窦性心动过缓，还有二度Ⅱ型窦房传导阻滞、窦性停搏。治疗除使用麻黄附子细辛汤时，辨证酌情加入人参、仙茅、仙灵脾、山茱萸、巴戟天、鹿角等温补心肾之品。随访至今，病情稳定，未曾发作。

2. 冠心病心绞痛

方师指出冠心病心绞痛类似胸痹。《金匮要略》云："夫脉当取太过不及，阳微阴弦，即胸痹而痛，所以然者，责其极虚也。今阳虚知在上焦，所以胸痹、心痛者，以其阴弦故也。"阴寒内盛是胸痹重要的病机特点，方师临证之时，常以细辛配合桂枝、乌头等通阳、祛寒、止痛，可获良效。

3. 肺心病

方师认为肺心病主要为肺病日久，痰气壅滞，水饮内停，心脉闭阻，肺心同病所致。《别录》云："细辛温中下气，破痰利水道，开胸中滞结。"故方师临证常用细辛与麻黄、附子连用，实宗麻黄附子细辛汤之意。方师指出，麻黄附子细辛汤是《伤寒论》中治疗少阴病的方剂，"畏寒肢冷，但欲寐，脉沉微"为麻黄附子细辛汤的辨证要点，里寒是使用本方的关键，使用时，不论患者是否有发热，但见畏寒、肢冷、脉沉就可大胆使用。临床中方师常用该方联合真武汤治疗肺心病，效果显著。

关于细辛的用量用法，历来多有限定，如张璐说："细辛，辛之极，用不过五分。"顾松园亦云："以其性最燥烈，不过五分而止。"细辛的挥发油成分包括甲基丁香酚、黄樟醚、榄香素3种成分，其中的有效成分是甲基丁香酚，有毒成分是黄樟醚，而黄樟醚挥发性强，如果煎煮时间较长，则有毒成分大大下降，而且不影响有效成分的煎出。方师临床应用时，大剂量常先煎30～60分钟，但若研末吞服，则需特别慎重，以小剂量为宜。方师临床使用细辛除考虑用法用量、煎煮时间、辨证是否得当之外，还注重配伍减毒。最常用就是细辛配甘草，此外，细辛与干姜、五味子相配，散收相合也是经典搭配。方师注意仲景先贤使用细辛时，多与他药等量，如当归四逆汤中细辛与当归、芍药3药等量，而小青龙汤中细辛与干姜、五味子亦是等量，这其中蕴含有某种配伍间的相互制约减毒之意。方师早年行医，对细辛用量亦顺从时习，最多一钱，不敢越雷池一步，然患者反应，效果多不理想；多年以后，细加寻思，对细辛的用量逐渐增加，而效果逐渐提高；迄今对该药的用量较为固定，一般在6～15g，应用在病例上甚多，不仅疗效显著，且从未发现不良反应。

此外，方师临床亦常用细辛治疗上呼吸感染，症见发热兼阳气虚衰者，详见呼吸系统疾病。

（三）人参

人参为五加科植物人参的根。人参味甘、微苦，性平，归肺、脾、心经。有大补元气、补脾益肺、生津、安神益智之功。《神农本草经》云人参"补五脏，安精神，定魂魄，止惊悸，除邪气，明目，开心益智"。《本草汇言》谓其"补气生血，助精养神之药也"。

1. 心源性休克

《十药神书》记载："独参汤补气固脱。主诸般失血与疮疡溃后，气血俱虚，面色苍白，恶寒发热，手足清冷，自汗或出冷汗，脉微细欲绝者。"方师宗其意，常以大剂人参治疗心源性休克。方师认为，人参有大补元气、复脉固脱之功，临证用参附汤合生脉散化裁，联合参附注射液，急救各种原因（如急性心梗、心力衰竭、心肌病等）导致的心源性休克，常使患者转危为安。2012年，曾治疗一王姓高龄急性心梗后心源性休克患者，据其病情乃为阳气虚衰、心阳欲脱，治宜回阳救逆。处方：人参60g，制附子60g，麦冬15g，五味子10g，干姜30g，黄芪120g，柴胡10g，升麻6g，陈皮6g，生地黄30g、山萸肉45g、麦冬30g，五味子20g，生龙骨、生牡蛎、磁石粉各30g，炙甘草50g，炙麻黄、桂枝、桑白皮各15g。制附子、炙甘草及人参先煎，加冷水2000mL，文火煎取1000mL，再入其余诸药煎煮，每30分钟服1次，每次50mL。服药后3小时，测血压12.2/10kPa，心率维持在90～100次/分，律齐，心音较前有力，胸痛缓解，仍感胸闷，肢冷、汗出消失，舌淡少苔，脉细。此后，随症加减服药20剂后，疗效巩固，未见病情反复，治愈出院。现代药理学认为，人参总皂苷能减慢心率和降低血管阻力，进而降低心脏负荷和心肌耗氧量，增强心肌耐缺氧能力，并能增强心肌收缩力，作用特点与强心苷相似。附子的强心作用优于洋地黄，对垂体－肾上腺皮质系统有兴奋作用，能兴奋迷走神经中枢而起强心作用。人参与附子同用可增强后者的救逆作用。

2. 冠心病心绞痛

方师认为冠心病心绞痛不能一味活血化瘀，徒伤正气。气虚是冠心病心绞痛发生的基本病理改变，血瘀因气虚而成，是继发病理产物。2016年，方师曾治疗一例李姓冠脉支架植入术后再狭窄、陈旧性广泛前壁心肌梗死、不稳定型心绞痛的高龄患者，采用益气活血化瘀的方法，药用人参

（60g）、黄芪（60g）、制首乌、丹参、川芎、葛根、瓜蒌、法半夏、水蛭，诸药合用，如此重症竟渐获愈，追访至今，未再复发，实中医药之功不可没也。

3. 心功能不全

方师善用参类药辨证治疗各种类型的心功能不全。生晒参、吉林红参、高丽参其温阳作用递增，根据阳虚之轻重择用。心为阳中之阳，治心之阴病要固心阳，以党参补脾气固心阳，因其性守而不走；而对心气虚则选用人参。

4. 心律失常

方师对心律失常具有独特的理论认识和临床经验。对于心肌炎并心律失常患者，喜用甘麦大枣汤合三参（生晒参、丹参、苦参）治疗；对于风湿性心脏瓣膜病之心律失常，善以人参、苏木、附子、合欢皮、麦冬、地龙配伍治疗。

（四）附子

附子为毛茛科植物乌头子根的加工品。味辛、甘，性大热，归心、肾、脾经。临床上用以回阳救逆，补火助阳，散寒止痛。《本草汇言》谓："附子，回阳气，散阴寒，逐冷痰，通关节之猛药也。诸病真阳不足，虚火上升，咽喉不利，饮食不入，服寒药愈甚者，附子乃命门主药，能入其窟穴而招之，引火归原，则浮游之火自熄矣。凡属阳虚阴极之候，肺肾无热证者，服之有起死之殊功。"《本草正义》云："附子，本是辛温大热，其性善走，故为通十二经纯阳之要药，外则达皮毛而除表寒，里则达下元而温痼冷，彻内彻外，凡三焦经络，诸脏诸腑，果有真寒，无不可治。"

1. 心源性休克

方师擅用大剂量的附子联合人参，治疗各种原因如急性心肌梗死、心力衰竭、心肌病等导致的心源性休克。附子能上助心阳，为"回阳救逆第一品药"，伍人参大补元气，二者同用，治亡阳兼气脱者。现代药理学证实，附子的强心作用胜过洋地黄，对垂体－肾上腺皮质系统有兴奋作用，并能兴奋迷走神经而起强心作用；人参与附子同用还可增强后者的救逆作用。方师认为重用人参、附子（一般剂量大于60g），意在加强大补元气之功，为进一步稳定生命体征、救治心力衰竭发挥重要的作用。

2. 心力衰竭

附子归心、脾、肾经，辛甘温煦，有峻补元阳之效。方师临床上以参附汤合真武汤为主方加减，配合葶苈大枣泻肺汤泻肺利水，尤善治疗右心衰竭，证属肾虚不纳或水饮凌心，症见气不得续、不能平卧者。

3. 缓慢型心律失常

方师对于厥证属阳虚者，善用附子，认为附子大辛大热，通行十二经脉，专主振奋阳气，祛逐阴寒，应用于心血管疾病，破阴凝布阳和，每每能力转危局。方师重用附子，已通脉四逆汤治病态窦房结综合症，都有良好药效。

4. 心肺复苏

方师认为心肺复苏属中医"卒死""亡阳"等范畴，其证凶险、危重。《素问·生气通天论》云："阳气者，若天与日，失其所，则折寿而不彰。"方师认为，盖人体"留一分阳气，则多一分生机"，故临证之时，常以附子回阳救逆，固护元阳，配以肉桂亦可选用参附注射液。2017年11月，上海市精神卫生中心转诊一心脏停搏复苏2小时患者，方师运用大剂参附汤合参附注射液抢救，竟奇迹生还，且无后遗症。

（五）乌头

乌头属于毛茛科植物，母根叫乌头，侧根（子根）入药，叫附子。乌头辛、苦，热，有大毒，归心、肝、肾、脾经。临床上用以祛风除湿，温经止痛。《长沙药解》云："乌头，温燥下行，其性疏利迅速，开通关腠，驱逐寒湿之力甚捷，凡历节、脚气、寒疝、冷积、心腹疼痛之类并有良功。"

乌头散寒止痛作用尤著，治疗胸痹、真心痛故而有之，方邦江教授善于应用此药治疗心绞痛，因川乌温经定痛较强，故当首选川乌。乌头与半夏属反药之一，一般人很少伍用，历代医家虽有这方面的争议，但终是主张避其毒而不用者多。方师认为半夏和乌头同用，相反相成，古而有之，不必拘泥。一上海青浦祝姓不稳定型心绞痛患者，西药硝酸酯类、β受体阻断剂等药物治疗效果欠佳，求诊方师，予川乌、桂枝、人参、水蛭、红景天等，1剂平，1周后诸症均除。方师经过临床经验总结，认为在心绞痛的治疗过程中，只要抓住病因病机，辨证施治，乌头与反药瓜蒌、半夏同用，不但没有副作用，而且效果显著。《金匮要略》云："胸痹不得卧，心痛彻背者，瓜蒌薤白半夏汤主之。""心痛彻背，背痛彻心，乌头赤石脂丸主之。"表明瓜蒌、半夏、乌头在对症情况下可以同用，有故无殒也。方师深得古人遣方用药之精华，大胆用半夏与乌头配伍，取其相反相成，激荡药力，搜痰通络，可见用心之深。

方师认为乌头为大辛、大热、大毒之品，因此应特别注意中毒的症状，如出现口舌及全身发麻、恶心呕吐、胸闷、痉挛、呼吸困难、血压下降、心律不齐、神志不清、昏迷等，应及早停药。临床使用乌头宜从小剂量开始试用。对于乌头中毒，方师曾根据中医"寒者热之，热者寒之"之反治之法，用黄连苦寒制约乌头温燥之毒，解救乌头碱中毒。现已证实，黄连、苦参等苦寒之品，具有抗心律失常作用，可以用于治疗乌头碱中毒所导致的心律失常，可见中医理论之奥妙。

（六）黄连

黄连为毛茛科植物黄连、三角叶黄连或云连的干燥根茎。味苦，性寒，归心、脾、胃、肝、胆、大肠经。有清热燥湿、泻火解毒之功效。《本草正义》云："黄连大苦大寒，苦燥湿，寒胜热，能泄降一切有余之湿火，而心、脾、肝、肾之热，胆、胃、大小肠之火，无不治之。"《本草纲目》谓其："泻肝火，去心窍恶血，止惊悸。"

黄连有清热泻火之功，能清心火。方师用黄连温胆汤治疗快速心律失常，包括房性早搏、室性早搏、阵发性室上性心动过速、窦性心动过速心房纤颤等凡属痰火内扰者，疗效满意。其机理可能为：①延长动作电位时程和有效不应期。②阻止 Na^+ 内流，降低 0 相最大上升速率，减慢传导速度，变单向阻滞为双向阻滞，消除折返，抗心律失常。③有抗羟自由基作用，保护心肌细胞膜，减少经非特异性通路 Ca^{2+} 大量内流，防止细胞内 Ca^{2+} 超负荷及所触发的迟后除极。方师曾重用黄连，以黄连温胆汤加生龙齿、琥珀粉治一例年轻男性心肌炎合并频发室性心律失常患者。该患者曾在复旦大学附属中山医院就治半年，病情反复，求诊方师，以此法治疗得愈，随访 1 年，未再复发。

黄连其他治疗经验详见有关章节。

（七）苦参

苦参为豆科植物苦参的干燥根。味苦，性寒，归心、肝、胃、大肠、膀胱经。临床上用以清热燥湿，杀虫，利尿。《神农本草经》谓其："主心腹结气，癥瘕积聚，黄疸，溺有余沥，逐水，除痈肿，补中，明目，止泪。"《名医别录》云："养肝胆气，安五脏，定志益精，利九窍，除伏热肠澼，止渴，醒酒，小便黄赤，疗恶疮下部匿，平胃气，令人嗜食"。

现代药理学证实，治疗心血管系统疾病，苦参具有多种药理活性和广泛的药用价值，诸如抗心律失常、抗心肌纤维化，对心肌损伤和梗死的保护作用等。方师应用含有苦参的各种方剂治疗心律失常，遵循"同气相求"理论，通常配伍丹参或西洋参，以三参汤（苦参、丹参、西洋参或太子参）治疗顽固性室性早搏患者；重用苦参，并与太子参、黄芪、黄连、川芎、葛根和远志等相伍治疗早搏，获效满意，总有效率90%，而且对大部分患者进行了1年以上的随访，未见复发。方师更擅长于重用苦参30g，加入甘麦大枣汤，配合龙骨、牡蛎、煅磁石、酸枣仁等，治疗心肌炎并发的各种心律失常，效果显著。同时方师认为疏肝理气有调畅心气的作用，在治疗康复中必须引起重视。

（八）山萸肉

山萸肉为山茱萸科植物山茱萸的成熟果肉。山萸肉味酸、涩，性微温，入肝、肾经。临床上用以补肝肾，涩精气，固虚脱。《本经》谓山萸肉："主心下邪气寒热，温中，逐寒湿痹，去三虫。"《雷公炮炙论》云："壮元气，秘精。"《本草求原》谓："止久泻，心虚发热汗出。"

山茱萸能收敛止汗，固涩滑脱，为防止元气虚脱之要药。张锡纯在《医学衷中参西录》中反复强调"凡人身之阴阳气血将散者，皆能敛之，故救脱之药，当以萸肉为第一"。对大汗淋漓、元气欲脱之危症，山萸肉可挽救人命于顷刻。1984年，一15岁男性青霉素过敏休克患者，在肾上腺素、多巴胺等升压药治疗后血压仍不能维持，方师用大量人参、附子、山萸肉、龙骨、牡蛎，每天服4次，1天血压见稳，3天痊愈出院。方师认为山萸肉救治脱证休克，量宜大（60～100g），煎汤频服，甚至连渣服下，使汗止心定，伍以人参，对元气欲脱之危状效果益佳。

此外，方师亦常将山萸肉用于肝肾不足之高血压等的治疗。

（九）麻黄

麻黄科植物草麻黄、中麻黄或木贼麻黄的草质茎。麻黄味辛、微苦，性温，归肺、膀胱经。临床上用以发汗解表，宣肺平喘，利水消肿。《神农本草经》谓："主中风，伤寒头痛，温疟。发表出汗，祛邪热气，止咳逆上气，除寒热，破癥坚积聚。"

麻黄为宣肺解表要药，临床常用于呼吸系统疾病。方师根据临床经验，常将其灵活运用于心血管病证，尤其是用于治疗窦性心动过缓、病态窦房结综合征、房室传导阻滞等缓慢型心律失常。方师认为，该类患者多属心阳痹阻，经行不畅，常以经方麻黄附子细辛汤为主加减治疗。现代药理研究证实，麻黄碱能兴奋心脏，收缩血管，升高血压。方师曾成功治疗一例典型病态窦房结综合征患者：黄某，男，67岁，广州人。2000年4月初诊。心悸、胸闷20余年，夜间更甚，口干，舌淡红，脉迟、时结。动态心电图示：心率约50次/分，最慢心率35次/分。阿托品试验阳性。西医诊断为"病态窦房结综合征"。中医辨证属心肾阳虚、阴寒内盛。治以温通心肾，以麻黄附子细辛汤加味：麻黄10g，制附子10g，细辛10g，人参10g。服药1剂后，心悸、胸闷减轻，心率有所加快。继用上方，加重麻、附、辛用量：麻黄 12g，制附子 20g，细辛 20g，人参 10g。服 6 剂后最慢心率为 44 次／分，口干减轻，舌亦不红。上方加鹿角胶 10g，化服。1 个月后最慢心率 68 次／分，无心悸、胸闷症状，随访稳定，未再复发。

麻黄治疗呼吸系统疾病详见相关经验用药章节。

（十）蟾酥

蟾酥为蟾蜍科动物中华大蟾蜍或黑眶蟾蜍的耳后腺及皮肤腺分泌的白色浆液。蟾酥味甘、辛，性温，有毒。《本草汇言》谓蟾酥："疗疳积，消鼓胀，解疔毒之药也。能化解一切瘀郁壅滞诸疾，如积毒、积块、积脓、内疗痈肿之证，有攻毒拔毒之功。"传统临床上常用以治疗疔毒疮疡。现代研究证明该药具有强心、止痛作用。

方邦江教授继承先师朱良春教授运用蟾酥治疗心力衰竭经验，常将其拓展应用于脓毒症休克的治疗。中医认为蟾蜍有辟秽化浊、开窍醒神之功。现代药理学证实，蟾毒类有洋地黄样的强心作用，这与其显著增加血肌蛋白激酶活性有关。昔先师朱良春教授曾运用六神丸治疗心力衰竭。方邦江教授常在救治心、肺、脑重症使用蟾酥，如在治疗急性脑血管病、中枢神经系统感染、脑外伤等引起的神昏、心力衰竭、呼吸衰竭、休克等，常可起到意想不到效果。蟾酥有毒，用量应严格掌握，每日量为 15～30mg，不可过量。

有关蟾酥的其他经验，参照相关章节。

（十一）薤白

薤白为百合科植物小根蒜或薤的干燥鳞茎。薤白味辛、苦，性温，归心、肺、胃、大肠经。临床上用以通阳散结，行气导滞。《本草纲目》称薤白"治少阴病厥逆泄痢，及胸痹刺痛，下气散血"。《本草求真》云："薤，味辛则散，散则能使在上寒滞立消；味苦则降，降则能使在下寒滞立下；气温则散，散则能使在中寒滞立除；体滑则通，通则能使久痼寒滞立解。"《本草衍义》谓："《千金》治肺气喘急用薤白，亦取其滑泄也。"可见薤白可以治疗胸痹、胸痛、咳喘气逆等症。

方师喜以大剂薤白（30g）配合九香虫、血竭、桂枝、乌头、半夏、水蛭、土鳖虫等宣通胸阳，散结下气，治疗阳微阴盛、痰瘀阻滞之冠心病心绞痛。薤白，《金匮要略》"栝蒌薤白白酒汤"之主药，方师认为，治疗冠心病心绞痛重在散寒通脉，薤白治疗胸痹之心绞痛重在宽胸治标。现代药理实验显示，薤白提取物能明显降低血清过氧化脂质，抗血小板凝集，降低动脉脂质斑块，预防动脉粥样硬化作用。

《长沙药解》云："肺病则逆，浊气不降，故胸膈痹塞……薤白，辛温通畅，善散壅滞……故痹者下达而变冲和，重者上达而化轻清。"方师常以薤白治疗肺心病，其将瓜蒌薤白半夏汤、三拗汤、葶苈大枣泻肺汤等配伍，创宽胸理气、涤痰平喘之宽胸理肺汤治疗痰浊蕴肺所致之胸闷、喘咳，经有关临床与实验研究证实，效果优于单纯西医治疗。此外，尚对于胃肠病变胃脘痞满具有宽中理气消导之功。

（十二）血竭

血竭为棕榈科植物麒麟竭果实渗出的树脂经加工制成。味甘、咸，性平，归心、肝经。临床上用以活血定痛，化瘀止血，敛疮生肌。《新修本草》云："主五脏邪气，带下，心痛，破积血，金疮生肉。"《本经逢原》谓其："治伤折打损一切疼痛，血气搅刺，内伤血聚。"

血竭活血定痛，方师汲王清任善用血府逐瘀汤治疗心悸怔忡之意，取活血化瘀法治疗心系疾病，尤善使用血竭。现代药理研究表明，血竭可降低氧耗，增加血供，对缺氧心肌有保护作用，可抑制血小板聚集，祛除和溶解血栓，软化血管，对硬化和狭窄的小动脉起到一定的逆转作用。方师临证中常以血竭配伍桂枝、水蛭、三七、红景天、地龙等治疗冠心病心绞痛；与太子参、麦冬、五味子、龙骨、牡蛎、酸枣仁、苦参等合用以治疗心律失常。有关研究表明，血竭提取物可有效降低静息心率，对不同机制引起的心律失常均有一定的拮抗作用。如能准确辨证，常获良效。此外，血竭还用于跌打损伤诸症。

（十三）茶树根

茶树根为山茶科杜鹃花目双子叶植物纲被子植物。茶树根味苦，性平，有强心利尿、活血调经、清热解毒之功。

1. 病毒性心肌炎所致心律失常

方师认为，病毒性心肌炎多因温热邪毒内扰心神，耗伤营血所致。急性期为邪热犯心，可采用茶树30g，伍玄参、麦冬、桔梗、金银花、大青叶、板蓝根等清热解毒之品；中后期以余热未净而气血营阴耗损为特征，方用茶树根合加减复脉汤加银柴胡、白薇等清虚热之品。另外，气阴两虚者加生脉饮；心悸甚者加石菖蒲、远志；舌绛而干者加水牛角、玄参。

方师曾治疗一女性患者，其患病毒性心肌炎后反复出现频发性早搏，呈二联律，咽痛不适2年。方以茶树根30g，苦参20g，金银花30g，连翘15g，玄参12g，木蝴蝶、黄连、麦冬各10g，甘草6g。10天后咽痛减轻，早搏减少。20天后复查心电图2次均正常，临床症状消失，治愈出院。

2. 心力衰竭

心力衰竭属中医的"心气凌心"证。经云："夫不得卧，卧则喘者是水气之客也。"该证多为阳气虚衰，脏气亏耗，气不化水使然，而茶树根化气行水，具强心、利尿之功。方师常用真武汤加茶树根、葶苈子，以强心利尿，对心力衰竭，尤其是右心衰竭有较好疗效。方帅临证常以茶树根配伍附子治疗，茶树根常用至30～60g，且茶树根年久疗效愈佳。

四、内分泌系统疾病

（一）土茯苓

土茯苓，又称过山龙、过岗龙，是百合科植物光叶菝葜的干燥根茎。土茯苓味甘、淡，性平，归肝、胃经，具有解毒、除湿、通利关节的功效。《本草纲目》谓土茯苓"健脾胃，强筋骨，祛风湿，利关节，止泄泻。治拘挛骨痛，恶疮痈肿，解汞粉、银朱毒"。《本草正义》称："土茯苓，利湿祛热，能入络，搜剔湿热之蕴毒。其解水银、轻粉毒者，彼以升提收毒上行，而此以渗利下导为务，故专治杨梅毒疮，深入百络，关节疼痛，甚至腐烂，又毒火上行，咽喉痛溃，一切恶症。"

痛风乃嘌呤代谢紊乱所引起的代谢性疾病。先师朱良春认为该病是湿浊瘀阻，停着经隧而致骨节肿痛、时流脂膏之证，并名之为"浊瘀痹"。方邦江教授在继承朱良春教授治疗痹证经验的基础上，针对痛风的中医病机特点，除以大剂量土茯苓（30～120g）治疗外，常配伍苍术、泽兰、泽泻、虎杖、豨莶草、萆薢、威灵仙、穿山龙、忍冬藤、肿节风、羚羊角等清热解毒、排毒。现代研究证明，土茯苓、苍术、穿山龙等药物能够增加尿酸盐排泄，具有抗痛风作用，能治疗急性痛风性关节炎。针对痛风性关节炎严重疼痛者，方邦江教授喜用蕲蛇碾粉吞服，并重用胆南星定痛，临床常可收效。

（二）硫黄

硫黄为自然元素类矿物硫族自然硫，分布于内蒙古、陕西、四川、河南等地，采挖后加热熔化，除去杂质，或用含硫矿物经加工制得。生硫黄只作外用，内服常与豆腐同煮后阴干用。硫黄味酸，性温，有毒，归肾、大肠经。硫黄外用解毒杀虫疗疮；内服补火助阳通便。《本草纲目》记载硫黄："秉纯阳之精，赋大热之性，能补命门真火不足，且其性虽热而疏利大肠，又与燥涩者不同，盖亦救危妙药也。"

甲状腺功能减退症，是由于甲状腺激素缺乏，机体代谢活动下降所引起的临床综合征，重者表现为黏液性水肿，昏迷者称为黏液性水肿性昏迷。中医将甲状腺功能减退归属为"虚劳""水肿""痰饮"等范畴，阳虚为其共同的病理基础。徐灵胎谓："硫黄乃石中得火之精者也，石属阴而火属阳，寓至阳于至阴，故能治阴分中寒湿之邪。"张锡纯善用生硫黄治阳虚，认为其效捷而无附子升发之弊，谓："且自论硫黄者，莫不谓功胜桂附。"硫黄善补命门之火，《本草图解》曰硫黄："秉纯阳之精，益命门之火，热而不燥，能润肠结，亦救危补剂。"方邦江教授认为，用药如用兵，语谓"兵者凶也"，强寇入境，大敌当前，岂可因其凶而废之，医者用药亦因此理。有鉴于此，方邦江教授主张以硫黄治疗甲减重症，具有良好的疗效。硫黄虽有毒性，但只要正确炮制，配伍得当，可获倍效。硫黄为壮阳之精品，配合半夏、附子、肉桂治疗肾阳极度虚衰更为上乘之剂，疗效颇佳。方师治疗甲减时擅用半硫丸，该方出自《太平惠民和剂局方》，由半夏、硫黄等量研末伍以姜汁而成，其中硫黄内服 1.5 ~ 3g，或炮制后入丸、散服。《本草求真》曰："命门火衰，服附、桂不能补者，服硫黄补之。"硫黄确为温肾助阳之要药；半夏辛温，入脾、胃经，有燥湿化痰、降逆止呕、消痞散结之功，姜汁温中散寒。成无己曰："半夏辛散行水而润肾燥，盖燥去湿则水利，辛化湿而润燥。"半夏配硫黄，既能增强硫黄温肾壮阳之功，又有燥湿化痰之效。结合甲减脾肾阳虚、内生痰湿的病理机制，方师将半硫丸用之甲减，可谓病证相吻。

方邦江教授前期的实验研究发现，硫黄能显著升高甲状腺激素，改善甲状腺功能，上调甲减大鼠海马组织 $T_3NR-\alpha$ mRNA 和 $T_3NR-\beta$ mRNA 的表达水平，表明半硫丸能明显提高 T3NR mRNA 的表达，从而促进了甲减性脑功能的恢复。

1991 年，方邦江教授曾于湖北以硫黄治疗一重症甲减女性患者，该患者服用甲状腺素片后心悸烦躁、心动过速，难以适应，自诉畏寒明显，即便夏季仍需穿毛衣、厚外套。就诊时患者周身黏液性水肿、反应迟钝、精神萎靡、大便干结，方以生硫黄 2g，与豆腐同煮后吞服，配伍大剂人参、附子、生姜、黄芪、桂枝等物，并嘱忌油腻。14 剂后患者阳气渐复，畏寒大减，黏液性水肿较前明显减轻。继服 14 剂，症状稳定。

（三）黄药子

黄药子为薯蓣科植物黄独的干燥块茎。黄药子味苦，性平，有小毒，归心、肺经，具有解毒消肿、化痰散结、凉血止血的功效。《药性论》记载黄药子："治水气浮肿，下小便，治嗽逆上气，项下瘤瘿。"《本草纲目》言其："凉血，降火，消瘿，解毒。"

在治疗甲状腺功能亢进症中，方邦江教授特别注重辨证与辨病相结合，强调西医辨病和中医辨证的统一，尤其是治疗甲状腺功能亢进症血浆高甲状腺激素水平患者，必用黄药子。方邦江教授曾用黄药子、猫爪草、白芍、牡蛎、夏枯草等组成的复方甲亢汤加减治疗甲亢 68 例，结果显示临床痊愈 16 例，显效 33 例，好转 15 例，总有效率 94.1%。复方甲亢汤对甲状腺激素具有明显的降低作用，对甲状腺激素过多所致的临床症状有明显改善作用，并且对甲亢患者的白细胞降低具有防治作用。甲亢危象以降低血浆甲状腺激素水平、抗交感神经药物治疗等为主要措施。黄药子清热解毒、消肿、凉血、止血，治疗甲亢危象患者血浆高甲状腺激素水平属阴虚肝热证，非常吻合病机。临床对甲亢危象的患者，可以黄药子合用白虎加人参汤配伍使用。

现代研究显示，部分应用黄药子的患者会出现食欲不振、恶心、腹痛、肝脏损害等副作用。方邦江教授在临床中应用黄药子常用剂量为 9 ~ 20g，同时为了加强护肝作用，组方中常选择具有养肝育阴作用的枸杞子、五味子。

（四）猫爪草

猫爪草是毛茛科毛茛属一年生草本植物。猫爪草味甘、辛，性温，归肝、肺经。具有化痰散结、解毒消肿的功效。

猫爪草味辛以散，能化痰浊，善消郁结，凡因痰火、痰气、痰瘀、痰浊所致的痰证，皆可用之。甲状腺功能亢进症尤其是 Graves 病（弥漫性甲状腺腺肿伴甲状腺亢进症），除甲状腺毒性症状外，常伴有颈粗明显、突眼，非常符合中医的"痰火郁结"证。方邦江教授临床常以黄药子、穿山龙、石见穿、羚羊角等凉血散结之品治疗，既可有效拮抗甲状腺激素，又可消除和控制甲状腺肿大。

此外，猫爪草还可以用于结节性红斑、急性呼吸道感染、腮腺炎症和肿瘤。

（五）黄连

黄连，又称味连、川连、鸡爪连，属毛茛科黄连属多年生草本植物。黄连味苦，性寒，归心、脾、胃、肝、胆、大肠经，具有清热燥湿、泻火解毒的功效。《本草备要》记载黄连："入心泻火，镇肝凉血，燥湿开郁，解渴除烦，益肝胆，厚肠胃，消心瘀，止盗汗。"《名医别录》云："微寒，无毒。主治五脏冷热，久下泄澼、脓血，止消渴、大惊，除水，利骨，调胃，厚肠，益胆，治口疮。"

糖尿病证属中医学"消渴"范畴。消渴泛指以多饮、多食、多尿、形体消瘦，或尿有甜味为特征的疾病。其基本病机为阴津亏损，燥热偏盛，而以阴虚为本、燥热为标。黄连可清心泻火以制偏亢之阳。黄连有效成分黄连素，又称小檗碱，近年来研究发现，黄连素除具有广谱的抗菌作用外，还具有降糖、降脂、抗心律失常、抗氧化、增加胰岛素敏感性等药理作用。临床中，针对一部分糖尿病患者，其胰岛素在糖摄取和利用方面受损，单位胰岛素产生的生物学效应低于预期水平，应用黄连既能降血糖，又能提高胰岛素利用率，用于治疗高血糖症十分切合。黄连的用量为 6 ~ 20g，临床为了防其苦寒伤胃，常配伍使用少量吴茱萸反佐。有学者认为黄连使用有肝功能损害，方师认为黄连在 20g 以下是安全的，多年来使用过程中此剂量没有出现肝功能损害的病例。

黄连还有抗心律失常的作用，方师常在抢救甲亢危象病例中，大量配伍使用黄连，治疗由甲状腺激素分泌过多引起的快速心律失常。

（六）苍术

苍术为菊科植物茅苍术或北苍术的干燥根茎。苍术味辛、苦，性温，归脾、胃、肝经，具有燥湿健脾、祛风散寒、明目的功效。《本草纲目》记载苍术："大风痹，筋骨软弱，散风除湿解郁。汁酿酒，治一切风湿筋骨痛。"

方师发现糖尿病患者绝大多数存在脾虚痰湿内阻的情况，故苍术治疗该病"首当其冲"。现代研究表明，苍术具有良好的降血糖作用。临证中常与怀山药、黄精、枸杞子、茯苓、白术、黄芪等健脾祛湿药配用，效果良好。即使是对糖尿病酮症酸中毒、高渗性昏迷，表现为痰浊蒙窍者，以白虎加苍术汤也十分适宜。

苍术气味浓香雄厚，外能解肌表风湿，内能燥脾胃之湿，历来为治痹证常用药物。方邦江教授常以苍术为主，以白虎加苍术汤伍虎杖、穿山龙、蕲蛇、胆南星等治疗由于嘌呤代谢紊乱，使血中尿酸过高，沉积于组织器官所引起的急性痛风性关节炎。

（七）太子参

太子参为石竹科植物孩儿参的干燥块根。味甘、微苦，性平，归脾、肺经，具有益气健脾、生津润肺的功效。《本草从新》记载太子参"大补元气"。《本草再新》记录太子参"治气虚肺燥，补脾土，消水肿，化痰止渴"。《饮片新参》云太子参"补脾肺元气，止汗生津，定虚悸"。

甲状腺功能亢进症属自身免疫性疾病，在中医认识中多属气阴两虚之证。太子参作为中药载入方书，始见于赵学敏的《本草纲目拾遗》，兼具益气生津、补益肺脾、气阴双补之功效，但力量较弱，是补气药中一味清补之品。太子参能抗缺氧、抗应激、抗炎、增强免疫，故方邦江教授常重用太子参（60g），伍以可降低血浆高甲状腺激素水平的猫爪草、鬼箭羽、黄芪、生地黄、白芍、枸杞子、麦冬等益气养阴类中药，疗效可期。

桥本甲状腺炎是临床常见的自身免疫性甲状腺疾病，常导致甲状腺功能减退。中医认为，桥本甲状腺炎病机复杂，以禀赋不足、正气亏虚为本，气滞、痰浊、血瘀为标，方邦江教授常将太子参与人参同用，并伍以大队桂枝、附子、仙灵脾、仙茅、蜂房、紫河车等温肾补精中药，每可奏效。

（八）黄芪

黄芪又称绵芪，是蝶形花科（豆科）植物蒙古黄芪或膜荚黄芪的干燥根。味甘，性微温，归肺、脾、肝、肾经。黄芪具有补气升阳、固表止汗、利水消肿、托毒生肌的功效。黄芪含有蛋白质、氨基酸、多糖类、胆碱、叶酸及多种微量元素。《本草新编》记载黄芪："可升可降，阳中之阳也，无毒，专补气。"

现代研究表明，黄芪中含有的多种化学成分均具有降血糖的作用，并可改善机体对胰岛素的敏感性，使受体环节的胰岛素信号传导通畅，改善胰岛素受体和受体后环节的信号传导，从而降低血糖。

方邦江教授常将大剂黄芪用于糖尿病的危急并发症，如低血糖（与补中益气汤配伍）、糖尿病酮症酸中毒和糖尿病高渗综合征（与白虎加苍术汤配伍，以 60～150g 黄芪、石菖蒲、广郁金等）。方师还用大量黄芪配伍石斛、沙参、麦冬、生地黄、白芍等组成复方甲亢方治疗甲状腺功能亢进症。

（九）威灵仙

威灵仙为毛茛科植物威灵仙、棉团铁线莲或东北铁线莲的干燥根和根茎。味辛、咸，性温，归膀胱经。威灵仙具有祛风湿、通经络、消骨鲠之功效。《本草正义》谓："威灵仙，以走窜消克为能事，积湿停痰，血凝气滞，诸实宜之。"

现代药理研究表明，威灵仙具有镇痛效果，临床常与土茯苓、粉萆薢、虎杖、穿山龙、苍术等配伍，治疗急性痛风性关节炎。威灵仙还有降糖作用，对脾虚痰湿型糖尿病患者，尤为适宜。

此外，威灵仙还用于治疗胆囊炎、胆石症。

（十）鬼箭羽

鬼箭羽，又称卫矛、鬼箭、六月凌，为卫矛科植物卫矛的具翅状物的枝条或翅状附属物。鬼箭羽味苦、辛，性寒，归肝、脾经。具有破血通经、解毒消肿、杀虫的功效。《本经》记载鬼箭羽"主女子崩中下血，腹满汗出，除邪，杀鬼毒蛊疰"。《别录》云其"主中恶腹痛，去白虫，消皮肤风毒肿，令阴中解"。

方邦江教授提出鬼箭羽味苦，善于坚阴，性寒入血，又擅清解阴分燥热，对糖尿病阴虚燥热者，常用鬼箭羽，量以30g 为宜，能止渴泻火，降低血糖、尿糖，收效甚佳。现代药理研究表明，鬼箭羽所含的草酰乙酸钠能降低血糖，促进胰岛 B 细胞增殖，释放胰岛素，进而促进组织中的葡萄糖代谢与加速肝糖原的合成，从而改善血糖水平。因其具有活血化瘀之功，对糖尿病合并心、脑血管和肾脏、眼底、神经系统等病变者，有改善血液循环，增强机体代谢功能等作用。既能控制血糖，又能有效预防并发症。

鬼箭羽有活血散肿作用，方师常用于治疗甲状腺功能亢进症和桥本氏甲状腺炎。鬼箭羽与露蜂房配伍，还可用于治疗慢性阻塞性肺疾病和类风湿关节炎等疑难病证。

（十一）知母

知母，又称蒜辫子草、羊胡子根、地参，为百合科植物知母的干燥根茎。味苦、甘，性寒，归肺、胃、肾经。具有清热泻火，生津润燥的功效。《本经》记载知母："主消渴热中，除邪气肢体浮肿，下水，补不足，益气。"《别录》云知母："主治伤寒久疟烦热，胁下邪气，膈中恶及风汗内疸。"《药性论》谓："主治心烦躁闷，骨热劳往来，生产后蓐劳，肾气劳，憎寒虚损，患人虚而口干，加而用之。"《日华子本草》称其："通小肠，消痰止嗽，润心肺，补虚乏，安心止惊悸。"

知母可清阳明之热，润肺燥，滋肾，壮水制火，治骨蒸，滋阴壮水，主消渴，能通利水道，主治肢体浮肿，除壮火而益气，可用于糖尿病，尤其是并发肾功能不全的患者。方邦江教授善用黄芪配知母治疗消渴，认为黄芪温升补气，知母寒润滋阴。临床中运用大剂量黄芪时，可能导致燥热内生、气火升逆，若配知母则无此弊。

（十二）天花粉

天花粉，又称瓜蒌根，是葫芦科植物栝楼的根。味甘、微苦，性微寒，归肺、胃经。具有清热生津、润肺化痰、消肿排脓的功效。《本草汇言》记载"天花粉，退五脏郁热……其又性甘寒，善能治渴，从补药而治虚渴，从凉药而治火渴，从气药而治郁渴，从血药而治烦渴，乃治渴之要药也"。《本草备要》言其"降火润燥，滑痰解渴（古方多用治消渴病）……行水通经……胃热疸黄，口燥唇干，肿毒发背，乳痈疮痔"。

方师认为天花粉善退五脏郁热，糖尿病"三消"均可使用。现代药理研究证明，天花粉有明确降血糖作用。临床中常配合二冬、黄连、生地黄、石膏、人参等润燥滋阴降糖。糖尿病患者由于血糖高、免疫力低下，最易发生皮肤疮痈，抗生素治疗效果不佳。方邦江教授常以大剂量黄芪、天花粉配合仙方活命饮治疗，获效。2016 年冬，上海普陀区一男性糖尿病患者，并发下肢丹毒，于所在区某三级医院行抗生素治疗 2 个月，仍红肿、疼痛难以控制，就诊于方师，拟上方半月而愈。

（十三）生地黄

生地黄，又称野地黄、山烟根，为玄参科植物地黄的块根。生地黄味甘，性寒，归心、肝、肾经。具有清热凉血、养阴、生津的功效。《开宝本草》云生地黄："味甘、苦，寒，无毒。主男子五劳七伤，女子伤中、胞漏、下血，破恶血、溺血，利大小肠，去胃中宿食，饱力断绝，补五脏内伤不足，通血脉，益气力，利耳目。"《本草发挥》记载生地黄："凉血补血，补肾水真阴不足，治少阴心热在内。"《主治秘诀》云生地黄："性寒，味苦，气薄味厚，沉而降，阴也。其用有三：凉血，一也；除皮肤燥，二也；去诸湿涩，三也。"

甲亢常耗伤正气，而表现为肝阴不足、气阴两虚、肝风内动的病理实质，方邦江教授常选用降低血浆高甲状腺激素水平的黄药子、生地黄、太子参、猫爪草、鬼箭羽、黄芪、白芍、枸杞子、麦冬等益气养阴中药。

方邦江教授认为补液是糖尿病酮症酸中毒抢救成功与否的关键，补养阴液是治疗本病的关键，临床上常用生地黄、黄芪、石膏、人参、天花粉等滋阴之剂，大多可获效。

有关生地黄治疗神经系统疾病的经验可参阅相关章节。

五、血液系统疾病

（一）仙鹤草

仙鹤草，又称龙芽草、脱力草、狼牙草、金顶龙牙、黄龙尾、毛脚茵，为蔷薇科植物龙牙草的干燥地上部分。仙鹤草味苦、辛，性平，入心、肝、脾经，具有收敛止血、截疟、止痢、解毒的功效，临床上用于各种出血症，如咯血、吐血、崩漏下血、血痢，疟疾、脱力劳伤、痈肿疮毒、阴痒带下。仙鹤草始载于《本草纲目拾遗》。《百草镜》提出仙鹤草能"下气活血，理百病，散痞满"。方师善用仙鹤草，尤其在原发性血小板减少性紫癜中有神妙化裁。

原发性血小板减少性紫癜（ITP），又称免疫性血小板减少性紫癜，其发病机制可能与免疫失调导致血小板免疫性破坏有关。临床可出现皮肤黏膜、内脏，甚至颅内出血等多种表现，属中医学"血证""发斑""肌衄""葡萄疫"及"虚劳"等疾病范畴。西医多以糖皮质激素、免疫抑制剂及脾脏切除等治疗，中医多以健脾胃、补气血、清虚热、通瘀络为主。方师认为仙鹤草味苦辛而涩，涩则能止，辛则能行，在原发性血小板减少性紫癜中运用仙鹤草能起到止涩中寓宣通之意。临床应用时，常以仙鹤草配黄芪、大枣补气止血，伍墨旱莲、女贞子补益肝肾，水牛角、生地黄清血分之热。现代药理研究发现，仙鹤草水提取物能提高血小板黏附性、聚集性，增加血小板数目及加速血小板内促凝物质释放。

方师曾治疗因血液系统疾病引起消化道大出血者，用大量仙鹤草（30～120g），配伍归脾汤等，疗效显著，未见毒副作用。

此外，仙鹤草与鬼箭羽、僵蚕配伍具有良好的降血糖作用。

（二）黄芪

黄芪为豆科植物蒙古黄芪或膜荚黄芪的根。味甘、性微温，归肺、脾、肝、肾经。一般认为具有补气升阳、固表止汗、利水消肿、生津养血等功效。《本草纲目》中释其名曰："耆，长也。黄耆色黄，为补药之长，故名。"

原发性白细胞减少和粒细胞缺乏是以白细胞、中性粒细胞数低于正常，临床表现为怠之力、易于感染发热，甚或致命的综合征。白细胞减少症属中医"血虚""虚劳"范畴，属气血不足，脾胃、肝肾两虚的病证。方师认为该病从临床表现上看，当白细胞下降时主要表现出气虚的症状，如面色㿠白、头晕乏力、少气懒言、气短声微、精神不振等；而红细胞、血色素下降时，会表现出血虚的症状，如面色苍白或萎黄、口唇色淡、目眩、眼睑发白、舌淡苔白、脉沉细等。同时还伴有头晕、疲乏无力、精神萎靡、腰膝酸软、失眠多梦等肝肾亏虚的表现，主要的治疗原则为益气养血、健脾和胃、滋养肝肾、补肾填精等。方师临床常以黄芪配人参、太子参，益气健脾，提升白细胞；配当归气血双补，配鸡血藤补气祛瘀生新；若脾肾两虚，则配淫羊藿，以温补脾肾。现代研究证实，黄芪煎剂和黄芪多糖能促进造血功能。方师认为如白细胞减少症中见脉细无力、舌质淡胖者，皆宜用黄芪。在黄芪的使用剂量方面因人而异，一般常用剂量为10～15g，但在白细胞减少见气虚重症者常不拘泥于此，取重剂起沉疴之意，剂量可加至120g。在大剂量使用黄芪时，方师借鉴已故著名中医学家岳美中先生经验，每以陈皮佐之，使补益之气不至壅滞而产生腹胀不适。

方邦江教授在治疗脑出血时常大剂量使用黄芪，他认为脑出血往往存在"急性虚证"状态，气不摄血是常态，临床中灵活应用王清任补阳还五汤（其中黄芪剂量达159g），并伍以养血活血之品，更蕴活血止血之功，效果显著。2015年冬，一姜姓老年女性，既往高血压、冠心病、心房纤颤病史，心力衰竭，突发脑出血，出血量近40mL，同时合并脑梗死，患者深度昏迷，无手术指征。方邦江教授以160g黄芪，配合水蛭粉4g，地龙粉2g（吞服），桃仁、红花、赤芍、川芎、当归各 6g，治疗月余，血液吸收，痊愈出院。至于高血压患者是否有升压之嫌，据方师经验，大剂量黄芪可以降压，小剂量可养血升压，诚宝贵经验。

（三）牛角䚡

牛角䚡，又称牛角胎、角心，为牛科动物牛或水牛角中的骨质角髓。味苦，性温，归心、肝经。具有化瘀止血、收涩止痢之效。牛角䚡常用于治疗血瘀肿胀，最早见于《神农本草经》"下闭血，瘀血，疼痛，女人带下血"。《本草纲目》云："牛角䚡，筋之粹，骨之余，而䚡又角之精也。烧之则性涩，故止血痢、崩中诸病。"《本草经集注》曰："主下闭血，瘀血，疼痛，女人带下，下血。燔之，味苦，无毒。"其主要成分为含碳酸钙、磷酸钙等。

1. 血小板减少性紫癜

方师临证延用国医大师朱良春经验，认为血小板减少性紫癜属"血证"，但瘀血停滞之证显著，遇此证喜用牛角䚡，谓"牛角䚡身兼养血与益气之效，能于养血中益气，善从补气中生血。补肝肾之气力似山萸肉而更绵缓，养肝肾之血功同阿胶而不滋腻，效类首乌而有情"，常生用或砂炙醋淬用，取其化瘀止血而不留瘀之功，并以牛角䚡为主药配伍油松节、仙鹤草、鸡血藤、虎杖，组成炙牛角䚡汤，方中炙牛角䚡配强壮止血的仙鹤草，二者相须，不但止血之效大增，而且强壮之功加倍，不仅能升高血小板计数，也可增强血小板功能；伍固卫生血之油松节，一润一燥，补血中之气，祛血中之风，对于血虚兼风湿侵犯者颇为合拍；合鸡血藤增强活血通络之功，并寓瘀去生新之意；佐苦寒解毒祛瘀之虎杖，可制前药之温。诸药合用有化瘀、止血、益气、补血、通络、解毒之功，不仅可以用于血小板减少性紫癜，还可用于各种原因所致的血三系减少症见贫血、出血、神疲乏力，易于感染等适当配伍加减，有屡试不爽之佳效。

2. 原发性血小板增多症

方师临证发现牛角鳃不仅在三系减少所致的血液病中有奇效，对原发性血小板增多症也有效。原发性血小板增多症是一种以骨髓巨核细胞持续增生和血小板增多为特征的慢性骨髓增殖性疾病，可有反复的血栓形成，约50%的患者伴有脾大，目前发病机制尚不明确。方师从临证患者多有手足麻木的表现，推测其发病多系实证，与瘀血内阻相关。方师言牛角鳃生于阳地，性温，又位于牛角壳内，为阳中之阴，且为血肉有情之品，能化瘀而不峻，得瘀去血行之效，又能避免寒凉太过而致血凝成瘀之弊，治疗原发性血小板增多症常用剂量为30g而应手。观牛角鳃一味，方师在血小板减少和增多之症中游刃，实为异病同治之典范。

（四）阿胶

阿胶为马科动物驴的干燥皮或鲜皮经煎煮、浓缩制成的固体胶。味甘，性平，归肺、肝、肾经。具有补血滋阴、润燥止血的功效。首见于《神农本草经》，被列于上品，其曰："阿胶主心腹内崩，劳极洒洒如疟状，腰腹痛，四肢酸疼，女子下血，安胎，久服益气。"现代药理研究显示，阿胶具有促进外周血红细胞、血小板和白细胞数量升高的作用，可补血，对贫血可发挥治疗作用。

方师临床常用阿胶治疗各类贫血之临床表现为血虚证者，如贫血严重，出现心律失常者，取炙甘草汤之意与炙甘草、桂枝、人参相伍治疗。方师认为阿胶、人参能大补气血，使阴血得生，心动则安，复得桂枝温通，共奏滋阴养血、温阳复脉之功，心律乃复。方师还常将其配伍鳖甲、地骨皮、牡丹皮、知母等中药治疗因贫血、免疫力低下引起的长期不明原因低热，收效亦佳。

（五）三七

三七，又称参三七、田七、血山草、六月淋、蝎子草，为五加科植物三七的干燥根。味甘、微苦，性温，入肝、胃经。具有止血、散瘀、定痛的作用，可用于各种内、外出血证。其花叶也可入药。

《本草新编》有曰："三七根，止血神药也，无论上、中、下之血，凡有外越者，一味独用亦效，加入于补血补气之中则更神。盖止药得补，而无沸腾之患，补药得止，而有安静之休也。"三七被李时珍誉为"金不换"。《本草纲目拾遗》记载："人参补气第一，三七补血第一，味同而功亦等，故称人参、三七为中药之最珍贵者。"《医学衷中参西录》指出："三七善化瘀血，又善止血妄行，为血衄要药。病愈后不至瘀血留于经络，证变虚劳。"药理研究表明，三七能够缩短出血和凝血时间，具有抗血小板聚集及溶栓作用；同时又能促进多功能造血干细胞的增殖，具有造血作用。

　　方师擅用本品，治疗各类血液系统疾病之出血者，临床多配伍补气药，奏效更佳。方师临证习用人参、三七药对，认为人参为静药，三七为动药，益气生血化瘀，既能活血，又可止血，使止血而不留瘀。

（六）水蛭

　　水蛭，又称蚂蟥，为水蛭科动物蚂蟥、水蛭或柳叶蚂蟥的干燥全体。味咸、苦，性平，有小毒，归肝经。功效破血通经、逐瘀消癥，多用于血瘀经闭、癥瘕痞块、中风偏瘫、跌仆损伤。《神农本草经》载："水蛭味咸平。主逐恶血瘀血、破血瘕积聚……生池泽。"《本草纲目》载："咸走血，苦胜血。水蛭之咸苦，以除蓄血，乃肝经血分药，故能通肝经聚血。"现代研究证明，水蛭有溶解血栓、抑制血小板聚集的作用。

　　方师临床常用其治疗原发性血小板增多引起血瘀证，单味药多取 2 ～ 6g 水蛭粉冲服，可有效降低血小板计数，降低血液黏滞度，减少出血及血栓发生的概率。先师朱良春教授认为，水蛭活血又不会引起出血，临床确如此言。对于水蛭的用法，方邦江教授根据临床经验，认为生用晒干，研粉冲服为佳。因水蛭为虫类，富含蛋白质，油炙或焙干后，有效成分水蛭素可在高温中被破坏而效力降低；当水蛭入煎剂时，其破血通行之力不大，而改用水蛭粉冲

服或为丸剂时，则其破血之力明显增强。方师曾治一马姓
女患者，发现血小板增多伴反复低热7年余来诊，并有荨
麻疹反复发作，偶有畏寒，纳一般，夜寐尚安，舌淡暗，
苔白滑腻。方师以麻附细辛汤加黄芪、水蛭、三七调治3
个月而愈，至今未发，一身荨麻疹亦已悉除。

水蛭水煎剂有强抗凝血作用，能显著延长纤维蛋白的
凝聚时间。水蛭素对血小板聚集有明显的抑制作用，可抑
制大鼠体内血栓形成，对弥散性血管内凝血有很好的治疗作
用。方师常将水蛭用于治疗脓毒症早期，改善凝血功能，防
治DIC，其依据即缘由于此。水蛭还能改善血液流变学，降
血脂，消退动脉粥样硬化斑块，增加心肌营养性血流量，对
抗垂体后叶素引起的心率失常或明显的T波、ST段的变化，
常用于治疗冠心病心绞痛。水蛭具有促进脑血肿吸收，减轻
周围脑组织炎症反应及水肿，缓解颅内压升高，改善局部血
循环，保护脑组织免遭破坏的作用，对皮下血肿亦有明显抑
制作用，所以方师常用水蛭治疗脑出血，这也是中医"活血
亦可止血"之奥妙所在。

（七）白及

白及，又称连及草、甘根等，为兰科植物白及的块茎。
味苦、甘、涩，性寒，归肺、胃、肝经。具有收敛止血、消
肿生肌之功效。主治咯血、吐血、外伤出血、疮疡肿毒、皮
肤皲裂等。《神农本草经》谓其："主痈肿，恶疮，败疽，伤
阴，死肌，胃中邪气，贼风，鬼击，痱缓，不收。"《本草

纲目》曰："气味（根）苦、平，无毒。"白及的主要成分有联苄类、菲类及其衍生物，此外，还含有少量挥发油、黏液质、白及甘露聚糖，以及淀粉、葡萄糖等。

现代药理研究表明，白及能增强血小板第 3 因子活性，显著缩短凝血时间及凝血酶原时间，抑制纤维蛋白溶酶活性，可明显缩短出血和凝血时间，对局部出血有止血作用；其所含胶质，不仅可止血，且对损伤的胃黏膜有明显的保护作用，具有明显抑制溃疡的作用。方邦江教授治疗支气管咯血，采用白及粉蒸熟口服，并与肉桂末 3g，大黄粉 3～9g 同服，收效显著；治疗消化道出血常与大黄粉、三七粉同服，效果优于煎剂。

方师临床主张白及可作为血液病止血的基础用药，根据对各类血液病引起的出血症状，临床可随症配伍。他认为白及不仅具有收敛止血的作用，且具有逐瘀止血的功效。对出血量大、需收敛止血者常配伍仙鹤草、地榆炭、棕榈炭等；散瘀止血常配伍茜草、花蕊石、三七等。此外，白及还可以"入肺止血"，"肺损者，能复生之"。方师常将其用于治疗痰瘀阻肺，郁而化热，症见咳嗽、咳吐大量脓痰的肺系疾病。

（八）花蕊石

花蕊石，又称花乳石、白云石，为变质岩类岩石蛇纹大理岩的石块。味酸、涩，性平，归肝经。既能收敛止血，又能化瘀行血，可用于吐血、咯血、外伤出血等兼有瘀滞的各种出血证。《本草纲目》载："治一切失血伤损，内漏，目翳。"《和剂局方》载："治诸血及损伤、金疮、胎产，有花蕊石散，皆云能化血为水，则此石之功，盖非寻常草木之比也。"花蕊石为主含钙、镁的碳酸盐，并混有少量铁盐、铅盐及锌、铜、钴等元素，以及少量的酸不溶物。现代药理研究证实，花蕊石能增强血中钙离子浓度，使血管致密，有防止血浆渗出和促进凝血的作用。

花蕊石为矿石类药物，质坚体重，下气而能止血，方师常将其用于治疗各类血液系统疾病所致的女性月经过多、崩漏等。《血证论》记载花蕊石"此药独得一气之偏，神于化血，他药行血，皆能伤气。此独能使血自化，而气不伤，真去瘀妙品"，点出了花蕊石之妙。花蕊石亦可配伍他药用于气火逆乱，血不循经，络伤血溢的内科出血，如花蕊石与大黄、肉桂、白及同用治疗支气管扩张咯血；与大黄、三七、白及、海螵蛸等用于胃及十二指肠溃疡等上消化道出血。

（九）白茅根

白茅根，又称茅针、茅根，为禾本科植物白茅的根茎。味甘，性寒，归肺、胃、膀胱经。因其长于清热利尿、凉血止血，临床多用于血热吐血、衄血、尿血等。白茅根始载于《神农本草经》："主……除瘀血，血闭，寒热……"《本草正义》谓："白茅根，寒凉而味甚甘，能清血分之热而不伤于燥，又不黏腻，故凉血而不虑其积瘀，以主吐衄呕血。泄降火逆，其效甚捷。"

现代药理研究表明，白茅根可加速凝血过程，促进凝血酶原的形成，缩短出血及凝血时间，从而起到止血的作用。张锡纯言："茅根味甘性寒，中空有节，最善透发脏腑郁热……治肺胃有热、衄血。"

方师临床多用其治疗各类血液系统疾病所致的尿血、血淋之证，常配生地黄，凉而不滞，透邪外出；配鲜芦根，清热生津，利水；配藕节，凉血止血力增强；配石膏，相须相辅，清热除烦，生津止渴；配赤小豆，导热下行，且清而不过，利而不猛，临床应诊，每获效验。此外，方邦江教授还应用大剂量白茅根治疗胆石症、胆囊炎。

（十）人参

人参为多年生草本植物，有生晒参、红参、野山参之别。味甘、微苦，性温、平，归脾、肺、心经。《本经》云："主补五脏，安精神，止惊悸，除邪气，明目，开心益智。"《本草纲目》曰："治男妇一切虚证，发热自汗，眩晕头痛，反胃吐食，痎疟，滑泻久痢，小便频数，淋沥，劳倦内伤，中风，中暑，痿痹，吐血，嗽血，下血，血淋，血崩，胎前产后诸病。"

人参历来被视为百草之王，张景岳称其为治疗急危重症的"中药四维"之一。具有大补元气、复脉固脱、补脾益肺、生津、安神之功。

人参治疗消化道出血效果显著，方邦江教授汲取老师陈绍宏教授应用人参甘草汤治疗上消化道大出血的经验，主张在应用大量人参（30～60g）、生甘草（30～60g）的基础上，根据"急性虚证（气血双亏）"理论，提出"急则也可治其本"的治疗理论，深刻领会《景岳全书》之"有形之血难以速生，无形之气所当急固"指导思想，采用固本益气摄血之法，伍以大黄粉、白及、三七粉，标本兼治。2011年夏，一男中学生，因十二指肠溃疡大出血，家属放弃手术治疗，患者血压下降并有心悸、头晕、重度贫血，住医院EICU。方邦江教授应用此法，予中药每日3次，1日生命体征平稳，1周胃镜检查出血停止，治疗半年溃疡痊愈，迄今未再复发。

人参还可以治疗各种休克。《主治秘要》载人参："补元气，止泻，生津液。"方邦江教授常以大剂量人参（和附子等配伍），或大剂量参附注射液用于救治亡阳虚脱之休克。方邦江教授习惯用参附注射液治疗休克、心力衰竭，尤其适用于心力衰竭并发休克患者。方邦江教授认为参附注射液临床使用非常安全，应用几十年没有发生任何副作用，甚至有关其不良反应的临床报道也非常之少。

此外，人参对于冠状动脉硬化、心绞痛等，也有一定治疗作用，可以减轻各种症状。人参和附子配伍，益气强心，可以治疗心力衰竭；人参与三七、五灵脂、琥珀相伍，益心、通络、定痛，用于治疗冠心病心绞痛；人参与苏木配伍，补益心肺、活血通络之功显著，可以治疗风湿性心脏病、肺心病等。

（十一）土鳖虫

土鳖虫又称土元，为鳖蠊科昆虫地鳖或冀地鳖的雌虫干燥体。味咸，性寒，有小毒，归肝经。土鳖虫临床应用历史悠久，几乎所有的中药典籍都有其记载，如《神农本草经》《金匮要略》《本草纲目》等，临床使用十分广泛。《金匮要略》称其治"经络荣卫气伤，内有干血，肌肤甲错"。土鳖虫具有破血逐瘀、续筋接骨之功效，主要用于跌打损伤、筋伤骨折、血瘀经闭、产后瘀阻腹痛、癥瘕痞块。

现代研究显示，土鳖虫有抗凝血和对抗纤维蛋白溶解的作用，能改善体内主要器官、组织及全身的血液供应。土鳖虫水提取物能明显延长大鼠出血时间和凝血时间，对血小板的聚集率有显著抑制作用，并且能明显抑制外源性 ADP 的诱聚作用和血小板的释放功能，同时缩短红细胞电泳时间，提高血液循环中红细胞表面电荷数，可见土鳖虫具有良好的抗血栓和溶栓作用。脓毒症时凝血系统广泛被激活，伴随多种凝血因子消耗，从而导致弥散性血管内凝血（DIC）的出现，这也预示着病情恶化和更高的死亡率。方邦江教授在脓毒症治疗中，率先提出"治未病"思想，提出"表里双解""早期截断、逆转"，针对"菌毒"，在"清热解毒""急下存阴"的同时，采用活血抗凝的药物，早期干预其凝血功能，防治 DIC 及多脏器功能衰竭。方帅在应用土鳖虫的同时，配伍水蛭、大黄、丹参，经临床研究表明，可显著降低DIC 的发生，降低脓毒症死亡率。《本草经疏》谓："治跌打扑损，续筋骨有其效。"土鳖虫的续筋接骨作用可能与其抗凝和镇痛作用有关。此外，土鳖虫还可延缓多囊肾的发展。

六、泌尿系统疾病

（一）乌药

乌药为樟科植物乌药的块根，又称旁其、天台乌药、矮樟、铜钱柴、土木香、鲫鱼姜、鸡骨香。味辛，性温，归肺、脾、肾、膀胱经。具有行气止痛、温肾散寒等作用。乌药最早记载见于宋代《开宝本草》。《本草新编》谓其"诸冷能除。凡气堪顺，止翻胃，消积食作胀，缩小便，逐气冲致疼，辟疫瘴时行，解蛊毒卒中，攻女人滞凝血气，去小儿积聚蛔虫"。《本草便读》曰："上入肺脾，下通肾脏。性偏香窜，能疏气闭之邪，味属辛温，可治血瘀之妇，冷气腹疼宿疾去，疝瘕便数旧邪除。"该药主治寒凝气滞胸腹诸痛证、尿频、遗尿等。

1. 尿路结石

乌药其性走窜，下通肾脏，且行气止痛力著。现代药理研究表明，乌药通过抗乙酰胆碱，可解除平滑肌痉挛，松弛膀胱逼尿肌，排除结石，缓解膀胱刺激症状。乌药的水、醇提取物具有较强的镇痛、抗炎作用，对金黄色葡萄球菌、甲型溶血性链球菌、伤寒杆菌、变形杆菌、铜绿假单胞菌、大肠杆菌及多种病毒均有抑制作用。方师善用乌药治疗肾系结石，临证以大剂量乌药（20～30g），配伍大黄、金钱草、海金沙、白芍、车前草、瞿麦、王不留行、延胡索治疗肾结石、肾绞痛。

2. 尿潴留、尿失禁

乌药性温，益肾散寒。方师善用乌药治疗肾系诸证。先师朱良春先生认为乌药对膀胱气化有双向调节作用，合固涩药则固小便、止遗溺，对肾阳不足、膀胱虚寒之老年尿频、遗尿有温肾固涩作用；合通利药则通癃闭、利小便，对老年肾虚癃闭、产后气虚癃闭及石淋、血淋、膏淋、湿热淋均能见效。治疗老人尿频、小儿遗尿，方师以补中益气汤合乌药、益智仁、山药、桑螵蛸、金樱子，其中金樱子用量宜大，可达 60g；与熟地黄、鹿角霜、山药、山萸肉、黄芪、王不留行、刘寄奴、穿山甲配伍可治疗前列腺肥大导致的尿潴留。

此外，乌药止痛效果明显，方师以乌药配香附，行气止痛，可治一切气病，乌药行气中之血，香附行血中之气，二者相辅相成；配川楝子、小茴香，用治寒凝气滞、寒疝腹痛；配当归，行气活血止痛，治疗经行腹痛。

（二）益母草

益母草为唇形科植物益母草的干燥地上部分。功效活血调经，利尿消肿。益母草始载于《神农本草经》。《本草求真》载："消水行血，祛瘀生新。"《本草纲目》认为其功效为"行血养血，行血而不伤新血，养血而不滞瘀血，诚为血家之圣药也"。益母草临床广泛应用于肾性水肿、高血压、妇科疾病。

益母草活血兼能利水，方师在治疗肾性水肿和肾病综合征中常用此药。方师认为肾病综合征和急、慢性肾炎出现水肿，无论中医辨证属虚证还是实证，往往都存在高凝状态，而有明显的血瘀征象，故活血化瘀是治疗大法，且应贯穿始终。现代药理实验显示，益母草有效成分具有显著利尿作用，还具有明显的抗炎、调节免疫、减少尿蛋白排泄、抑制血小板聚集及形成的作用。方师认为益母草非大剂不能利水消肿，用至60g以上始见效，甚至多达160g。有医者忧其造成肾损害而不敢大剂量用此药，方师经过长期临床实践并查阅相关文献认为，只要配伍得当，不长期使用，就不会有明显的毒副作用。方师常以益母草伍泽兰，二药皆能活血利水，合用功效更强。1984年，诊一男性患者，患肾病综合征、肾功能不全，胸腹积水，病情危重，方师以120g益母草和150g玉米须煎水单服，大胆使用舟车丸伍葶苈大枣汤。治疗1个月，全身水肿消退；治疗半年痊愈，迄今病未反复。

益母草尚有平肝潜阳作用，大剂量可治疗心绞痛、中风高血压等心脑血管病重症。

（三）葎草

葎草属桑科，是多年生攀援草本植物。味甘、苦，性寒，归肺、肾经。具有清热解毒、利尿通淋之功。葎草始载于《名医别录》。《唐本草》中称"主五淋，利小便，止水痢，除疟，虚热口渴，煮汁及生汁服之"。《本经逢原》谓其"专主五淋，利小便，散瘀血"。常用于淋证、泄痢、肺热咳嗽、肺痈热毒疮疡、皮肤瘙痒等。

萆草具有清热解毒、利尿通淋的功效。现代药理研究显示，萆草对金黄色葡萄球菌、粪链球菌、肺炎链球菌、白喉杆菌、炭疽杆菌、枯草杆菌和蜡样芽孢杆菌有抗菌作用。先师朱良春善用萆草治病，谓萆草价廉易得，能散结除蒸、通络止痛、利水消肿。方师继承朱老经验并加以发挥，不仅用于诸淋，而且在急慢性肾炎、肾结石、前列腺炎等推广应用也获得良效。

萆草能除蒸、化瘀、利水，湿热重可加量至30g，如有鲜品可用至60g。此外，方师用萆草清退虚热。《新修本草》载其"除疟虚热渴"，对湿热病后期虚热缠绵有奇效，常伍白薇、玉竹；也可治疗"悬饮"之属西医渗出性胸膜炎者，有助于渗出液吸收及退热。萆草治痹证，小剂量可祛除经络湿热，大剂量则可逐除胸胁饮邪。萆草常与白虎加桂枝汤合虎杖、穿山龙、羚羊角、胆南星治疗热痹；与桑白皮、黄芩、金荞麦、天竺黄、竹沥、大青叶、鱼腥草、瓜蒌治疗肺部感染痰热咳喘。

（四）鸭跖草

鸭跖草又称鸭鹊草、耳环草、碧竹子、翠蝴蝶，为鸭跖草科鸭跖草属植物鸭跖草的全草。味甘、微苦，性寒，归肺、胃、小肠经。具有清热、凉血、解毒、利水之功。《滇南本草》载："补养气血，疗妇人白带、红崩，生新血，止尿血、鼻衄、血淋。"《本草纲目拾遗》曰："主寒热瘴疟，痰饮，疗肿，小儿丹毒，发热狂痫，大腹痞满，身面气肿，热痢，蛇犬咬伤，痈疽等。"临床常用于咽喉肿痛、小便不利、痈疽疔疮、黄疸、蛇毒咬伤等。

鸭跖草功专消肿利尿、清热解毒。方师常伍以白花蛇舌草、萹草、车前草而成自拟四草汤，加强清热解毒之力，用于肾盂肾炎、膀胱炎、尿路结石等。药理实验亦证实，鸭跖草具有抗炎、镇痛作用，对金黄色葡萄球菌、白色念珠菌、大肠杆菌、痢疾杆菌均有较强抑菌作用。2013 年夏，方师曾治一女性反复尿路感染患者，因反复尿频、尿急、尿痛 3年，劳累后发热畏寒，伴肉眼血尿、腰酸痛，服抗生素病情难以控制。查尿常规：白细胞（+++），红细胞（++++）。苔黄腻，脉滑数。方师辨属湿热下迫膀胱之热淋，予四草汤加栀子、大黄、瞿麦、红藤、生地榆、白茅根。服 3 剂后热渐退，血尿缓解。3 天后，中段尿培养提示大肠杆菌生长，去大黄、栀子，加紫花地丁、半枝莲、黄芪。再进 7 剂，诸症消失，尿常规正常。

方师用此药配伍蒲公英、龟甲、关黄柏、白花蛇舌草、生地榆、苍术、萆薢、车前子、蜂房，对老年前列腺肥大有确切疗效。

此外，鸭跖草与马鞭草、一枝黄花、大青叶、拳参同用可治疗流感；与鬼箭羽、黄连、黄芪、玉米须等配伍可治疗糖尿病。

（五）地榆

地榆为蔷薇科植物地榆或长叶地榆的干燥根。味苦、酸、涩，性微寒，归肝、肺、肾、大肠经。具有凉血止血、清热解毒、消肿敛疮之功。《本草纲目》云"地榆，除下焦热，治大小便血证"。《本草求真》谓"其性主收敛，既能清降，又能收涩，则清不虑其过泄，涩亦不虑其过滞，实为解热止血药也"。临床多用于便血、痔血、血痢、崩漏、水火烫伤、痈肿疮毒等。

"地榆苦寒，为凉血之专剂"（《本草正义》）。现代药理学研究表明，地榆具有抗炎作用，对多种细菌、流感病毒、真菌有明显抑制作用。方邦江教授认为生地榆善治下焦血分湿热，尤其是下焦气分淋证。盖缘其能清热解毒，且入下焦除热，又性涩可缓尿频，通中寓涩，祛邪而无伤肾耗阴之弊，非其他淡渗清利之品，可作为治疗泌尿系感染之要药。方师临床中常伍四草汤，并配以凉血之品，常以生地黄、丹皮、赤芍、槐角以加强凉血清热之力，直入下焦凉血泄热。

此外，方师还用以治疗胃及十二指肠溃疡出血。

（六）白花蛇舌草

白花蛇舌草为茜草科植物白花蛇舌草的干燥全草，又称舌草、散草、甲猛草。味甘、淡，性寒，无毒，归心、肝、脾、肺、肾、胃经。具有清热解毒、利湿通淋之功。白花蛇舌草为我国民间常用草药，而以《新修本草》"蛇舌"为最早记载。《闽南民间草药》称"解毒，消炎止痛"。《泉州本草》称其"清热散瘀，消痈解毒。治痈疽疮疡、瘰疬。又能清肺火，泄肺热。治肺热喘促、嗽逆胸闷。"《广西中草药》

云其"清热解毒，活血利尿"，临床主治喘咳、咽喉肿痛、肠痈、疖肿疮疡、毒蛇咬伤、热淋涩痛、水肿、痢疾、肠炎、湿热黄疸、癌肿等。

方师以白花蛇舌草治疗尿路感染，常与车前草、鸭跖草、萹草等组成四草汤。白花蛇舌草与半枝莲配伍能增加效用。白花蛇舌草清热解毒、利湿通淋，半枝莲清热解毒、利水消肿，二药皆为治疗下焦热毒之要药，合而用之，上下得清，热毒去而不伤正。白花蛇舌草与白槿花配伍能清热通淋，白花蛇舌草清热利湿，为治淋要药；白槿花清热解毒，利湿凉血，且甘补淡渗，气血两清。现代药理研究表明，白花蛇舌草中所含有效成分总黄酮具有明显的抗炎、抗菌、调节免疫的作用。

此外，对慢性肾炎尿血患者，白花蛇舌草常配伍半枝莲、生地榆、仙鹤草活血止血，清热解毒。

在肾功能衰竭的治疗中，方师用灌肠法以清热、泄浊、解毒，可起到类似结肠透析的作用，其灌肠方中往往加入白花蛇舌草清热解毒。

（七）刘寄奴

刘寄奴，又称金寄奴、乌藤菜、九里光、白花尾、九牛草，为菊科植物奇蒿的全草。味辛、微苦，性温，归心、肝、脾经。具有疗伤止血、破血通经、消食化积、醒脾开胃之功。刘寄奴始见于《唐本草》，称其"主破血，下胀"。《本草汇》谓："其性善走，专入血分。"临床多用于治经闭癥瘕、胸腹胀痛、产后血瘀、跌打损伤、金疮出血、痈毒焮肿。

刘寄奴活血祛瘀，常用治经闭癥瘕。方师认为古之"主水胀、血气"可能是指刘寄奴的利水消胀作用，主张用于治疗瘀阻癃闭，尤其是尿路结石、前列腺肥大引起的癃闭。如尿路结石常配伍四草汤等清热通淋之品。前列腺肥大之癃闭多见于老年人，因阴阳俱亏，肾气虚衰，气化无权，瘀浊停滞，呈现本虚标实之证，非化瘀小便不得通畅，若一见小便不利辄用大剂淡渗利湿之品，不仅治不中鹄，反叠伤阴阳，故治疗此证当牢牢抓住肾虚血瘀这一主要病机。方师在继承先师朱良春经验的基础上，施以宣肺通利水道之法，以人参、白术补益中气，升麻升提，每获效验，不失为治本之法。

（八）石见穿

石见穿系唇形科鼠尾草属华鼠尾草的干燥地上部分，又称紫参、小丹参、月下红、石打穿、紫丹花、红根参等。味微苦、辛，性平，归胃、肝、肺经，具有清热解毒、利湿、活血、理气、止痛、消肿之功。《名医别录》云："疗肠胃大热，唾血衄血，肠中聚血，痈肿诸疮，止渴益精。"《新修本草》谓："治金疮，破血，生肌肉，止痛，赤白痢，补虚益气，除脚肿，发阴疡。"《浙江民间常用草药》载："活血化瘀，止血，解毒，消肿。"临床多用于治疗痈肿、瘰疬、赤白带、噎膈、痰喘、肝炎等症。

目前，石见穿作为常用的"抗癌中药"被广泛应用于临床，而方师将其用于泌尿系结石治疗中，盖取其能清热利湿、活血化瘀、攻坚破积、消肿散结之效也，方师治疗石淋之泌尿系结石多用石见穿与大剂乌药、金钱草合用，疗效显著。方师曾治疗一男性泌尿系结石患者，因"痛风"患左肾、输尿管、膀胱多发性结石，反复左肾区疼痛伴肉眼血尿 3 年就诊，经西药抗炎、解痉等对症处理，病情时有缓解。方拟石见穿 60g，金钱草 120g，石韦 30g，白芍 50g，大黄 15g，芒硝 6g，海金沙 30g，鸡内金 15g，乌药 35g，滑石 45g，牛膝 30g，甘草 12g，白茅根 30g。1 剂即疼痛缓解；再服 7 剂，腰痛已除，血尿已止；上方加减后续服 30 剂，并嘱患者多饮水，复查 B 超已无结石。方师认为大剂量石见穿有溶石、排石作用，剂量可用到 40～60g；疼痛明显则配伍芍药、甘草、乌药缓急止痛；如为反复结石则往往有肾阴亏虚存在，可加滋肾养阴之品以固其本。

石见穿尚有消炎、退黄、降低谷丙转氨酶、调节免疫功能等作用。临床可用于治疗胆囊炎、胆石症、黄疸型肝炎等。

（九）水红花子

水红花子为蓼科植物红蓼的干燥成熟种子，又称水荭子、荭草实、河蓼子、川蓼子、水红子。味咸，性微寒，入肝、胃、脾经。具有散血消癥、消积止痛之功。水红花子始载于《名医别录》，谓其"主消渴，祛热，明目，益气"。

《滇南本草》称其"破血，治小儿痞块积聚，消年深坚积，疗妇人石瘕癥"。《本草汇言》载其"消血积，化癖散疬之药也"。临床多用于治疗癥瘕痞块、瘿瘤、肿痛、食积不消、胃脘胀痛、水肿腹水等症。

水红花子具有利水、活血之功，临床多用于抗肿瘤、抗肝纤维化、肝硬化等治疗。方邦江教授根据其药物特性，除治疗肝硬化腹水外，将其拓展应用于治疗心力衰竭水肿和肾性水肿，治疗心力衰竭水肿常与真武汤合葶苈子、茶树根、益母草、泽兰配伍；治疗肾性水肿多与五皮饮合益母草、泽兰、泽泻配伍。水红花子的利尿机理可能是给药后引起血液胶体渗透压增加，水分大量进入血液循环，导致肾小球滤过量增加，同时抑制了远端肾小管对水的重吸收所致。

此外，水红花子还应用于肝炎、肝硬化、子宫肌瘤、卵巢囊肿等疑难病证。

（十）泽兰

泽兰为唇形科植物毛叶地瓜儿苗的干燥地上部分，又称地瓜儿苗、地笋、甘露子、方梗泽兰。味苦、辛，性微温，归肝、脾经。具有活血化瘀、行水消肿之功。《本草纲目》称："妇人方中最为急用。古人治妇人泽兰丸甚多。""泽兰走血分，故能治水肿，除痈毒，破瘀血，消癥瘕，而为妇人要药。"临床多用于治疗月经不调、经闭、痛经、产后瘀血腹痛、疮痈肿毒、水肿腹水等症。

方师认为肾炎水肿多属本虚标实，既有肺、脾、肾之虚，又有外感、水湿、湿热、湿浊、瘀血为害，可概括为水、瘀两端，如肾病综合征表现为大量蛋白尿、低蛋白血症、高脂血症和水肿，往往有高凝状态、微循环障碍、血液流变学异常等存在。泽兰活血兼能利水，诚为治疗肾系疾病良药，在治疗急慢性肾炎、肾功能衰竭时多用此药，并常与益母草为伍。二者均能活血利水，用于急、慢性肾炎血瘀水停之证效佳；且泽兰无肾毒性之虑，剂量可加大至 20～30g。现代药理研究表明，泽兰具有抗肝炎病毒、抗肝纤维化和扩张血管的作用。泽兰水煎剂有明显抗凝、改善血液流变性、抑制血小板聚集、抗血栓形成、改善微循环、降低血脂等多重药理作用，可有效针对病理关键环节，阻止其发生发展。

水瘀互阻、浊邪潴留是肾功能不全的主要病理机制，据此，方师常以泽兰伍大黄等活血利水、清热泄浊解毒之品，颇有效验。

（十一）大黄

大黄为蓼科多年生草本植物掌叶大黄、药用大黄、唐古特大黄的干燥根和根茎。味苦，性寒，归脾、胃、大肠、肝、心包经。具有泻下攻积、清热泻火、凉血解毒、逐瘀通经、利湿退黄之功。因其祛邪之功卓著，能以通为补，安和五脏，又有"荡涤之将军""入相出将"之美誉，可应用于实热积滞便秘、血热吐衄、目赤咽肿、痈肿疔疮、肠痈腹痛、瘀血经闭、产后瘀阻、跌打损伤、湿热痢疾、黄疸尿赤、淋证、水肿、外治烧烫伤等。

方师认为大黄治疗慢性肾功能不全疗效卓著。慢性肾功能衰竭，肾虚为本，湿热、水毒、浊瘀为标，正确运用好大黄可祛肾功能衰竭之湿浊、热毒和瘀血，控制疾病发展。方师治疗慢性肾衰喜用制大黄口服而用生大黄灌肠，大黄所含的鞣质是降低肌酐、尿素氮的有效成分。在肾功能衰竭早中期，肾脏未完全纤维化时可利用中医药保护残存的肾功能；而到肾衰竭晚期肾实质几乎完全纤维化，肾脏萎缩，残余肾功能大大减少，同时大量的毒素给全身所有的脏器都带来危害，尤以胃肠道表现最明显，如恶心、呕吐，还可进一步导致乏力、贫血，此时口服中药患者往往会出现呕吐、胃脘部不适，药物的生物利用度不高，疗效差。在尿毒症属阳气虚衰者，方师常以大黄、附子为伍，取附子温阳化气、利水解毒，大黄通腑导下、泄浊排毒之用，其用量需以附子为主，如附子与大黄比例失调，则疗效不佳。一般比例为1∶2，如附子6～10g，大黄10～20g为宜。

徐某，女，51岁，患糖尿病肾病、肾功能不全3年余。平素血肌酐250μmol/L左右。10天前不慎受寒发热后肌酐迅速升至540μmol/L，血压160/100mmHg，自觉腰膝酸软，畏寒乏力，纳差，头晕胸闷，恶心、舌淡，苔白，脉细。予调和气机，温肾降浊。药用：柴胡18g，黄芩20g，黄连6g，竹茹12g，半夏12g，茯苓15g，玉米须30g，黄芪15g，制大黄20g，六月雪30g，金蝉花15g，巴戟天15g，淫羊藿

15g，丹参25g。并用大黄、牡蛎、白花蛇舌草、六月雪各30g，蒲公英30g，附子10g。煎取200mL，每日灌肠2次。治疗2周后，肌酐降至220μmol/L，自觉症状明显缓解，继续门诊治疗维持。方师认为对慢性肾衰患者用灌肠方保留灌肠是简便高效的治疗手段，由于药物直接作用于结肠、直肠，其保留时间长，可保证药物充分吸收；其次避免了肝脏的"首过效应"，保证了有效的血药浓度，使中药发挥更好的全身治疗作用；同时，结肠、直肠作为天然半透膜，通过弥散作用和超滤作用，可将血液中毒素分子清除掉。

方师还以大黄治疗尿路感染、结石诸症，多以大黄合自拟四草汤、三金汤（金钱草、海金沙、鸡内金）排石行气止痛。大黄治疗胆石症、胆囊炎、胰腺炎、上消化道出血可参考消化系统疾病用药经验。

（十二）六月雪

六月雪系茜草科植物六月雪或白马骨的干燥全草，又称白马骨、满天星、节节草、路边草。味辛、微甘、苦，性凉，归肺、肝、脾、肾、胃、大肠经。具有疏风解表、清热利湿、舒筋活络、活血通经、消肿止痛之功。《安徽药材》载："与老母鸡同煮，能治慢性肾炎水肿。"《江苏验方草药选编》称："治乳糜尿。和石打穿煎服，治面神经麻痹。"临床多用于治疗水湿停滞之小便不利、水肿，以及湿邪所致之淋证、浊证、关节疼痛、黄疸、泄泻、带下、疮疹、湿疹、痰饮等。

六月雪性凉，药性平和，气味轻清，擅清热解毒、活血化瘀、利湿泄浊多功，现代药理学研究发现，六月雪有提高细胞免疫和体液免疫的功能且能改善机体对抗原的清除力，对肾小球基底膜的损伤有修复作用，并能提高肾血流量，促进纤维组织吸收，使废用的肾小球得以修复而达到消除尿蛋白。同时六月雪提取物对大肠杆菌、金黄色葡萄球菌、枯草杆菌、绿脓杆菌、肠炎球菌都有一定的杀菌和抑制作用。临床中，方师多用于多种肾病引起的水肿、蛋白尿、肾功能不全的治疗。方师认为肾为水之下源，主全身水液的输布和排泄，在疑难、危重肾病发生发展的过程中，肾虚为本，湿热、水毒、浊瘀为标，痰湿、气滞、瘀毒三者相互影响，成为病理机制的关键。六月雪功专解毒、化瘀、泄浊，一药多用，使湿浊得化，瘀滞得消，热毒得解，经气得通，水邪得利，甚为合拍。方师临证时常使用大剂量六月雪，一般可用至 30 ~ 60g，在急性肾炎时多配伍使用金银花、连翘、漏芦、菝葜、土鳖虫、鱼腥草、白花蛇舌草、蝉衣。辽宁鞍山一周姓中年患者，患高血压、糖尿病 8 年，右肾萎缩失用，双下肢水肿，蛋白尿（++），尿素氮、肌酐升高，先后在中国医科人学附属医院等多家二甲中、西医院治疗效果不佳，经介绍来上海就诊于方师处。辨证治以育阴潜阳，渗湿化瘀，重用六月雪并配以地黄、山萸肉、山药、珍珠母、穿山龙、红景天、水蛭、桑螵蛸、金樱子、玉米须、泽兰、大黄等，并佐以少量附子。治疗 1 个月，肿消，各项指标下降；

治疗半年，临床蛋白尿消失，血脂、血压、血糖正常，迄今病情稳定。

在肾功能衰竭，尤其尿毒症阶段，更不能只治本，不治标。在温肾、补肾的同时，必须配合化湿热、利水毒、泄浊瘀之品，才能降低血尿素氮和肌酐，解除肾小动脉痉挛，增加肾血流量，抑制或减轻变态反应性损害等；伍制大黄泄浊解毒；伍泽兰等以加强利水消肿之效更强。

（十三）积雪草

积雪草为伞形科植物积雪草的干燥全草，又称落得打、崩口碗、连钱草、土细辛、蚶壳草、灯盏菜、野荠菜、透骨草等。味苦、辛，性寒，归肺、脾、肾、膀胱经。具有清热利湿、解毒消肿、活血止血之功。《神农本草经》称："主大热，恶疮，痈疽，浸淫，赤熛，皮肤赤，身热。"《天宝单方药图》云其"疗女子小腹痛"。《本草拾遗》载"主暴热，小儿丹毒寒热，腹内结气，捣绞汁服"。《生草药性备要》谓"治浊，散湿热毒"。临床多用于治疗发热、肠炎、咽喉肿痛、痢疾、湿热黄疸、水肿、淋证、尿血、衄血、痛经、崩漏、瘰疬、疔疮肿毒、跌打肿痛、外伤出血及蛇虫咬伤等。

方师擅用积雪草治疗尿路感染和肾功能不全，乃取其清热利湿、解毒消肿、活血之功；且积雪草价廉易得，毒副作用罕见，可大剂量使用。急性尿路感染用积雪草配伍四草汤等清热通淋，或单味积雪草煎服也有效。肾功能不全患者，虽肾虚为本，但湿热、瘀毒、浊瘀为标，实乃危象之关键所在，积雪草解毒、利湿、化瘀，甚为贴切。有关研究显示，积雪草对防治肾纤维化具有良好的临床效果，从细胞生物学、分子生物学角度证实积雪草含药血清能明显抑制系膜细胞增殖。方师以积雪草配伍六月雪，二者虽功效相似，但六月雪侧重清热祛风除湿，积雪草长于解毒消肿，两者合用则利湿泄浊、解毒、祛瘀作用更强。临床药理研究表明，积雪草苷具有很强的体内及体外抗菌活性，其抗菌谱广，如合并感染以积雪草与白花蛇舌草配伍则可发挥更强的抗菌作用。

七、神经系统疾病

（一）麝香（包括人工麝香）

麝香又称脐香、当门子，为麝科动物林麝、马麝或原麝成熟雄体香囊中的干燥分泌物。目前各种麝类动物已经成为濒危物种，麝资源和天然麝香资源也已处于极度缺乏的状况。麝香味辛，性温，入心、肝、脾经。《医学入门》称："麝香，通关透窍，上达肌肉，内入骨髓。"《本草纲目》云："麝香走窜，能通诸窍之不利，开经络之壅遏。"可见，麝香具有开窍醒神、活血散结之功。临床用于热病神昏、中风痰厥、气郁暴厥等。

现代医学研究显示，麝香对中枢神经系统起兴奋与镇静双重作用，能增强中枢神经对缺氧的耐受力，而其醇提取物能通过增强肾上腺皮质功能而产生抗炎作用。方邦江教授在临床救治脑炎、脑血管病、颅脑损伤、心肺复苏后意识障碍等急重症时，常用麝香配伍治疗。方师认为应重视麝香的强心健脑作用，使用剂量不同效差异巨大，少量麝香可增进大脑功能，促进各腺体分泌，并有发汗和利尿作用；多量反而有麻痹作用。方师在治疗中枢神经系统损伤导致的神昏热闭，常用麝香研末，每次 3mg，吹入鼻中或灌服，以及时开窍醒脑；针对不同证型常配伍不同药物治疗，如痰迷心窍伍皂角、天竺黄、胆南星、石菖蒲、广郁金、明矾等煎汤灌服；肢体抽动之热盛动风者，加白僵蚕、牛黄、羚羊角、钩藤等灌服；如病情危急，可静脉滴注含有天然麝香的中药注射剂——醒脑静注液。2011 年，一患者术中突发心脏停搏，经心肺复苏后恢复心跳，但意识丧失，深度昏迷。方师诊治时，患者已持续昏迷 10 天，必须尽早进行促醒治疗，否则很可能进入植物人状态。当时辨证为"痰热蒙窍"，即予灌服安宫牛黄丸，并配合西药促醒、高压氧等治疗措施。持续治疗 3 天后，患者症状明显好转，眼睛可以睁开，并有不自主的肢体活动。1 周后，患者生命体征渐渐恢复正常。后康复治疗 3 个月而愈。

（二）羚羊角

羚羊角，又称泠角，为雄性牛科动物赛加羚羊的角。味咸，性寒，入心、肝经。具有平肝息风、清肝明目、凉血解毒的功效。方邦江教授主张该药粉剂内服为佳，视病情每日剂量为 1～6g。本品临床应用十分广泛，主治肝风内动之惊痫抽搐、筋脉拘挛，肝阳上亢之头疼眩晕，肝火上炎之目赤肿痛，以及血热出血、温病发斑、痈肿疮毒等证。《药性论》谓之："能治一切热毒风攻注，中恶毒风卒死，昏乱不识人；散产后血冲心烦闷，烧末酒服之；主小儿惊痫，治山瘴，能散恶血。"《本草拾遗》认为："主溪毒及惊悸，烦闷，卧不安，心胸间恶气毒，瘰疬。"

现代药理研究表明，羚羊角有镇静、抗惊厥、解热作用，临床可用于各类脑病重症和高热患者。方教授在治疗脑炎、脑血管病、颅脑损伤、脑复苏及急性外感症见发热、狂乱、谵妄、头痛时，每用羚羊角粉6g，分2～3次吞服，效果良好。方师认为羚羊角之解热实为透热，开窍而不耗气，迅疾而不猛烈，即便小儿使用也很安全。如胃火炽盛，症见头痛如裂、大便干结者，重用生石膏、生大黄等清泻火热；见心火炽热，症见谵语者，可加服麝香或用含有麝香的醒脑静注液、安宫牛黄丸。羚羊角善治热病，无论外感内伤，凡以发热为主，皆可选用，尤其是中枢性高热者效果更著。本品退热而不伤正，安全性好。

羚羊角尚有泄热止痛作用，《千金要方》中用羚羊角配栀子、黄芩等治历节肿痛。现代实验研究也证实，羚羊角有解热、镇痛、抗炎作用。故治热痹证，常用白虎加桂枝汤伍羚羊角、虎杖、胆南星等；治疗寒热互夹之痹痛常配伍川乌祛寒。

此外，张锡纯用羚羊角粉治疗温热病，清里透表，为麻疹托表之妙药，临床以资参考。

（三）牛黄

牛黄，又称犀黄，是脊索动物门哺乳纲牛科动物牛胆囊的胆结石。味苦、甘，性凉，入心、肝经。临证常研末内服，每次 1.5 ~ 3g。李东垣认为"中风入脏，始用牛黄，更配脑、麝，从骨髓透肌肤以引风出"。孙思邈认为其"益肝胆，定精神，除热，止惊痫，辟恶气"。牛黄具有清心凉肝、豁痰开窍、清热解毒之功效，临床多用于热病神昏、中风窍闭、惊痫抽搐、小儿急惊、咽喉肿烂、口舌生疮、痈疽疔毒等。

现代药理研究认为，牛黄对中枢系统有镇静作用。方邦江教授在治疗脑炎、脑血管病、颅脑损伤、脑复苏，以及感染性高热等出现意识障碍时，力主牛黄配用羚羊角加强镇心安神之功。方师认为对有神昏或神昏先兆者可用牛黄；对无发热或神志清楚者，只要需要豁痰清热开窍也可使用。

目前我国中成药中约有 650 种含有牛黄。其中安宫牛黄丸、至宝丹、六神丸、牛黄清心丸均是疗效卓越之经典药物。先师朱良春通过多年丰富的临床实践，对六神丸的临床应用有非常深刻的认识，他认为：六神丸中的牛黄不仅有清热解毒、芳香开窍、利痰镇惊之功，而且有强心、促使红细胞新生的作用。并且牛黄配麝香，其强心作用增强；牛黄配蟾酥，其抑制作用增强。朱老主张用六神丸治疗急性热病引起的休克、心力衰竭、早期呼吸衰竭、哮喘，每收佳效。方师用之于临床急救，颇为效验，以资同行借鉴。

此外，牛黄有加强心脏收缩、抑制肠兴奋、利胆的作用，可用于脓毒症心功能障碍和胆石症等。

（四）蜈蚣

蜈蚣，又称天龙、百脚、千足虫，为蜈蚣科动物少棘巨蜈蚣的干燥体。味辛，性温，有毒，入肝经。有祛风止痉、通络止痛、攻毒散结之功。《本草纲目》谓之："治小儿惊厥风搐，脐风口噤，丹毒，秃疮，瘰疬，便毒，痔漏，蛇伤。"临床主治热病神昏、中风窍闭、惊痫抽搐、小儿急惊、咽喉肿烂、口舌生疮、痈疽疔毒等。

方邦江教授认为蜈蚣走窜力速，性善搜风，凡气血凝聚之处皆能开之。治疗急性脑血管病及各类重症脑病并发抽搐者，常配合全蝎同用，两者协同，作用加强。此二药对中枢神经兴奋剂引起的惊厥，具有明显的抑制作用；对经常发作癫痫者，持续给药，可减少或控制其发作。

（五）僵蚕

僵蚕，又称天虫、僵虫，为蚕蛾科昆虫家蚕 4～5 龄的幼虫感染（或人工接种）白僵菌而致死的干燥体。味辛、咸，性平，入肝、肺、胃经。功效祛风止痉、化痰散结、解毒利咽。主治惊痫抽搐、中风口㖞眼斜、头痛、咽喉肿痛、疮毒等急重症。僵蚕，僵而不腐，得清化之气，是故杨栗山《寒温条辨》首推本品为时行温病之要药。

现代药理研究认为，僵蚕有抗惊厥、催眠作用。僵蚕为异体蛋白可引起过敏反应，对有动物蛋白过敏者应慎用。僵蚕尚有较强的抗凝作用,有血小板减少、凝血机制障碍或有出血倾向者应慎重使用。

《本草经疏》谓僵蚕:"应是辛胜咸劣,气微温之药也。气味俱薄,浮而升,阳也,入足厥阴、手太阴、少阳经。"方邦江教授治疗脑炎初起,用僵蚕早期"截断"外邪,疏表泄热,清肠解毒,可表里双解、防止传变、缩短疗程。对于急性脑血管病、颅脑损伤等急重症常配合羚羊角、牛黄或配大黄、广郁金、石菖蒲、天竺黄、胆南星等煎汤服用。

僵蚕还常用于治疗周围型面瘫,常用僵蚕、制白附子、防风、全蝎煎汤送服蜈蚣粉,收效甚速。

(六)地龙

地龙,又天虫,即蚯蚓。味辛、咸,性平,入肝、肺、胃经。功用清热止痉、平肝息风、通经活络、平喘利尿。临床主治热病发热狂躁、惊痫抽搐、肝阳头痛、中风偏瘫、风湿痹痛、肺热喘咳、小便不通等。

地龙性凉,具有泄热解毒作用。现代药理研究表明,地龙有溶栓和抗凝作用,还可抗惊厥、镇静、解热;并可通过影响中枢神经系统引起部分内脏血管的扩张而使血压下降。方邦江教授将地龙用于急性脑血管病、颅脑损伤、脑炎、脑复苏见高热、谵妄、躁烦,甚或搐搦、痉厥等急重症脑病的救治。对于实热亢盛,热盛动风,见高热、肢体抽搐者,直接用鲜品50g,煮熟,去滓服之,效果更佳。

地龙擅长治疗缺血性脑卒中。方师提出在复原醒脑同时应用少量活血养血药疗效尤佳，即在大剂人参（30～60g）、生黄芪（120～150g）中，伍少量地龙、水蛭、当归尾、川芎、赤芍、桃仁、红花等，经验独到，收效更佳。对于高血压中风患者，复元补气药物参、芪大多为医家所忌惮，恐有升压而生变证。诚然参、芪对高血压实证患者当忌之，而对气血两虚者但补之，方师临床中对气虚高血压患者每以补中益气汤收效，非升而降。先师朱良春在世时曾告诫道："辨证是解决一切疑难危急病证的钥匙，有斯证用是药，不可对号入座。"临床确实如此。方师认为中风急性期，患者邪实旺盛，表现"急性虚证"状态者居多，当复元为主。对于参、芪应用经验，方师认为其用于危重病可以量大，如治疗高血压黄芪常用120～150g以降血压，临床可借鉴之。

（七）蟾酥

蟾酥为蟾蜍科动物中华大蟾蜍或黑眶蟾蜍的干燥分泌物。味辛，性温，有毒，入心经。功效辟恶通窍、疗疳止痛、解毒消痈、强心利尿。本品入丸、散剂，每次0.015～0.03g。《药性论》谓其可治"脑疳，以奶汁调滴鼻中"。《本草便读》曰："蟾酥，善开窍辟恶搜邪，惟诸闭证救急方中用之，以开其闭。"临床多用于中暑吐泻、腹痛昏厥、中风、心力衰竭等。

蟾酥有兴奋中枢神经系统作用，可兴奋呼吸中枢、升高血压。方邦江教授常在救治心、肺、脑重症时使用该药；治疗急性脑血管病、脑外伤等引起的神昏、心力衰竭、呼吸衰竭、休克，常可起到意想不到的效果。蟾酥对于新生儿窒息及麻醉、镇痛、镇静等药物引起的中枢性呼吸抑制，都有较好的治疗效果；对于肺心病、肺炎等引起的呼吸、循环衰竭，也有治疗效果。神昏者可予蟾酥 0.1g，研粉吹鼻，分 3～5 次，以促醒。对于心力衰竭、呼吸衰竭、休克患者，可用蟾酥灌胃，日服 2～3 次，每次 10mg。朱良春教授生前主张运用六神丸的经验治疗心力衰竭、呼吸衰竭也是基于蟾酥的作用功效。

蟾酥虽然升压作用迅速，持续时间较长，但临床并无血压过度升高的现象。

（八）白花蛇

白花蛇，又称金钱蛇、小白花蛇，为蝰蛇科动物尖吻蝮（五步蛇）或眼镜蛇科动物银环蛇的干燥全体。味甘、咸，性温，有毒，入肝、脾经。功效祛风通络、定惊止痉。《本草纲目》载其："通治诸风，破伤风、小儿风热。"《本草经疏》云"凡疠风、疥癣、顽痹等证，诚为要药""因风所生之证，无不藉其力以获瘳也"。临床常用于风湿顽痹、麻木拘挛、中风口㖞、半身不遂、抽搐痉挛，以及破伤风等。

现代药理研究证实，五步蛇制剂有扩张血管、抗凝血、镇静、催眠、镇痛等作用。方邦江教授认为蛇性走窜，能外达皮肤，内通经络，善行而无处不及，故祛风透骨之力尤强，且可速达病位，为祛风之良药，临床常治疗脑梗死、头痛等。此药虽性温，但对于中枢神经系统疾病引起的发热，辨证配伍后仍有妙用。2012年，曾有一"病毒性脑炎"患者，经西医抢救20余天，神识渐清，但体温未平，仍不能言语，反应迟钝，口角流涎，四肢偏瘫，时有抽搐，舌紫暗，苔薄腻，脉细涩。证属痰瘀内阻，筋脉瘀阻。治宜化痰祛瘀，养血通脉。方用白花蛇、广地龙、白僵蚕、羚羊角等配合安宫牛黄丸。连服7剂后，热退，能语。治疗1个月，语言能力基本恢复，行走略欠灵活，但生活可自理。

白花蛇对于风湿顽痹、筋脉拘挛等均有良好效果，因其性温，多服可致血热，反而耗血动血，故不宜久用，或同用养血凉血之品。

（九）全蝎

全蝎，又称虿、全虫、茯背虫、蝎子，为钳蝎科动物东亚钳蝎的干燥体。味辛，性平，有毒，入肝经。故蝎尾较全蝎之力为胜，粉剂内服又较煎剂为佳。应用时宜从小剂量开始，一般蝎尾用1～3条，全蝎可用2～3g。功效祛风止痉、通络止痛、攻毒散结。《本草纲目》云："蝎，足厥阴经药也，故治厥阴诸病。诸风掉眩，搐搦，疟疾寒热，耳聋无闻，皆属厥阴风木，故李杲云，凡疝气带下，皆属于风，蝎乃治风要药，俱宜加而用之"。《本草衍义》云："蝎，大人小儿通用，治小儿惊风，不可阙也。有用全者，有只用梢者，梢力尤功。"临床主治小儿惊风、抽搐痉挛、中风、破伤风等。

现代药理研究表明，全蝎有抗惊厥、抗癫痫、增强心脏收缩力、减慢心率等药理作用。方邦江教授认为脑病证见痰浊阻塞气机、蒙蔽心窍、高热羁缠、神昏惊厥时可使用全蝎。其常用验方炙全蝎、炙蜈蚣、炙僵蚕、广地龙等分研细末，每服 1～3g，每日 2～3 次，可获良效。方师继承国医大师朱良春的经验，重视"热、痰、风"的临床表现，以"痰"为矛盾的主要方面，痰阻则窍闭，闭不开则"脱"变，故常用涤痰泄热、清心开窍之法。全蝎不仅有祛风定惊之功，并可涤痰、开瘀、解毒，有"开瘀降逆"之功。全蝎常与蜈蚣相伍，加强祛风止痉之力；对四肢抽搐、角弓反张，可配羚羊角、水牛角、地龙等，以清热息风止痉；中风见口眼㖞斜、半身不遂者，配白附子、僵蚕、豨莶草等祛风化痰。脓毒血症等有凝血功能障碍者，证见瘀热互结，每用之以改善预后而收功。

（十）珍珠母

珍珠母又称珠牡、珠母、真珠母、明珠母，为蚌科动物三角帆蚌、褶纹冠蚌或珍珠贝科动物马氏珍珠贝的贝壳。味甘、咸，性寒，入肝、心经。功效平肝潜阳、安神定惊、清肝明目。《饮片新参》谓之："平肝潜阳，安神魂，定惊痫，消热痞。"《中国医学大辞典》云："珍珠母兼入心、肝两经，与石决明但入肝经者不同，故涉神志病者，非此不可。"临床主治头痛眩晕、心悸失眠、癫狂惊痫、肝热目赤等症。

现代临床药理研究显示，用珍珠粉给小鼠灌胃，可明显减少其自主活动，并对戊巴比妥钠的中枢抑制有明显的协同作用；珍珠母的硫酸盐水解产物，能增大离体心脏的心搏幅度；用珍珠层粉灌胃，对大鼠应激性胃溃疡有明显的抑制作用。

方邦江教授治疗急性脑血管病、颅脑损伤、高血压危象等急重症，出现头痛头晕、肢体震颤、心悸难眠等症状时，常加用珍珠母30g，症状重者可用至60g，入汤剂先煎；对头晕、肢体震颤者，常配合生牡蛎、石决明；如心火亢盛，心神不安、烦躁难眠者，可配合黄连、灵磁石、合欢皮、太子参，以清心镇静安神；如心悸失眠、脉结代、心律失常者，重用珍珠母、酸枣仁、远志、炙甘草、甘松等。

方邦江教授在治疗帕金森病时，常用珍珠母配合疏肝养血通络药物。2013年，一老年女性患者，因肢体静止性震颤、运动缓慢、流涎、言语欠利2年，找方教授诊治，已明确诊断为"帕金森病"，服用西药效果欠佳，伴有失眠、烦躁难安。方师认为其肝虚受邪，内风鼓动，致神魂不守。治拟平肝息风、安神镇静。重用珍珠母、酸枣仁，并伍以当归、熟地黄、党参、羚羊角等，症情大减，后随访病情稳定。

（十一）水牛角

水牛角又称沙牛角，临床常为中药犀角的代用品。味苦、咸，性寒，入心、肝经。功效清热解毒、凉血定惊。《名医别录》曰："疗时气寒热头痛。"《日华子本草》谓："煎，治热毒风并壮热。"临床主治热病头痛、高热神昏、发斑发疹、吐血衄血、瘀热发黄、小儿惊风，以及咽喉肿痛、口舌生疮等症。

方邦江教授在应用水牛角治疗急危重症方面经验丰富，尤其是在急性脑血管病、颅脑损伤时，见有内热炽盛、神昏谵语、抽搐痉挛、项强肢颤等均会使用，常规用量为15～30g，病情重者可用至30～60g，或其浓缩粉3～6g；如热盛闭阻清窍，常配服安宫牛黄丸，以增强清热开窍之效。

水牛角在清热凉血方面作用显著，方师在治疗脓毒血症凝血功能障碍时，取其凉血解毒之功，早期使用，防治DIC收效显著。这也体现方师对该病早期截断、逆转，治未病的远见卓识。临证常用水牛角60g，配合脓毒平治疗，能够抑制过度炎症反应，维持机体在炎性反应时促炎与抗炎的平衡，防治脓毒血症凝血功能障碍和MODS。

（十二）黄芪

黄芪，又称黄耆、绵黄耆、箭芪，为豆科植物蒙古黄芪或膜荚黄芪的根。黄芪味甘，性微温，归脾、肺经。临床上用以补气健脾、升阳举陷、益卫固表、利尿消肿、脱毒生肌。

1. 双向调节血压

黄芪具有双向调节血压的作用，临床用量小（10～30g）时则升血压，用量大（60～150g）则降血压。故方师指出不必拘于血压高低，辨证为气虚者，大剂量用之，常获良效。

2. 治疗中风

中风的发生多以气虚为先，方师认为气为血之帅，气行则血行，气虚则血行迟滞而为瘀，水液不化聚而生痰，气不摄血，血溢脉外亦成瘀血，由此气虚而痰瘀阻滞为中风后的主要病机。2015年冬，一姜姓老年女性，既往高血压、冠心病、心房纤颤病史，心力衰竭，突发脑出血，出血量近40mL，同时合并脑梗死，患者深度昏迷，无手术指征。方邦江教授以160g黄芪，配合水蛭粉4g、地龙粉2g（吞服）、桃仁、红花、赤芍、川芎、当归各6g，治疗月余，血液吸收，痊愈出院。至于高血压患者是否有升压之嫌，据方师经验，黄芪大剂量可以降压，小剂量养血升压，与药物剂量存在不同量效关系，诚乃宝贵经验。中风后多见肢体痿废不用，属中医"痿证"范畴。脾主运化，主肌肉，黄芪入脾经，补脾气。运用大剂量黄芪配伍补脾益胃之白术、山药等可有益气健脾之效，亦即"治痿独取阳明"之意。

此外，黄芪治疗肾病蛋白尿，效果显著。1991年，一女性患者因反复水肿、蛋白尿西药治疗无效，求诊方师处。根据《素问·经脉别论》"饮入于胃，游溢精气，上输于脾，脾气散精，上归于肺，通调水道，下输膀胱，水精四布，五经并行"理论，认为蛋白质系人体水谷精微，得助于脾、肺、肾的化生与输布，而以肺的敷布水精尤为重要。方师使用"益气补肺法"，方中重用黄芪45g。服药30剂，患者感精神好转，水肿消退，查尿蛋白（＋），肾功能恢复正常。《神农本草经》谓黄芪有"止痛、补虚"之功，方师重用黄芪，自拟通痹汤（黄芪、当归、地黄、蕲蛇、制川乌、制草乌、蜈蚣等）治疗类风湿关节炎。现代药理研究表明，黄芪参与调节机体免疫功能，黄芪总皂苷有镇痛作用。

（十三）人参

人参为五加科植物人参的根。人参味甘、微苦，性微温，归脾、肺、心经。临床上用以大补元气、补脾益肺、生津、安神益智。《主治秘要》谓："补元气，止渴，生津液。"《神农本草经》云："主补五脏，安精神，止惊悸，除邪气，明目，开心益智。"

1.中风

元代医家沈金鳌认为"元气虚为中风之根也"。方师认为脑梗死发病以元气虚损为根本，痰瘀互结、痰热生风为核心。痰、瘀是元气虚导致的中间病理产物，贯穿于中风病程始终。因此，治疗宜采取扶持元气为主，佐以逐瘀化痰、泄热息风、醒脑开窍之法。常用人参大补元气，合以石菖蒲、益母草等药。自拟复元醒脑汤治疗能提高疗效、降低病死率、减轻脑水肿，并显著改善患者神经功能。

2.缺血缺氧性脑病

缺血缺氧性脑病一直是制约心、肺、脑复苏，改善患者预后的难题和瓶颈。复元醒脑汤对治疗缺血缺氧性脑病昏迷及中毒脑病具有较好的效果，其中治疗关键在于人参与大黄合用，在大补元气的基础上通腑泻下、清热解毒、活血化瘀，扶正而祛痰、瘀、热等浊邪，使气血调达、经络通畅，故方小力专，药后诸症缓解、症趋平稳。实验研究显示，复元醒脑汤可以有效保护血脑屏障，减少再灌注损伤，降低血脑屏障通透性，减轻脑水肿进展程度，并可以减轻皮层神经细胞肿胀程度、炎性细胞浸润和微血管内皮细胞的损伤，进而改善神经缺损行为，促进局部神经与血管的再生和侧支循环的建立。

上消化道大出血临床表现主要有呕血和（或）黑便，伴有血容量减少引起的急性周围循环衰竭。若出血量大，气随血脱，可导致亡阴、亡阳之"脱证"。消化性溃疡合并出血辨证多属虚证，因患者平素饮食不节，失于调摄，损伤脾胃，日久脾胃气虚，气不摄血，溢于脉外，发为本病；气随血脱则为脱证。方师临床常使用益气摄血汤（人参 60g，甘草 30～60g，白及粉 6～10g）治疗上消化道出血。方中人参大补元气、益气固脱；甘草补脾益气，与人参合用共同起到益气固脱止血之功；白及收敛止血。

（十四）天麻

天麻又称赤箭、明天麻、定风草，为兰科植物天麻的干燥块茎。天麻味甘，性平，归肝经。临床上用以息风止痉、平抑肝阳、祛风通络。《神农本草经》谓："久服益气力，长阴，肥健，轻身，增年。"《本草汇言》云："主头风，头痛，头晕虚旋，癫痫强痉，四肢挛急，语言不顺，一切中风，风痰。"

1. 梅尼埃病

中医学认为，梅尼埃病多为脏腑内伤，风、火、痰、瘀，尤其是痰浊上犯清窍，或精血衰耗，清窍失养所致。本病与肝、脾、肾、脑之关系极为密切。病性属本虚标实。治疗则以脾肾之虚为本，风、火、痰、瘀为标。方师常将天麻与半夏、白术合用，拟复方平眩汤治疗梅尼埃病。药用天麻、白术各 12g，法半夏、陈皮、附片、川芎、石菖蒲各 9g，泽泻、车前子各 15g，龙牡各 25g，茯苓 30g，甘草 6g，生姜 3 片。本方标本兼顾，集温阳、利湿、化浊、平肝、活血于一炉，有较好的疗效。

2. 缺血性中风

天麻功专祛风化痰，朱丹溪云"百病皆为痰作祟"，中风尤然。方师临床治疗中风，无论缺血还是出血患者，均辨证使用天麻配合化瘀涤痰药，以改善急中风患者神经功能缺损和中风相关不适症状、体征。

（十五）钩藤

钩藤，又称大钩丁、双钩藤，为茜草科植物钩藤、大叶钩藤、毛钩藤、华钩藤或无柄果钩藤的干燥带钩茎枝。钩藤味甘，性凉，归肝、心包经。临床上用以清热平肝、息风止痉。《本草征要》云："舒筋除眩，下气宽中。"

1. 癫痫

癫痫多与痰扰清窍、肝风上扰有关，病情极为顽固，一般药物殊无效果。方师在继承先师朱良春教授之"钩蝎散"治疗偏头痛经验基础上，应用胆南星、羚羊角、全蝎、钩藤、地龙等药控制发作，后以"钩蝎散"共研细末善后，疗效巩固。

2. 高血压

天麻钩藤饮是治疗高血压病肝阳上亢证的有效经典名方。该方现广泛应用于多种心脑血管疾病的治疗，且疗效显著。方师主张方中钩藤用量宜大，可用至 45 ～ 80g，未见不良反应。

（十六）益母草

益母草，又称野麻、九塔花、山麻、红花艾，为唇形科植物益母草的新鲜或干燥地上部分。益母草味苦、辛，性微寒，归心、肝、膀胱经。临床上用以活血调经、利水消肿、清热解毒。《本草正》谓："益母草，性滑而利，善调女人胎产诸证，故有益母之号。"《本草纲目》云："益母草之根、茎、花、叶、实，皆入药，可同用。若治手足厥阴血分风热，明目益精，调妇人经脉，则单用茺蔚子为良。若治肿毒痈疡，消水行血，妇人胎产诸病，则宜并用为良。盖其根、茎、花、叶专于行，而其子则行中有补故也。"《本草汇言》云："益母草，行血养血，行血而不伤新血，养血而不滞瘀血，诚为血家之圣药也。"

1. 急性脑梗死

方师认为脑梗死发病以元气虚损为根本，痰瘀互结、痰热生风为核心，且痰、瘀是元气虚损导致的中间病理产物，贯穿于中风病程始终。因此，方师常用大量益母草（120g）活血化瘀，配合石菖蒲化痰、人参大补元气。其所拟复元醒脑汤（人参、胆南星、石菖蒲、三七、水蛭、益母草、大黄等）能提高疗效，降低病死率，减轻脑水肿，显著改善患者神经功能。

2. 高血压

方师认为益母草主要适用于肝阳偏亢之高血压，绝非泛泛使用。方师在继承朱良春教授运用60g益母草清肝降逆经验的基础上，常结合患者血压水平，进一步加大益母草用量，可用至90～120g，并配伍川芎、羚羊角粉、杜仲、牛膝等，常取得意想不到的临床效果。我们对益母草的研究表明，该药能通过降低外周阻力发挥降压作用，改善血液流变学，抗血小板聚集及体外血栓形成，作用温和而持久。

此外，大剂量益母草治疗肾病顽固性水肿及不明原因水肿，效果显著。肾病顽固性水肿是部分肾病患者的治疗关键，而不明原因水肿在急诊内科也很常见，因为诊断不明确而缺乏好的治疗手段。方师根据《素问·汤液醪醴论》中水肿的治疗原则，常大剂量运用益母草（60g），取其利水以"洁净府"，活血以"去菀陈莝"，常获良效。

（十七）石菖蒲

石菖蒲，又称昌阳、尧韭、水剑草、菖蒲、药菖蒲，为天南星科植物石菖蒲的干燥根茎。石菖蒲味辛、苦，性温，归心、胃经。临床上用以开窍醒神、化湿和胃、宁神益志。《神农本草经》谓："主风寒湿痹，咳逆上气，开心孔，补五脏，通九窍，明耳目，出声音。久服轻身，不迷惑，延年。"

《重庆堂随笔》云："舒心气，畅心神，怡心情，益心志，妙药也。清解药用之，赖以祛痰秽之浊而卫宫城，滋养药用之，借以宣心思之结而通神明。"

1. 急性脑梗死

《丹溪心法》谓"中风大率主血虚有痰"，应"治痰为先"。方师认为脑梗死发病，以元气虚损为根本，痰瘀互结、痰热生风为核心，故治疗宜采取扶元、化痰等法。常用大剂量石菖蒲（20～25g）开窍化痰，合人参、益母草等药，以自拟复元醒脑汤治疗常能提高疗效、降低病死率、减轻脑水肿，及显著改善患者神经功能。石菖蒲挥发油的主要成分细辛醚可改善血小板的黏附聚集性，减轻血管内皮细胞损伤，发挥防治血栓性脑血管病的作用。

2. 糖尿病酮症酸中毒和高渗性昏迷

方师认为，糖尿病酮症酸中毒和高渗性昏迷以肝肾阴虚为主，阴虚内热，耗津灼液，津凝为痰，血涩为瘀；另一方面日久伤正，气虚则帅血无力，血液瘀滞，气虚生痰，聚湿生痰，痰浊积聚，郁久化热，痰热互结，痰瘀阻滞清窍，诱发糖尿病酮症酸中毒和高渗性昏迷。本病属于中医学"消渴""昏瞀"等范畴。故方师在辨证的基础上，配伍石菖蒲等以逐瘀化痰、泄热祛湿。方师采取芳香开窍、清营解毒法，拟定菖蒲郁金汤合白虎加人参汤加减。2008年，一老年卧床患者，因发热十余天，伴嗜睡、反应迟钝2天，昏迷1小时送至急诊。方师用此方治疗，1日苏醒，调理1周痊愈。

（十八）生地黄

生地黄为玄参科植物地黄的新鲜或干燥块根。生地黄味甘、苦，性寒，归心、肝、肾经。临床上用以清热凉血、养阴生津。《本草经疏》谓："干地黄，乃补肾家之要药，益阴血之上品。"《神农本草经百种录》云："专于补血，血补则阴气得和而无枯燥拘牵之疾矣。"

中风多见于中老年人。因年老患者，气血渐衰，阴气日亏，尤以肝肾阴虚为其发病基础。肝肾阴亏，水不涵木，则肝阳上亢，阳升风动，气机升降失调，变生他邪，阻滞经脉而致卒中。而实邪壅盛，痹阻经络，败坏脏腑，进一步损伤阴气，使病情恶化。因此，阴虚在卒中的发生、发展、演变中起着至关重要的作用。方师认为滋阴则上亢之阳得以潜伏，则可无虚火扰动血脉之虑，重用生地黄（30～60g）以养阴凉血，有利于脑出血的病情控制和改善预后。

《本经》谓生地黄"作汤除寒热积聚，除痹"。方师认为类风湿关节炎之初期经络阻滞，气血不畅；日久肝肾精血亏虚，虚实夹杂。治疗应扶正祛邪，以益气养血、补益肝肾、祛风通络为主，常将生地黄、黄芪、土鳖虫、蜂房与祛风通络药合用。方师继承朱培庭教授的学术思想，根据《灵枢·天年》"五十岁，肝气始衰，肝叶始薄，胆汁始灭"的理论，主张胆石症从肝论治，治疗上"重肝体，养肝阴"，立养肝柔肝之法，常以生地黄合枸杞子、何首乌、白芍滋补肝阴，临床疗效甚佳。

（十九）白芍

白芍为毛茛科植物芍药的干燥根。白芍味苦、酸，性微寒，归肝、脾经。临床上用以养血敛阴、柔肝止痛、平抑肝阳。《本草纲目》谓："泻脾火，性味酸寒，冬月必以酒炒。凡腹痛多是血脉凝涩，亦必酒炒用。然止能治血虚腹痛，余并不治。为其酸寒收敛，无温散之功也。"《滇南本草》谓："白芍主泻脾热，止腹痛，止水泄，收肝气逆痛，调养心肝脾经血，舒肝降气，止肝气痛。"

面神经麻痹等面部痉挛症与中医"筋惕肉眴"症状相似。一般认为系肝风内动或血虚生风，上犯清窍，气血运行失常所致。使用大剂量养血柔肝、平抑肝阳之白芍（45～60g），辨证使用，疗效较佳。

阴虚阳亢是中风的常见病因。白芍功用养阴平肝，常配伍生地黄、天麻、石决明、钩藤、桑叶、菊花等用于中风肝阴不足、肝阳亢盛引起的头痛、眩晕等。

此外，白芍尚可缓急止痛，与柴胡、金钱草、大黄、香附、郁金等药同用于胆囊炎、胆石症、急性胰腺炎等急腹症；与黄芩、黄连、木香、大黄配伍，用于痢疾腹痛。

（二十）泽泻

泽泻，又称水泻、芒芋、泽芝，为泽泻科植物泽泻的干燥块茎。泽泻味甘，性寒，归肾、膀胱经。临床上用以利水渗湿、泻热。《药性论》谓："主肾虚精自出，治五淋，利膀胱热，宣通水道。"《日华子本草》云："治五劳七伤，主头旋、耳虚鸣，筋骨挛缩，通小肠，止遗沥、尿血。"

梅尼埃病为临床常见病，属中医学"眩晕"范畴。痰饮内停是导致此病急性发作的重要病因病机。《金匮要略》云："心下有支饮，其人苦冒眩，泽泻汤主之。"方邦江教授重用泽泻（30～50g），以半夏白术天麻汤为主体，自拟平眩汤治疗梅尼埃病确有疗效。现代研究认为，泽泻利尿功能较强，可消除内耳迷路积水；其提取物有降脂、抗血小板聚集、抗血栓形成及增强纤溶酶活性等作用，从而改善内耳小动脉内的粥样硬化，减少缺血缺氧的情况。

此外，泽泻还用于治疗泌尿系感染、肾病水肿。有学者认为泽泻可造成一定的肾损害，方师在临床应用中发现，本药还是安全的，不仅具备以上作用，还有降脂、降压和护肝作用，鲜有发生不良反应的情况。

（二十一）乌头

乌头味辛、苦，性热，有大毒，归心、肝、肾、脾经。乌头有川乌、草乌之别，搜风定痛之力尤强，草乌开痹止痛之力较川乌为重，川乌温经定痛较强。《长沙药解》谓："温燥下行，其性疏利迅速，开通关腠，驱逐寒湿之力甚捷，凡历节、脚气、寒疝、冷积、心腹疼痛之类，并有良功。"

《神农本草经》谓"主中风恶风"。《本草纲目》谓主治"诸风，风痹血痹，半身不遂"。《太平惠民和剂局方》专列含有乌头之"三生饮"，主治卒中、口眼㖞斜、昏不知人、半身不遂。方师十分推崇该方，临床常用于治疗重症脑血管病、颅脑损伤、心肺脑复苏，并且赞赏王好古"补肝风虚，治痰共同半夏"之论。半夏和乌头同用，相反相成。方师自拟化痰开窍方（南星、半夏、川乌、附子等），用于治疗脑出血、脑复苏效果显著。至于乌头、附子反半夏之说，经多年临床运用，安全有效，未见毒副作用。

此外，乌头尚有治疗心血管重症、痹证疼痛的作用，可参有关章节。

（二十二）紫贝齿

紫贝齿，又称紫贝、文贝，为宝贝科动物蛇首眼球贝、山猫宝贝、绥贝的贝壳。紫贝齿味咸，性平，归肝经。临床上用以平肝潜阳、镇惊安神、清肝明目。《饮片新参》谓："清心，平肝安神，治惊惕不眠。"《唐本草》云："明目，祛热毒。"

1. 血管神经性头痛

头为诸阳之会，凡五脏精华之血，六腑清阳之气，皆上会于此，六淫外袭，上犯巅顶，或为寒遏络脉，或为热扰清窍，或为湿蔽清阳，均能导致头痛。《内经》云："诸风掉眩，皆属于肝。"紫贝齿平肝潜阳。方师重用紫贝齿，配合蜈蚣、全蝎、白芍、僵蚕、枸杞子、何首乌、酸枣仁，治疗血管神经性头痛，每多取效。

2. 癫痫

其病理之关键在于"风""痰"。《黄帝内经·素问》云

"惊者平之"。方师常在辨证基础上配合使用大剂量紫贝齿、磁石、龙骨、牡蛎等重镇安神、平肝潜阳药物，可明显减轻癫痫发作程度及持续时间，临床可资借鉴。

3. 高血压

方邦江教授针对高血压患者阴虚阳亢、本虚标实的病理实质，重用紫贝齿（30 ~ 60g），伍以龟甲、水牛角、羚羊角、磁石、生地黄、枸杞子、何首乌、怀牛膝等滋阴潜阳之品，治疗虚阳上扰，血压升高者，尤其对新发高血压，从根本论治，效果良好。

（二十三）栀子

栀子是茜草科植物山栀子的干燥成熟果实。栀子味苦，性寒，归心、肺、三焦经。具有泻火除烦、清热利尿、凉血解毒之功效。栀子始载于《神农本草经》，"主五内邪气，胃中热气，面赤，酒疱，皶鼻，白癞，赤癞，疮疡"。《伤寒论》用栀子治疗虚烦诸症。朱丹溪云"栀子为散三焦火郁之药"。现代药理研究表明，栀子具有抗炎、抗氧化、利胆、利尿、解热、镇痛等多种药理作用。临床主要用于治疗热病虚烦不眠、黄疸、淋证、消渴、吐血、衄血、血痢、尿血、热毒、疮疡等症。

《伤寒论·辨太阳病脉证并治中》曰："发汗吐下后，虚烦不得眠，若剧者，必反复颠倒，心中懊憹，栀子豉汤主之。"《丹溪心法》谓："人生诸病，多生于郁，越鞠丸解诸郁。"（越鞠丸组成：栀子、苍术、川芎、香附、神曲）。方师认为栀子善清上焦火热，主治火郁，常用于急危重症并发抑郁、焦虑等精神疾病的镇痛、镇静，尤其是在治疗感染及感染后心烦不寐等。方师抓住栀子豉汤的临床治疗特点，认为：其一全身证是以"烦"为重点的精神状态，局部证是以胸中的憋闷不适为主；其二临床患者主诉多，平时多思多虑性格明显，而实际检验多为阴性结果的。这类患者在急诊高热、胸闷以及某些药物使用过程中出现烦躁、兴奋不安等症状者，方师均会在辨证治疗中加入此方，常常取得佳效。

临床上将栀子豉汤与黄连温胆汤、癫狂梦醒汤、百合地黄汤联合使用，可显著改善患者焦虑等症状，甚至可替代或减少镇痛镇静药物的使用。

栀子常用于血热妄行而出现衄血、吐血、咳血、尿血等症的治疗。现代药理研究证实，生栀子具有明显的凝血作用，同时又有抗菌消炎及促进软组织愈合的作用。

此外，栀子还可以用于治疗急性胆囊炎、胆石症、胰腺炎等急腹症。

（二十四）小麦

浮小麦，又称浮水麦、浮麦，为植物小麦的干燥轻浮瘪瘦的果实。味甘，性凉，归心经。具有养心阴、益心气、安心神、除烦热之功。《金匮要略》曰："妇人脏躁，喜悲伤欲哭，象如神灵所作，数欠伸，甘麦大枣汤主之。"临床常用于治疗脏躁、汗证之精神恍惚，常悲伤欲哭，不能自主，心中烦乱，睡眠不安，甚则言行失常等精神神经症状。

方师深谙浮小麦治疗脏躁之病理，并将其运用于治疗精神神经病证。方师在临床治疗中，以自拟方加味甘麦大枣汤（浮小麦 60～90g，酸枣仁 40～50g，炙甘草、大枣）合百合地黄汤治疗脏躁，常取得较好的临床效果。

此外，方邦江教授常运用浮小麦治疗心律失常，心神经官能症、脑血管病后的躯体和心理障碍等。现代研究表明，浮小麦尚有抗氧化、降低血胆固醇和防治动脉粥样硬化等作用。方邦江教授对心肌炎等导致的室性心律失常的治疗体会良多，常以浮小麦、太子参、合欢皮、苦参、炙甘草、大枣组方。上海电影制片厂一张姓男子，患心肌炎、频发室性心律失常，上海中山医院予抗心律失常药、抗焦虑药治疗半年罔效，经人介绍，求诊于方邦江教授，治疗半月患者心律失常及焦虑症状消失，迄今未再复发。浮小麦也可用于治疗心绞痛、心肌梗死后或心脏介入治疗常常合并出现情绪不悦、喜哭善悲者，多能收到意想不到的效果。

（二十五）礞石

礞石为临床常用矿物药。味甘、咸，性平，归肺、心、肝经。具有坠痰下气、平肝镇惊之功。《品汇精要》曰："坠痰，消食。"《本草纲目》载："治积痰惊痫，咳嗽喘急。"《医学入门》谓："得焰硝，能利湿热、痰积从大肠而出。"《得宜本草》"治一切痰积、痼痰；得焰硝，治惊风危证。"临床常用于顽痰胶结、咳逆喘急、癫痫发狂、烦躁胸闷、惊风抽搐。

礞石既能攻消痰积，又能平肝镇惊，为治惊痫之良药。如《婴孩宝鉴》所载之"夺命散"，治热痰壅塞引起的惊风抽搐，以煅礞石为末，用薄荷汁和白蜜调服。若痰积惊痫、大便秘结者，可用礞石滚痰丸以逐痰降火定惊。临床用礞石治癫痫及精神分裂症，对控制其发作及减缓狂躁症状有效。

礞石主要作用是坠痰下气，为治痰要药。方邦江教授常灵活运用礞石配伍羚羊角、大黄、胆南星、石菖蒲、广郁金、天竺黄等治疗脓毒症、脑炎、肺性脑病、重症脑血管病并发的谵妄等症状，即取其坠痰、下气和镇静、定惊之功。本品也可用于癫痫、精神分裂症、小儿抽动秽语综合征之属痰、热、火、实所致的病证。

此外，礞石也可用于"宿痰伏肺"之哮喘。气候突变、饮食不节、劳倦等诱因引动宿痰，气升则痰涌，二者相互搏结，壅滞气道，肺失宣降，从而导致痰鸣气促。哮喘反复发作，损伤气津，痰黏难出，顽痰胶固，进一步阻塞气道。尤其是用以治疗重症哮喘、肺性脑病以及精神障碍者，常可取得较好治疗效果。

（二十六）磁石

磁石为氧化物类矿物尖晶石族磁铁矿的矿石，以煅淬法煅至红透，醋淬，碾成粗粉用。磁石味咸，性寒，归心、肝、肾经。《名医别录》载："养肾脏，强骨气，益精除烦。"《日华子本草》曰："补五劳七伤，除烦躁，消肿毒。"临床主要用于镇惊安神、平肝潜阳、纳气平喘等。

磁石临床常用于耳鸣、眩晕、失眠、心悸等病证的治疗，其作用机制也被现代研究所证实。先师朱老巧用温补镇摄法以偏救弊，常以黄芪、仙灵脾、五味子、灵磁石为主药，补气、温阳、益精、潜镇，动静结合，益气而不失于升浮，温阳而不失于燥烈，对于长期失眠引起的神经衰弱症，可助其脑力渐复。历代治疗失眠的名方，着眼两调阴阳者不乏其例，如交泰丸，方中黄连泻心火之偏亢，降阳和阴；肉桂温肾化气，蒸腾津液，而治心肾不交之失眠。《金匮要略》中桂枝龙骨牡蛎汤，采用桂枝与芍药、龙牡相配，即现代兴奋与抑制结合，调节神经功能紊乱。方邦江教授在其师朱良春温补镇摄法基础上，加以拓展，用浮小麦、磁石、黄芪、太子参、合欢皮、地黄、百合、大枣、炙甘草组方，用于重症患者康复阶段出现失眠、焦虑患者，屡获佳效。对于失眠合并耳鸣的患者，方师常常在辨证基础上合用磁朱丸。

磁石治疗呼吸系统急重症，详见呼吸与感染性疾病经验用药。

（二十七）延胡索

延胡索，又称延胡、元胡索、元胡等，是罂粟科植物延胡索的干燥块茎。味辛、苦，性温，归心、肝、脾经。具有活血、行气、止痛的功效。《雷公炮炙论》曰："心痛欲死，速觅延胡。"《本草经疏》云："延胡索，温则能和畅，和畅则气行；辛则能润而走散，走散则血活。血活气行，故能主破血及产后诸病之因血所为者。"临床常用治心腹、腰膝诸痛及跌打损伤等症。现代药理研究表明，延胡索有较强的镇痛、镇静作用，可广泛用于精神神经疾病。

急重症患者在饱受严重疾病痛苦的同时，由于躯体和心理双重打击，大多会出现焦虑、抑郁等精神病证，所以重症患者镇静、镇痛一直是急诊和重症医学的重要内容之一。方邦江教授认为重症患者病机关键在于功能失调、气血失和、情志失调，其肝脏在辨证论治中处主导地位。延胡索入心、肝、脾三经，能行血中气滞、气中血滞，并调理肝脾，可奏安神之功。延胡索使用中剂量要大（30～60g），并常配伍徐长卿、酸枣仁，以及甘麦大枣汤、栀子豉汤、百合地黄汤、黄连温胆汤等。

延胡索还具有抗心肌缺血、抗实验性胃溃疡、抗氧化、保肝等生理活性，用于治疗冠心病、心绞痛、胃溃疡等急重症。

（二十八）合欢皮

合欢皮为豆科植物合欢的树皮，又称合昏皮、夜合皮、合欢木皮。合欢皮入药始载于《神农本草经》，称其"安五脏，利心志，令人欢乐无忧。久服轻身、明目、得所欲"。这是对合欢安神定志、解忧舒郁的最早的记载，也奠定了合欢在安神药中的地位。至唐代，《备急千金要方》载有"治咳有微热，烦满"，可见，合欢皮具有解郁、和血、宁心、消痈肿之功。临床常用于治心神不安、忧郁、失眠、筋骨折伤等症。

现代研究证实，合欢皮含有三萜、黄酮、木脂素、生物碱、鞣质及多糖等多种化学成分，具有镇静安神、抗抑郁、增强免疫等作用。方邦江教授常将合欢皮与他药配伍治疗重症患者的情志失调，常配伍合欢皮、浮小麦、磁石、龙骨、牡蛎、黄芪、太子参、玫瑰花、广郁金、大枣、炙甘草等，其性不温不凉，寓养于疏，疏肝解郁，益气养阴，甚切病机，颇有深意。

合欢皮还可治疗冠心病心绞痛、心肌炎、心律失常等心血管急症。

（二十九）龙骨、牡蛎

龙骨为古代哺乳动物如三趾马、犀类、鹿类、牛类、象类等的骨骼化石或象类门齿的化石。味干、涩，性平，入心、肝经，生用可平肝潜阳、镇惊安神。龙骨使用历史悠久，始载于《神农本草经》，被列为上品："龙骨味甘，主心腹鬼疰，精物老魅，咳逆，泄利脓血，女子漏下，小儿热气惊痫。主小儿惊痫癫疾狂走。"临床主治烦躁易怒、心悸失眠、头晕目眩、癫狂惊厥等症。

牡蛎味咸，性微寒，入肝、胆、肾经。有重镇安神、潜阳补阴、软坚散结、收敛固涩之功效。龙骨与牡蛎虽归经、性味不尽相同，但临床中常相须为用。《注解伤寒论》曰："龙骨、牡蛎、铅丹，收敛神气而镇惊。"《本草求真》曰："龙骨功与牡蛎相同，但牡蛎咸涩入肾，有软坚化痰清热之功，此属甘涩入肝，有收敛止脱、镇惊安魄之妙。"

龙骨药理作用主要有中枢抑制、骨骼肌松弛、调节机体免疫功能、抗痉厥、促进血液凝固、降低血管通透性、减轻骨骼肌兴奋性等作用。牡蛎具有抗氧化作用，对过氧化氢诱导的血管内皮细胞氧化损伤有保护作用，能有效防止因血管内皮损伤引起的高血压、动脉硬化、中风等多种心脑血管疾病。龙骨、牡蛎生用配伍可重镇潜纳，煅用有收敛固涩之功。二药配伍尤其适合于虚阳上浮，心神不宁的神经、精神等系统急重症，如配合与磁石、羚羊角、酸枣仁、枸杞子、生地黄育阴潜阳、重镇潜纳，使心有所归、神有所安。方师研究柴胡加龙骨牡蛎汤、桂枝加龙骨牡蛎汤等经方，认为柴胡加龙骨牡蛎汤证以精神、情志症状最为突出，其主要病机为枢机不利、痰浊扰心，如能正确辨证，应用于急危重症之情志病变也能屡见奇效。

（三十）酸枣仁

酸枣仁是鼠李科植物酸枣的干燥成熟种子。味甘，性平。具有宁心安神、敛汗、生津、养肝的功能。《神农本草经》中记载酸枣仁："主心腹寒热，邪结气聚，四肢酸疼，湿痹。久服安五脏，轻身延年。"明代李时珍《本草纲目》中记载，枣仁："熟用疗胆虚不得眠、烦渴虚汗之症；生用疗胆热好眠，皆足厥阴少阳药也。"主治虚烦不眠、惊悸怔忡、烦渴、虚汗等症。

《金匮要略》云："虚劳虚烦不得眠，酸枣仁汤主之。"酸枣仁主要作用有镇静催眠、抗惊厥、增强免疫力、保护神经系统等。相关研究表明，酸枣仁炒制前后化学成分种类没有明显差异，而化学成分含量有一定差异，炮制后酸枣仁中总黄酮含量有所增加。生、炒酸枣仁在同一剂量下药理作用无差异，但存在一定的剂量效应关系。在临床中方师选用生酸枣仁，认为剂量在 40 ～ 50g 效果最著，常用于精神系统疾病和重症情志病变，尤其对焦虑症顽固性失眠，效果尤佳。

酸枣仁还有抗心律失常、改善心肌缺血等作用，可用于心肌炎、冠心病心绞痛、心律失常等心血管疾病。

（三十一）郁金

郁金是姜科植物温郁金、姜黄、广西莪术或蓬莪术的干燥块根。郁金味辛、苦，性寒，归肝、心、肺经。具有活血止痛、行气解郁、清心凉血、利胆退黄等功效。《本草纲目》云其："治血气心腹痛，产后败血冲心欲死，失心癫狂。"《本草经疏》："郁金，本入血分之气药，其治以上诸血证者，正谓血之上行，皆属于内热火炎，此药能降气，气降……则血不妄行。"《本草备要》曰："行气，解郁，泄血，破瘀。凉心热，解肝郁，治妇人经脉逆行。"临床主要用于痰热蒙蔽心窍、湿热黄疸及气滞血瘀所致的胸、腹、胁肋疼痛等症。

郁金辛散苦泄，能凉血清心、清降痰火以开窍，其芳香解郁、宣化痰浊、醒神之功，常可用于治疗感染性高热、脑卒中、肺性脑病、肝性脑病、颅脑损伤等引起的意识障碍。现代研究证实，郁金具有良好的抗炎、镇痛、解热、保肝、抗氧化、抗血栓、改善血液循环的药理活性。方邦江教授临床常与石菖蒲、竹沥、栀子、羚羊角、大黄、胆南星等清心除湿、化痰开窍之品配伍；对痰阻心窍而致癫痫持续状态者，可配羚羊角粉、白矾、牛黄、胆南星等以加强化痰开窍之力。2013年，有一癫痫持续状态患者，突发心脏停搏，方师运用此方，配合安宫牛黄丸治疗，复苏成功，患者意识恢复良好，追访3年，癫痫未再发作。方邦江教授通过对此案病进行解析，认为郁金等化痰开窍促醒中药，除有良好的促醒、降颅内压作用外，尚有较强的抗癫痫作用。此病例，癫痫康复得益于化痰开窍中药，但其作用机制尚不能完全以现代药理学知识所解释，尚待进一步研究揭示。所以中医治病，关乎于证，有是证，用是药，天之道也，不能完全依赖于现代的药理研究。

此外，本品性寒，入肝、胆经，既能清肝利胆退黄，又能疏肝行气、活血止痛，可与茵陈蒿、金钱草、栀子等清热利湿退黄药用于治疗急性胆囊炎、胆石症、胰腺炎及肝炎。郁金与延胡索、水蛭、地龙等活血、行气、止痛中药配伍，用于冠心病心绞痛等心血管病急重症。

（三十二）天南星

天南星，又称虎掌、虎膏、山苞米，为天南星科植物天南星、异叶天南星或东北天南星的干燥块茎。天南星味苦、辛，性温，有毒，入肺、肝、脾经。具有燥湿化痰、祛风止痉、散结消肿的功效。天南星之名始见于《本草拾遗》。《本草图经》云："中风痰毒方中多用之。"《本草纲目》曰："治惊痫，口眼㖞斜，喉痹，口舌疮糜，结核，解颅。"临床常用于风痰眩晕、中风痰壅、口眼㖞斜、半身不遂、癫痫、惊风、破伤风、顽痰咳嗽；外用治疗痈肿、蛇虫咬伤。

天南星为开结闭、散风寒、专走经络之良药。现代药理研究证实其具有抗惊厥、镇静、镇痛、祛痰的作用。方邦江教授在继承先师朱良春经验的基础上，推广运用于脑卒中、成人缺血缺氧性脑病等重症脑病。在临床中，方师十分推崇《太平惠民和剂局方》三生饮的临床理论构思及王好古"补肝风虚，治痰共同半夏"之论，自拟化痰开窍方（南星、半夏、川乌、附子），其中半夏、附子相反相成，加强化豁痰开窍之功，治疗脑出血、脑复苏效果显著。临床中胆南星用量宜大，可用至 40～60g。

胆南星尚有抗心律失常、抗凝、抗炎作用，可治疗冠心病心绞痛等心血管病急症。

第六章

薪火传道

一、方邦江治疗外感热病经验

外感热病是感受六淫之邪或温热疫毒之气，导致营卫失和、脏腑阴阳失调，出现病理性体温升高，伴有恶寒、面赤、烦躁、脉数等的一类外感病证，是发热时人体对于致病因子的一种全身反应。外感高热主要见于急性感染性疾病、急性传染病，包括病毒、立克次体、细菌、螺旋体及寄生虫感染。目前，西医治疗只限于解热镇痛和抗菌、抗病毒等手段，存在疗程较长、副作用较多等弊端。中医药对外感发热有独特的认识和丰富的临床经验，并取得了较理想的治疗效果。

1. 主张三维辨证

外感热病自古临床多采用六经、卫气营血及三焦辨证论治。近年来，随着外感热病临床研究的深入，大多医家认为三种辨证方法存在一定的局限性，难以完全满足目前科研、教学、临床的需要。因此，方教授认为，外感热病应以六经、卫气营血及三焦统一的辨证体系为基础，突破原有的辨证理论框架，构建更加全面的"外感热病三维辨证观"。

据临床观察，外感热病的证候及其病理变化都是由病期、病位和病性三大基本要素组成的。"病期"反映的是外感热病疾病过程中的各个层次或阶段，体现了一般外感热病发展过程的顺序和规律，可划分为卫分期、气分期、营血分期、正衰期、恢复期；"病位"指的是病变所在部位，反映了邪正相争的主要场所，一般会出现此部位功能失调的一系列症状，大致可分为邪在肌表、邪在半表半里、邪在脏腑、邪恋经络；"病性"是指病变的性质，包括病变的正虚邪实状况、寒热属性以及病邪性质等。方教授"外感热病三维辨证观"得到了其他学者的印证。方教授在治疗外感热病过程中，立足于病期、病性及病位的外感热病三维辨证方法，丰富和扩充了外感热病的治疗方法。

2. 提倡从风立论

根据三维辨证，若邪在卫分，邪正相交于肌表，属表寒证，则外感热病中医证候中，以发热、恶寒、头身疼痛、脉浮、苔薄为主症的风寒表证或初起时兼有风寒表证者为多数。方教授以"风为百病之长""风从外入，令人振寒，汗出，头痛，身重，恶寒"为理论基础，提出"外感热病从风论治"，创立以辛温解表为主的"疏风解表方"。该方具有散寒解表、疏风解肌之功效，由荆芥、防风、白芷、川芎、羌活、柴胡、甘草等组成。方中荆芥祛风解表而性较平和，防风祛风解表、性微温、甘缓不峻，羌活解表散寒、祛风止痛，三药同为君药，祛风解表散寒，而药性不甚峻烈；柴胡辛散解肌，川芎行血祛风，共为臣药，助君药解表退热；使以甘草调和诸药。全方配合，共起散风解表、疏风解肌、达邪外出之效。

3. 擅于表里双解

方教授认为外感高热若属卫气同病，邪在脏腑，属实热证，则可突破先表后里之常规，及时采用表里双解之剂，内外共调，多能收事半功倍之效。因此，合理使用通里疗法，通过迅速排泄邪热毒素，促使机体早日康复，可"缩短疗程，提高疗效"。这是清热祛邪的一个重要途径，无论邪在气或是在营，或表里之间，只要形体壮实，无脾虚溏泄之症，或有腑实之症，或热极动风，或热盛躁狂痉厥者，均可通下逐秽、泄热解毒，选用承气、升降散之类。吴又可所说的"大凡客邪贵乎早逐，乘人气血未乱，凡肉未消，津液未耗，病人不致危殆，投剂不致掣肘，愈后亦易平复。欲为万全之策者，不过知邪之所在，早拔病根为要。但要量人虚实，度邪轻重，察病情缓急，揣邪气多寡，然后药不空投，投药无太过不及之弊，勿拘于下不嫌迟之说"，充分说明了温邪在气分不从外解，必致里结阳明，邪热蕴结，最易化燥伤阴，所以应及早应用下法。

方教授遣方用药，常以麻杏石甘汤、升降散为主方，表里双解，直指症结要害。麻杏石甘汤主治表邪未解、肺热咳喘证，尤其石膏一药，用量独重。方教授认为石膏在《神农本草经》中记载为微寒之品，绝非大寒，且宜于产乳则知其纯良之性。石膏凉而能散，生用更取其解肌透表之力。由于石膏质地较重，小量恐难取效，故方教授用之每每两许起步，甚至半斤，取其但非重用不为功之意。升降散一方出自清代杨栗山《伤寒瘟疫条辨》，具有调气机、泻郁火、化瘀滞、祛风胜湿、宣透郁热、涤邪解毒等功效，主治邪热充斥内外，阻滞气机，清阳不升，浊阴不降，所致之咽喉肿痛、胸膈满闷之症。方教授以石膏清泄肺热；麻黄宣肺止咳；杏仁合麻黄宣降结合，加强止咳之力；僵蚕与蝉蜕相配能祛风，散逆浊结滞之痰而宣发肺气；大黄、甘草合用荡积行瘀，清邪热，解温毒，降阴中之浊阴；且僵蚕、蝉蜕与大黄、甘草为伍，而大黄用量独重，时达 20 ~ 30g 之多，一升一降，可使阳升阴降，气机得化，内外通和。

4. 重视养阴生津

温邪最易伤津，人之阴，依胃为养，故方教授认为外感热病当热入营血时，养阴生津尤为重要。方教授宗叶天士"法当益胃""救阴不在血，而在津与汗"之论，常以益胃汤扶正救阴，阳明之津充足，温邪得以外达，外感热病得愈。温病后期，往往阴液亏损，精血亏虚，宜滋阴复脉、滋阴潜阳、养阴息风等，当考虑补而不滞。

方教授常以竹叶石膏汤加减治疗热病后期，余热未清，气津两伤，胃气不和之证。热病最易耗伤津液，而津液可维持人体生命活动，故津液耗伤会影响外感热病的转归。

自古有"留得一分津液，便有一分生机"之说。方教授在治疗各类外感热病时，坚持以"实其阴以补其不足"的养阴生津法来补充不足之阴，故养阴生津法应贯穿整个温热疾病的治疗过程。外感热病后期最易出现肺胃阴虚、肝肾阴虚及气阴两虚等证候，方教授在诊治外感发热时常根据患者的不同证候而辨证选用不同的方药，诸如麦门冬汤、益胃汤、生脉散、增液汤、玉女煎、一贯煎等经典方剂，也常用麦冬、玄参、生地黄、知母、五味子、天花粉、芦根、白芍等清热、滋阴、生津之品，并鼓励患者多饮水。对一些津液耗伤严重的患者，方教授还主张在中医辨证论治指导下，本着西为中用的原则，可静脉滴注参麦注射液等以养阴生津。方教授认为，这种补液滋阴生津之法与中药甘寒生津的作用类似，对肺胃津伤患者疗效尤其显著。

5. 强调顾护胃气

《素问·平人气象论》载："平人常禀气于胃……人无胃气曰逆，逆者死。"方教授根据三维辨证理论，认为凡外感热病，不管病在何病期、何病位，病性如何变化，都要仔细查验脾胃之气的盛衰，在治疗中兼顾脾胃之气，这不仅可防他脏疾病传脾，而且对防止疾病由轻到重的传变都有着十分重要的意义。

方教授指出，顾护胃气体现在外感热病发生发展的几个阶段。首先，顾护脾胃，未病先防。所谓"未病先防"，就是指在机体未发病之前，提高人体的正气，即顾护脾胃之气，从而增强抵御邪气的能力，防止疾病的发生。《伤寒论》第54条："患者脏无他病，时发热、自汗出而不愈者，此卫气不和也，先其时发汗则愈，宜桂枝汤。"此"先其时"即疾病未发之时，截断其发病趋势，以达到治疗之目的。方中甘草、大枣性味甘平，入脾胃二经，善补益脾胃之气；芍药苦酸，合众药之甘可滋周身营阴，养其汗源。诸药合用，使脾胃健旺，营卫调和，则自汗得愈。再次，扶脾益胃，已病防变。《金匮要略》有云："见肝之病，知肝传脾，当先实脾。"说明仲景即重视未病先防、已病防变，且强调已病之后，须重视脾胃，立法处方，时时顾护脾胃，以防变生他病，这是仲景顾护脾胃的一个重要组成部分。

综上所述，方教授认为在治疗疾病的全过程中，既要注重辨证主攻主病，又要时时注意顾护脾胃，二者不可偏废，这才是辨证观与整体观的有机结合。

6. 活用虫类药物

方教授在外感热病诊疗过程中，不仅参酌古今，立足于三维辨证，且对虫类药潜心研究，认为虫类药物以研粉、生用为佳，不宜久煎，并在治疗外感热病中运用虫类药物，疗效甚佳。其常用虫类药如下：

全蝎，味辛，性平，有毒，归肝经。全蝎可祛风止痉，通络止痛，攻毒散结。张山雷认为蝎尾有"开痰降逆"之功。方教授认为全蝎不仅有祛风定惊的作用，并可涤痰、开瘀解毒，故在外感热病诊疗过程中，外感温热疫毒之气，症见高热神昏、喉间痰鸣如拽锯、惊厥频作、苔厚腻，蜈蚣2～5g，煎汤内服，可起息风化痰、通腑泄浊之功效，使浊痰得化、热毒可祛。

蜈蚣，味辛，性微温，入肝、心经。蜈蚣可息风定痉，开瘀解毒，舒利关节。方教授认为外感温热疫毒，症见高热神昏时，蜈蚣与全蝎同用有协同作用，故重症危候多二者兼用。但蜈蚣与全蝎运用，同中有异，不尽相同。全蝎以定惊、缓解抽搐见长；蜈蚣则以开瘀解毒之功为著。故风动惊厥用全蝎；如为热盛生风，并有"热毒肆扰"，伍用蜈蚣，其效更彰。

斑蝥，味辛，有大毒，入大肠、小肠、肝、肾、胃经。斑蝥主逐瘀破积，蚀肌攻毒，临床多应用于肿瘤的治疗。方教授据《神农本草经》斑蝥"主寒热"之论，在临床中多拓展应用于治疗病毒感染引起的发热，尤其是流感引起的热病。现代药理研究也表明，斑蝥具有抗炎、抗病毒、抗菌作用。故在外感热病中酌量运用斑蝥或取"复方斑蝥胶囊"制剂，疗效颇佳。

蝉衣，味咸、甘，性微寒，入肺、肝经。蝉衣具疏泄之性，善解热，为温病初起之要药。清代温病学家杨栗山称其"轻清灵透，为治血病圣药"，有"祛风胜湿，涤热解毒"之功，故其《寒温条辨》治温热病的主要方剂中，有12首均用蝉衣。方教授认为蝉衣疏散风热的作用机制，可能是对体温调节中枢异常兴奋性有选择性的抑制作用，通过扩张皮肤血管，使血流加速，汗腺功能增加，散热增加，从而使体温趋向正常。

僵蚕，味辛、咸，性平，归肝、肺、胃经。僵蚕僵而不腐，得清化之气，又称"天虫"。杨栗山之《寒温条辨》首推本品为时行温病之要药。因其能散风降火、化痰软坚、解毒疗疮，故方教授用其治流感发热及风热型感冒效亦佳。

方教授认为，虫类药物具有十分广阔的应用前景，临床运用需要不断挖掘，改革剂型，做到既方便应用，又提高疗效。

综上，外感热病是中医学知识宝库中的重要内容，但如今外感疾病依赖西医已成普遍现象，中医在人们心目中似乎越来越与"调理"画等号。如何让中医急诊成为名副其实的"快郎中"是每个中医急诊医师需要思考的问题。方教授治疗外感热病以"三维辨证"为基础，辨证论治时注重从"风"立论，表里双解，养阴生津，顾护胃气，并善用虫类药物，疗效颇佳。经临床和基础研究证实，其疗效可靠，为外感热病的治疗提供思路及参考。

二、方邦江教授运用经方治疗外感热病医案举隅

方邦江教授从事中医急诊临床与基础研究近 30 年，深谙中医经典，在中医急危重症治疗方面积累了丰富经验。笔者有幸侍诊左右，受益匪浅，现将方师运用经方治疗外感热

病验案总结如下：

【病案一】

患者，女，40 岁，因"发热咳嗽 10 天"于 2010 年 9 月 19 日收入院。

患者 10 天前旅途劳累后出现发热，最高体温 39℃，午后热盛，次日清晨热渐退，体温在 37.5 ~ 39℃，发热时伴有前额、眉棱骨痛，咽痛咳嗽，痰少、色白、不易咯出，纳差，恶心呕吐，胸闷心慌。于外院治疗，静脉注射多种抗生素，1 周后热未退，发热特点同前，故于本院进一步诊疗。既往有病毒性心肌炎病史 10 年。入院诊断为"外感发热"。实验室检查：（2010 年 9 月 12 日）外院急诊查胸部 X 光片示：肺纹理增多。（2010 年 9 月 19 日）全血细胞分析示：WBC 8.4×10^9/L，N 69.1%，L 22.3%。CRP 0.4mg/L。尿常规、肝肾功能、电解质等均无异常。

一诊（2010 年 9 月 21 日）：入院第 3 天，予抗感染治疗后，仍见恶寒发热，咳嗽咳痰，头胀痛，口干口苦，胸闷，伴两胁不适，不欲饮食，小便调，大便溏薄，夜寐安，舌红赤，苔薄白，脉弦数。

方师认为患者初感邪气，后郁闭于里而不得外散，日久邪气不解，传于少阳，正邪进退于半表半里之间，故病程初起当属"外感发热，风寒袭肺"范畴，日久寒郁化热，湿浊内生，气机阻滞。

治法：调畅气机，辟秽化浊。

处方：小柴胡汤合达原饮加减。

柴胡 18g，黄芩 9g，知母 9g，草果 6g，槟榔 9g，白芍 9g，厚朴 6g，石膏 30g，地骨皮 12g，丹皮 9g，鳖甲 9g，大枣 15g，生姜 6g，甘草 6g，党参 15g。3 剂，水煎分服。

二诊（2010 年 9 月 24 日）：服药 3 剂后，患者精神转佳，高热渐退，低热仍存，夜热早凉，头痛缓解，肢体酸痛减轻，口干、口苦仍存，夜间潮热、盗汗明显，手足心热，偶感心悸，无恶寒，无恶心呕吐，胃纳可，二便调，舌嫩红，苔薄白，脉细。辨证属热病后期，气阴两伤。

处方：青蒿鳖甲汤加减。

地骨皮 12g，丹皮 9g，知母 9g，鳖甲 9g，生地黄 15g，玄参 15g，南沙参 15g，北沙参 15g，阿胶 9g，五味子 9g，川石斛 15g，熟地黄 15g，太子参 15g，酸枣仁 12g。5 剂，水煎分服。

三诊（2010 年 9 月 29 日）：服药 5 剂后，患者精神转佳，热退，头痛、肢体酸痛已无，口干口苦、手足心热、潮热、盗汗基本缓解，胃纳可，二便调，夜寐安，舌红，苔薄白，脉细。准许出院。

【病案二】

患者，男，79 岁。因"发热伴咳嗽咳痰 1 天"于 2010 年 10 月 24 日上午 8：00 收入院。

患者受凉后出现咳嗽咳痰，痰白质黏，咳出不畅，发热，最高体温 39.2℃，偶有气急。本院门诊予抗感染、化痰平喘等治疗，症情未见好转。入院时患者反复发热，最高体温 39.8℃，咳嗽咳痰，痰黏难咯。体格检查：体温 39.8℃，血压 130/85mmHg，神清，精神差。咽红，扁桃体 I 度肿大。胸廓对称，两肺呼吸音粗，两下肺可及散在湿啰音。心率 98 次 / 分，律齐，各瓣膜听诊区未及病理性杂音。腹部检查未见异常。神经系统检查（－）。实验室检查（2010 年 10 月 24 日）：全血细胞分析：WBC 11.2×10^9/L，N 89.8%，L 7.79%，Hb 145g/L。胸部 X 光片：两下肺炎症，左下胸膜增厚伴少量胸腔积液。

中医诊断：痰疟（痰阻膜原）。

西医诊断：社区获得性肺炎。

一诊（2010 年 10 月 27 日）：入院第 3 天，查尿常规、肝肾功能、电解质等均无异常，予抗感染、化痰止咳等对症治疗后，患者仍见发热反复无定时，最高体温 40.2℃，偶有恶寒，咳嗽咳痰，痰白质黏，咳出不畅，口苦，寐纳欠佳，二便调，舌淡，苔薄白腻，脉滑数。体格检查：血压 130/80mmHg，胸廓对称，两肺呼吸音粗，两下肺可及散在湿啰音。方师认为患者年老，素体亏虚，久病元气耗伤，营卫空虚，加之感受疟邪，夹痰内侵，痰阻胸中，故属"痰疟之痰阻膜原"。

治法：宣湿化痰，透达膜原。

处方：小柴胡汤合达原饮加减。

柴胡 28g，黄芩 12g，槟榔 9g，厚朴 9g，草果 6g，甘草

6g，桔梗 9g，半夏 9g，茯苓 9g，草豆蔻 9g，青蒿 30，竹叶 6g，六曲 9g，滑石 28g，车前子 12g（包煎），车前草 30g，玉米须 30g，藿香 12g。3 剂，水煎分服。

二诊（2010 年 10 月 29 日）：患者服药 3 剂，热已平，最高体温 37.1℃，未见反复，咳嗽咳痰减少，咳痰畅，寐纳可，二便调，舌淡，苔薄白，脉滑。体格检查：血压 125/80mmHg，神清，精神可，胸廓对称，两肺呼吸音粗，未及明显干湿性啰音。复查胸部 X 线片：未见病理影像学改变。患者痊愈出院。

按：《伤寒论》有云："伤寒五六日，中风，往来寒热，胸胁苦满，默默不欲饮食，心烦喜呕，或胸中烦而不呕，或渴，或腹中痛，或胁下痞硬，或心下悸，小便不利，或不渴，身有微热，或咳者，小柴胡汤主之。"

病案一患者因初感邪气以发热、咽痛、咳嗽等表证为主，日久邪气不解，传于少阳，正邪分争于胁下，枢机不利，邪气入里，从阳入阴而发为恶寒，少阳之气外扰即发热，正邪进退于半表半里之间，故寒热往来。少阳经循行于胸胁，少阳之经气不利，则发胸胁满困；少阳气机不利，肝胆之气抑郁，疏泄不利，则不欲饮食；少阳之气亦影响胃气，胃气上逆则恶心呕吐。

病案二痰疟者，痰湿阻于膜原而见壮热憎寒、咳痰不爽、胸膈痞满、苔厚白腻、脉弦滑。外邪温疫从口鼻而入，入于半表半里，邪正相争，故见初起憎寒壮热，后则但热而不憎寒；外邪温疫内侵入里，邪阻膜原，则三焦气机失畅，积湿酿痰，痰湿阻滞，气郁化火，热伏于里，内扰心神，则夜寐欠安；痰湿内郁于肺，肺失宣降，则咳痰不爽、质黏，偶有气急、苔白腻、脉滑。

由两病案可见，伤寒之半表半里亦与温病中邪伏膜原有异曲同工之妙。江南之人禀赋嫩弱，恣食生冷油腻，地居潮湿，故有上吸秽气、中停食滞者甚多的特点，用药着重于宣透、宣通三焦气机。两则病案遣方用药中均重用柴胡疏达膜原之气机，疏解少阳经之邪热；黄芩苦泄膜原之郁火，清胆腑邪热为君药；臣以桔梗开上，厚朴、草果、槟榔达下，以畅达三焦之气机。吴鞠通曾云："此邪不在经，汗之徒伤卫气，热亦不减。又不可下，此邪不在里，下之徒伤胃气，其渴愈甚。"诸药相伍，半夏配生姜和胃以止呕，且柴胡、黄芩味苦，半夏、生姜味辛，苦则泄热，辛则散结，取其"辛开苦降"。

病案一又以党参、大枣、炙甘草补中、益气、健脾以运化气机，开通少阳之枢；佐以知母、地骨皮、丹皮清热养阴；石膏亦可除大热；鳖甲则可养阴血，不致使热入血分而伤阴动血。此方服后热自能渐退，寒热往来、恶心呕吐缓解。然热病后期多可使津液、精血亏损，从而导致阴不济阳，而出现低热、潮热、盗汗、手足心热、口干、心慌等症状。正如《素问·调经论》所载："血不养心，故心悸，精血不足，筋骨失于濡养，虚热内生，故骨蒸潮热。"故治疗上当以益气养阴、生津止渴为主。方中地骨皮、丹皮、知母退骨蒸潮热以养阴；玄参、南北沙参、五味子益气养阴，酸甘化阴；鳖甲、阿胶养血补血；生地黄、熟地黄滋阴养血；川石斛、太子参益胃升津止渴；酸枣仁养心安神。诸药合用，退虚热而化阴液。外感热病后期，扶正祛邪法治疗效果明显，故患者服药5剂后症状基本缓解。

病案二又使以草豆蔻疏中，六曲、茯苓、甘草健脾和中益胃，使膜原之伏邪从三焦而外达于肌腠。佐以藿香，外透浮游于体表之邪；达于胃腑则佐以竹叶、车前子、车前草、玉米须清热淡渗利湿；青蒿、滑石清热祛湿，使邪气可以从二便排出，终使邪去而正安。

方师用药遵古而不泥古：其一，中病即止，燥湿不伤阴。治疗中需依邪正之轻重、津液之盛衰，把握好使用的剂量，不可燥化湿邪而过燥伤阴。其二，重视畅达三焦，开辟通路。三焦之气机通畅，则痰湿之去路无阻，无郁积入里化热之忧。其三，不忘健脾利湿，胃气乃安。通下渗湿不忘顾护脾胃，使邪可随二便而去，又无脾胃之气耗损。

三、方邦江教授治疗外感热病验案举隅

方邦江教授从事中医急诊临床及基础研究近30年，并深得朱老真传，熟谙中医经典，在中医急危重症治疗方面有丰富经验。笔者在急诊科轮转期间，深受教诲，受益匪浅，现将方教授运用经方治疗外感热病医案总结如下：

【病案一】

蔡某，女，32岁。因"咳嗽伴咳痰、发热1周"收入院。

患者1周前受凉后出现咳嗽咳痰，痰色黄、质黏，发热，体温最高达39℃。在当地医院检查血常规示：WBC 16.88×10^9/L，N 89.01%，CRP 40mg/L。胸部X线片：右下肺感染。后予抗炎、化痰等对症治疗，体温仍有反复，波动于37.5～39℃，伴咳嗽咳痰，痰色黄、质黏、难咯出，病情未见明显好转，为求进一步诊治收入我院急诊。患者舌红，苔薄黄，脉滑数。入院后复查血常规：WBC 14.45×10^9/L，N 84.34%，CRP 36mg/L。诊为"社区获得性肺炎（CAP）"，故治疗上仍以抗感染、化痰为主。

一诊：入院后第2天，患者仍有午后热盛。次日清晨，身热减退，伴咳嗽咳痰，痰色黄、质黏、难咯出，口苦口干，纳少，大便干，小便尚调，夜寐安，舌红，苔薄黄，脉滑数。

治法：清热化痰，宣肺平喘。

处方：麻黄9g，生石膏60g，苦杏仁12g，芦根30g，白茅根30g，金荞麦30g，鱼腥草30g，枇杷叶15g，蝉蜕9g，僵蚕9g，大黄9g，滑石30g，甘草9g。5剂，水煎取250mL，两餐后温服。

二诊：中西医结合治疗后第3天，体温渐平，复查胸片示：下肺纹理增深。建议随访复查。血常规无异常。

三诊：入院后第6天，患者体温平，咳嗽咳痰，痰色白、质稀、可咯出，口苦口干好转，二便尚调，夜寐安，舌淡红，苔薄白，脉细数。

治法： 养阴润肺，化痰止咳。

处方： 桑白皮9g，桑叶9g，黄精12g，南沙参12g，北沙参12g，麦冬12g，茯苓12g，陈皮9g，制半夏6g，炒白芍12g，紫菀9g，黄芩15g，生甘草6g。7剂，水煎取250mL，两餐后温服。

准予出院，嘱其口服中药汤剂及抗生素，门诊随访。

按： CAP属中医学"风温肺热病"范畴，多为外感风寒，入里郁而化热；或感受风热之邪，热邪壅肺，肺失宣降，津液疏布失常，聚而成痰，痰热蕴肺所致。治疗关键在于清热化痰、宣肺平喘以恢复肺的宣降功能。且夏季暑热之邪耗气伤津，而该患者吹风受凉，尤其在其机体抵御外邪能力下降时，外寒遏表，致使内热蕴郁肺胃，不得发散，易形成"表寒里热"之证。故大量使用抗生素进行治疗，症状和体征仍然持续存在，特别是高热反复发作。初诊时，方教授以"清热化痰，宣肺平喘"立法，以麻杏甘石汤合升降散为主方，潜方用药，直指症结要害。麻杏甘石汤主治表邪未解、肺热咳喘证（《伤寒论》），尤其石膏一药，用量独重。《神农本草经》记载其为微寒之品，绝非大寒，从其宜于产乳则知其纯良之性。石膏凉而能散，生用更取其解肌透表之力。由于其质地较重，小量恐难取效，故方教授用石膏每每两许起步，取其但非重用不为功之意。升降散一方出自清代医家杨栗山之《伤寒瘟疫条辨》，具有调气机、泻郁火、化瘀滞、祛风胜湿、宣畅郁热、涤邪解毒之功效，加减运用，疗效颇佳。纵观全方，以石膏清泄肺热，麻黄宣肺止咳，杏仁合麻黄宣降结合，加强止咳之力；芦根、白茅根清肺泄热；鱼腥草、金荞麦清热解毒；僵蚕与蝉蜕相配祛风、散逆浊结滞之痰而宣发肺气；大黄、甘草合用荡积行瘀，清邪热，解温毒，降阴中之浊阴；且僵蚕、蝉蜕与大黄、甘草为伍，一升一降，可使阳升阴降，气机得化，内外通和。二诊时，方教授考虑到患者热病之后气阴两伤，故予沙参麦冬汤合二陈汤加减，善其后。

【病案二】

患者，女，44岁。因"咳嗽伴发热1个月"拟诊为"发热原因待查"收住院。

患者1个月前无明显诱因出现头痛、发热，最高体温38.5℃，伴咳嗽咳痰，痰色白、量少、可咳出。在当地医院拟诊为"上呼吸道感染"，先后予抗感染、止咳、化痰等对症治疗后，患者体温仍波动于36.5～37.8℃，自觉身热，乏力自汗，恶心纳差，为求进一步诊治收入急诊。入院后复查血常规：WBC 5.50×10^9/L，N 23.8%，L 65.0%，CRP ＜ 0.50mg/L。胸部X线片：两肺纹理增粗。初次治疗时，我们考虑为病毒感染性所引起的发热，故治疗上以利巴韦林抗病毒及对症治疗为主，同时完善相关病毒指标、风湿及自身免疫指标、肿瘤标志物、甲状腺功能、结核、CT、B超等检查。B超检查示：颈部、腋下、腹股沟淋巴结肿大。余均无明显异常。

一诊：入院后第2天，患者仍有低热，自觉身热，偶有咳嗽、头痛，乏力自汗，恶心纳差，二便调，舌淡红，苔薄白腻，脉浮数。

治法：升清降浊，散风清热。

处方：蝉蜕15g，僵蚕12g，大黄9g，甘草6g，莱菔子15g，藿香15g，草果6g，知母15g，黄芩9g，大腹皮9g，六曲9g，青蒿30g，大枣15g。3剂，水煎取250mL，两餐后温服。

二诊：入院后第4天，患者体温波动于36.5 ~ 37.5℃，头痛、恶心、纳差等症状均有所好转，仍有乏力，二便调，舌淡红，苔薄白，脉细数。患者疾病渐瘥，脉证相符，故守原方及治则，去大黄，加黄精9g，5剂，水煎取250mL，两餐后温服。

三诊：患者服上方5剂后，体温已平，乏力、自汗等症状有所好转。复查血常规示：WBC 5.60×10^9/L，N 46.2%，L 42.1%。准予出院。

按：本案是一位长期低热患者，我们完善相关检查后，分析结果提示为病毒感染引起的发热。由于受现有检查条件及手段的限制，我院无法进行进一步的病原学检测（如EBV、CMV等），故诊疗方案是在对症抗病毒治疗的基础上，辅以中医中药治疗。方教授以升清降浊、散风清热立法，以达原饮、升降散、青蒿鳖甲汤为主方，随症加减，疗效甚佳。达原饮出自吴又可《温疫论》，有开达膜原、辟秽化浊之效。吴又可《温疫论》谓："邪自口鼻而入。则其所客，内不在脏腑，外不在经络，舍于伏脊之内，去表不远。附近于胃，乃表里之分界，是谓半表半里，即《针经》所谓横连膜原是也。凡邪在经为表，在胃为里，今邪在膜原者，正当经胃交关之所，故为半表半里。"邪在膜原，湿与热结，形成阻遏之势；因痰湿同源，有时可兼痰。其临床表现为发热每日1次或发无定时，胸闷呕恶，头痛烦躁。而该患者的临床表现也与此相符。升降散辛凉宣泄、升清降浊、清热解毒、逐秽祛邪、表里双解、凉血荡涤。该方泄热通腑，升降同施，气血并治，使人体气血调和，升降畅通。临床运用该方治疗外有表邪、里有郁热之证，在辨证的基础上，适当配合其他方药，有较好疗效。方教授认为该患者为湿热互结，阻滞气机引起的发热，故选用上述三方中的部分药物，重新组方，药仅13味，颇为精简，但由于辨证精准，脉证相合，故疗效甚佳。

现代医学的快速发展，对中医院的急诊科医疗模式提出了新要求——"中医为主，西医为用"。临床对于危重急诊患者的救治，需要大胆使用中药汤剂，以缩短疾病疗程，弥补西药治疗的不足。从方教授两则医案中，我们可以看出"熟读经典，深思医理"的重要性，临床中运用经方"添一症，则添一药，有是证，则用是方"，在辨证论治的基础上，灵活化裁，遵古而不泥古，这才是继承、发展中医药之道。

四、方邦江治疗阳虚外感发热验案举隅

不明原因的发热是临床常见的疑难病证。西医学将发热的病因分为感染性和非感性两方面，感染性发热多由各种细菌、病毒、支原体、衣原体等引起，非感染性发热多由无菌性坏死物质吸收、抗原－抗体反应、内分泌及代谢性疾病等引起。中医将发热分为外感和内伤，认为发热是由人体正邪相争，气血阴阳受损所致。方邦江教授强调辨治此类病证应先别外感内伤，注重阴阳。现举一验案共同学习。

唐某，女，36岁，工人。因"反复发热3个月"于2017年6月22日上午10：10初诊。

患者于2017年3月22日因受凉后开始出现发热，体温达39.0℃，恶寒，无咳嗽、咳痰，无腹痛、腹泻等不适，至池州市人民医院就诊，予头孢美唑抗感染治疗后热退，但患者一直感恶寒、肢冷、乏力，未予重视。至3月30日患者再次出现发热，体温39.0℃，至池州市人民医院行头孢美唑抗感染治疗后仍反复发热，体温在37.8～38.5℃，遂于6月15日至华山医院就诊。查血常规：WBC 2.86×10^9/L，N 1.86×10^9/L，Hb 108g/L，CRP 27.9mg/L。肝肾功能、心肌酶谱、电解质、凝血功能、自身免疫抗体等检查均正常，行降温、抗感染等治疗后仍发热，为求中医药治疗遂来方邦江

教授处就诊。

刻下：发热，恶寒较剧，加厚衣不能缓解，倦怠乏力，腰膝酸软，肢冷，纳少，便溏，面色㿠白，睡眠一般，未见皮疹、关节红肿、环形红斑，未触及异常肿大及包块。舌质淡，苔白，脉沉无力。

中医诊断：肾阳虚，外感风寒证。

西医诊断：发热原因待查。

治法：助阳解表。

处方：麻黄附子细辛汤合再造散加减。

麻黄6g，细辛6g，附子9g，白芍12g，黄芪24g，党参15g，川芎9g，干姜3g，炙甘草12g，桂枝9g，防风9g，白术12g，熟地黄12g，当归6g，仙鹤草30g，陈皮9g，大枣20g。14剂，水煎服。

嘱：避风寒，查甲状腺功能。中药日1剂，分早、中、晚3次服。

二诊（2017年7月10日）：经治疗后患者仍感倦怠乏力，腰膝酸软较前好转，四肢不温，无发热恶寒，无腹泻，纳可，寐尚安，二便调，舌质淡，苔白，脉沉细弱。接化验单回报：甲状腺功能正常。证属肾阳虚，外感风寒证。治宜助阳解表。予前方去麻黄、细辛、仙鹤草、干姜，加枸杞子30g，浮小麦30g，紫河车6g。21剂，水煎服。

三诊（2017年8月1日）：患者倦怠乏力明显好转，腰膝酸软明显好转，无发热恶寒，纳可，眠安，二便调，舌质淡红，苔薄白，脉细。证属肾阳虚。治宜温补肾阳。上方去桂枝，党参改为30g，加肉桂6g，苍术9g。21剂，水煎服。

按：该患者素体阳虚怕冷，应不发热，今反见发热，并恶寒较甚，加厚衣不解，系外感寒邪，邪正相争所致。表证脉当浮，今脉反沉无力，兼倦怠乏力，肢冷，为肾阳虚。辨证为肾阳虚，外感风寒证，方以麻黄附子细辛汤合再造散加减。麻黄附子细辛汤在《伤寒论》中有记载："少阴病，始得之，反发热，脉沉者，麻黄附子细辛汤主之。"方中麻黄辛温，发汗解表；附子辛热，温肾助阳。麻黄行表以开泄皮毛，逐邪于外；附子温里振奋阳气，鼓邪达外；细辛芳香气浓，性善走窜，既能祛风散寒助麻黄解表，又能鼓动肾中之阳气，协附子温里。再造散中桂枝、细辛、附子、防风助阳解表，更配合大补元气之党参、黄芪，桂枝、白芍调和营卫，助阳解表之中兼有益气健脾、调和营卫之功；白术配干姜温运中焦；仙鹤草止泻，配合熟地黄、当归活血养血；陈皮理气健脾。二诊患者发热症状消失，去麻黄、细辛、干姜；无腹泻，去仙鹤草；针对肾阳虚，加紫河车。三诊针对阳气虚加大党参剂量，加肉桂。

《景岳全书·寒热》一书中对内伤发热的病因做了比较详尽的解释，特别是对阳虚发热的认识，"阳虚者亦可发热，此为元阳衰败，火不归原也"。其用右归饮、理中汤等作为阳虚发热的主要方剂。清代《医理真传》以白通汤或潜阳丹为主方治疗阳虚发热，而现代《中医内科学》多以金匮肾气丸或右归饮为主方。

对于一些不明原因的发热，采用西医各种退热方法均不能起效者，其病机可能是多个病理因素的叠加，往往有免疫功能低下的原因。《证治汇补·发热》指出："阳虚发热，有肾虚水冷，火不归经，游行于外而发热。"结合本病案，辨证不明原因发热应注意以下几个方面：

（1）明确外感、内伤，这是治疗一切发热病的原则。

（2）阳虚发热与气虚发热是不同的。阳与气本为一体，但程度不同。气虚发热有神疲乏力、少气懒言，但少有四肢逆冷等阴寒内盛的症状，治疗予"甘温除大热"可愈。阳虚发热乃阳虚阴盛、火不归原，治宜补火助阳、引火归原。

（3）久病易耗气伤血。病情经久不愈，则耗气伤血，瘀滞内阻，而成虚实夹杂、缠绵难愈之候，治宜调气血、化瘀滞。

（4）当今之人，懒动多卧，阳虚者日渐增多。因此临床上见发热患者，定要先别阴阳，分清虚实。

五、方邦江教授治疗发热病经验

方邦江教授为国医大师朱良春先生的入室弟子，深得朱老真传，在中医急危重症治疗方面经验丰富。笔者有幸在方邦江教授近前侍诊，学习期间，受益良多，现将方教授运用经方治疗外感及内伤热病经验总结如下，以飨同道。

【病案一】

魏某，男，40 岁。因"咳嗽咳痰伴发热 3 天"入院。

患者 3 天前感寒后出现咳嗽咳痰，咳黄黏痰，伴发热，体温最高达 38.9℃。门诊检查血常规：WBC 17.2×10⁹/L，N 87.6%。查降钙素原 17.48ng/mL。胸片提示左下肺炎。经接受"头孢他啶"及"氨溴索"抗炎化痰等治疗 4 天后，咳嗽略减轻，痰量仍大，体温仍波动在 37.6～38.6℃，病情未见明显好转，入我院急诊。复查血常规：WBC 14.2×10⁹/L，N 85.6%。查降钙素原 8.48ng/mL。

刻下：患者发热伴咳嗽咳痰，痰色黄、质黏，口干，纳差，大便干，小便调，夜寐不安，舌红，苔黄腻，脉滑数。

中医诊断：风温肺热病（风热犯肺）。

西医诊断：社区获得性肺炎。

处方：西药抗感染、化痰合清肺化痰平喘方。

麻黄 6g，生石膏 120g，芦根 30g，白茅根 30g，滑石 30g，金荞麦 30g，鱼腥草 30g，枇杷叶 15g，苦杏仁 12g，大黄 6g，甘草 9g。3 剂，水煎取汁 150mL，每日 2 次温服。

二诊：患者述服药第 1 日起体温渐平，后未再明显发热，复查血常规未见异常，肺部听诊无异常，仍咳嗽、咳白痰，无口苦口干，二便调，舌淡红，苔薄白。方邦江教授嘱停用西医抗炎、化痰药物，拟养阴润肺止咳方如下：

南沙参 9g，桑白皮 9g，茯苓 12g，麦冬 12g，黄芩 15g，制半夏 6g，白芍 9g，陈皮 12g，生甘草 9g。5 剂，水煎取汁

150mL，每日 2 次温服。

门诊随访，患者病愈。

按： 社区获得性肺炎在中医学归结于风温肺热病范畴，为外感风寒之邪入里化热，或为感受风热之邪后热邪壅滞于肺，导致肺失宣降，津液疏布失常，聚而成痰。治疗关键在于清肺化痰平喘，恢复肺宣降的生理功能。该患者缘于感受寒凉，寒凉之邪在机体抵御外邪能力下降时侵袭入里化热，不易消散，表现为"表寒里热"证候。常规应用抗生素及化痰药物疗效不显，热症及体征仍然存在。故初诊时，方邦江教授立法为清肺化痰平喘，立足表邪未解兼有肺热喘咳之麻杏甘石汤。潜方用药，直指疾病要害。方邦江教授重用石膏，取其但非重用不为功之意。《神农本草经》曾记载石膏非大寒，而为微寒之品，并且其宜于产乳则知其纯良之性。石膏凉而能散，生用可有解肌透表之力，因石膏质地偏重，小量则难取真效。麻黄宣肺止咳，与杏仁配伍宣降结合，止咳之力大增；加芦根及白茅根清泄肺热；鱼腥草及金荞麦有清热解毒功效；大黄及甘草共用可清邪热，解温毒，荡积行瘀。全方使气机调化，内通外和，故而显效。二诊时患者热症已退，痰量减少，痰色由黄转白。方邦江教授考虑其热病之后气阴两伤，故拟养阴润肺止咳方，调用沙参麦冬汤善其后，患者不久病愈。

【病案二】

高某，男，70 岁。

首诊主诉为发热，体温最高 37.6℃，持续 4 天，伴有喘促气短，遇风加重，不欲饮食，大便干结，3 日一行，舌淡、苔薄白，脉沉细弱。理化检查未见明显异常。方邦江教授四诊合参，辨证属肺脾气虚发热。拟用四君子汤加减：党参 15g，白术 20g，黄芪 20g，桑椹 15g，茯苓 10g，砂仁 10g，鸡内金 10g，焦山楂、神曲及麦芽各 20g，甘草 10g。5 剂，水煎取汁 150mL，每日 2 次温服。药后热退。

按：此患者年已八旬，或久病劳损，或禀赋不足，或饮食不节，致脾胃虚弱，不思饮食，气血无从生化，营卫失之濡养，外邪乘虚侵袭肌表，正邪相争而发热，故易感遇风为重。虽因外邪所致发热，但其本在脾胃，若脾胃劳损，气机运化不利，气滞日久，易生热生火。肺所主之气、所布津液均源于脾所升清、上散之水谷精气与津液，故脾气充足才能使肺健气旺。该患年迈脾胃虚损，气血化生不足，土不生金，故气短喘息。肺与大肠经络互为表里，肺失清肃，大肠传导失司，故见便干、3 日一行，实为气虚便秘。肺脾气虚，可见舌淡白、无苔、脉沉细弱。方师拟用四君子汤，临床中常用于脾胃气虚。党参补肺脾气，亦能补血生津；白术可益气健脾，生用能促进胃肠蠕动；桑椹滋阴补血、生津润燥，可润肠通便；茯苓利水渗湿、健脾安神；砂仁化湿行气、醒脾调胃；黄芪补气健脾、益卫固表，可补脾胃肺气虚、改善气短喘息；鸡内金消食导滞，焦三仙消积化滞，与鸡内金配伍，增强胃肠道传导功能，可治疗各种类型的食积；甘草补中益气、调和诸药。诸药合用，共奏健脾益气、补虚退热之功，而病自解。

中医学将发热按病因分外感发热和内伤发热，外感热病为六淫之邪或温热疫毒之气，致营卫失和、脏腑阴阳失调，出现体温升高，为病理性升高，常见恶寒、烦热，口渴、脉数等外感症状，是人体对于致病因子的一种全身反应。高热常见于急性的感染性疾病，如细菌、病毒、寄生虫、立克次体感染所致。西医学治疗多采用抗炎、抗病毒和解热镇痛对症等手段，其主要问题就是副作用相对较多。中医药对外感发热有其独特的认识。内伤发热可为虚、实两类。由肝经郁热、瘀血阻滞及内湿停聚所致者为实热，其基本病机为气、血、水等郁结壅遏而引起发热；由中气不足、阳气虚衰、血虚失养、阴精亏虚及所致者为虚热，或为阴血不足，或因阳气虚衰。内伤发热即现代医学所谓的功能性低热及由血液病、肿瘤、结缔组织疾病、内分泌疾病以及部分慢性感染性疾病所引起的发热，和某些原因不明的发热。

方邦江教授治疗发热病的指导思想是重视个体，因人制宜，具体病情，具体分析，具体治疗。这是中医治病的基本要求，也是我们治疗其他疾病的重要指导思想之一。从以上两则发热病案可以看出，方邦江教授在临床治病过程中有自己独特的思路，对于急诊发热患者的救治，大胆使用中药汤剂，不但可以缩短疗程，还能弥补西药治疗的缺陷。

六、方邦江治疗慢性阻塞性肺疾病经验

方邦江教授，长期致力于肺系疾病的临床研究，造诣颇深，对慢性阻塞性肺疾病（Chronic Obstructive Pulmonary Disease，COPD，简称慢阻肺）的治疗，收效颇著。今特总结其治疗慢阻肺的经验，以飨同道。COPD是以气流受限、不完全可逆为特征的疾病。中医学将COPD归属于"肺胀""咳嗽""喘病""痰饮"等范畴。

1. 病机探识

方邦江教授认为COPD的发生与肺、脾、肾三脏功能失调有关。肺为贮痰之器，脾为生痰之源；肺主呼气，肾主纳气；肺气以肃降为顺，逆则咳喘不宁。肺、脾、肾功能失调，则发生咳、痰、喘诸症。病初可由肺气郁滞，脾失健运，津液不归正化而成痰浊水饮潴留于肺，气失宣降而咳喘；而后渐致肺虚不能化津，脾虚不能转输，肾虚不能蒸化，痰浊愈益潴留，咳喘持续难已。肺朝百脉，助心治节，调节血液的运行，肺气失调则势必引起心血的运行不利，进而形成血瘀。因此，COPD的病理因素主要为痰浊水饮与血瘀互为影响，兼见同病。COPD的中医病理特征可以用"邪、虚、瘀"3个字来概括。肺、脾、肾虚衰是本，痰浊、瘀血内停是标。

2. 病理特征

（1）邪：邪的含义有2种，其一为外来之邪，COPD为慢性病，常因外感而诱发或加重，风、寒、湿、燥等六淫之

邪侵袭人体，均可导致外感；其二为内生之邪，机体代谢失常所形成的痰浊、水饮均可成为致病因子，停留于肺，阻碍气机运行，致使咳喘加剧。

（2）虚：各种原因导致的肺系疾患，迁延失治，痰浊潴留，气还肺间，日久则导致肺虚，早期为肺气虚或气阴两虚，进而可由肺及脾、肾；晚期则气虚及阳或阴阳两虚。COPD属于本虚标实，且正虚与邪实互为因果，互相影响，使病情愈加缠绵难愈。

（3）瘀："气为血帅"，气行则血行。肺气郁滞，必致血行不利；且痰浊水饮之邪，其性黏滞重浊，阻碍气机，更易导致血行瘀阻；肺气虚则运血无力，亦是形成血瘀的原因。"血不利则为水"，血行瘀滞更易形成痰浊水饮，导致痰浊、血瘀、水饮错杂为患。

3. 治疗特点

（1）补虚泻实贯穿始终：COPD急性期应根据"急则治其标"和"祛邪以安正"的治则，辨证论治，合理择方选药，尽快控制病情，以最短时间促使患者进入稳定期。方邦江教授认为，此时用药要更加严格辨证，不宜单纯套用西医抗感染而大肆应用苦寒清热、清化痰热方药，避免"闭门留寇"和损伤阳气，致使病情加重，变证丛生。COPD稳定期以正虚邪实为主，正虚为主要矛盾。阳气虚弱、肺脾肾虚是正虚的主要方面。病情反复，或急性加重与阳气虚弱、宗气不足、抗御外邪能力低下、免疫调节能力下降有着极为密切的关系。另一方面，稳定期痰瘀伏肺、气血瘀滞始终是慢阻肺的内在矛盾，是形成虚实夹杂证候的关键。痰瘀阻遏，气血瘀滞，气机升降失调，是影响肺通气功能的重要病理基础。宗气不足，气虚下陷，导致肺功能低下；痰瘀阻肺，肺失肃降，是气道阻塞的基本原因。慢阻肺肺功能下降，既由宗气生成不足，又与痰瘀阻肺有着十分密切的关系。亦虚亦实是慢阻肺肺功能下降的病机特点。故对慢阻肺的治疗，方邦江教授认为应将补虚泻实贯穿治疗的全过程，高度重视"扶正以祛邪"和"祛邪以安正"的运用，以充分体现中医药理论在临床中的指导作用。

（2）注重温法：对于COPD方邦江教授认为临床常见证型有外感风寒、寒饮内停，肺气虚弱、痰湿阻滞，脾阳虚弱、痰饮内停，肾阳虚弱、痰瘀互结等。因此，在治疗上重视温法，包括温肺化饮、温肺益气、温脾健运、温肾行水化痰、温化痰浊等5种，分别以苓甘五味姜辛汤、补肺汤、苓桂术甘汤合六君子汤、痰饮丸、二陈汤合三子养亲汤为其代表方剂。这实质上是将《金匮要略》提出的"病痰饮者，当以温药和之"治疗思想的具体化与系统化。

（3）注重调气、顺气：根据"治痰、治瘀、以治气为先""气顺痰消""气行血活"的理论，吴老强调调气、顺气是治疗本病的重要方面，选药多用陈皮、青皮、杏仁、厚朴、葶苈子、沉香等。

七、方邦江教授治慢性阻塞性肺疾病急性加重期经验初探

慢性阻塞性肺疾病（COPD）是一种破坏性的肺部疾病，以不完全可逆的气流受限为特征。COPD 主要累及肺部，也可引起肺外器官的损害。其高致残率和高致死率使 COPD 已成为中国第四大致死病。慢性阻塞性肺疾病急性加重期（AECOPD）是指 COPD 患者短期内出现咳嗽、咳痰、气短和（或）喘息加重，痰量增多，呈脓性或黏液性，可伴发热等炎症明显加重的表现。虽然抗生素、激素、呼吸机的运用有较好疗效，但治疗中仍存在许多难点，包括抗生素耐药导致的多重感染、支气管痉挛、痰液引流不畅、呼吸肌疲劳、肺功能下降等。中西医结合治疗 AECOPD 疗效确切，并为临床和实验研究所证实。方邦江教授，先后师从国医大师朱良春等名医大家，从事中医急诊临床工作 30 余年，熟谙中医经典，并充分发掘名老中医临床治疗急危重症的学术经验，创制了中医药治疗一系列富有中医急诊优势病种的诊疗方案。笔者有幸侍诊方师左右，受益匪浅，现仅录方师对咳喘病的辨治心得，以飨同道。

1. 以宽胸理肺立法，化痰平喘兼祛瘀

按照诊疗方案，AECOPD 有外寒内饮、风热犯肺、痰浊阻肺、肺气郁闭 4 型，但临床以痰浊阻肺型多见。其患者症见咳嗽喘息、咳唾痰涎、量多色灰白、胸胁膨满、气短不得卧、心胸憋闷、苔白腻、脉弦滑。《灵枢·胀论》云："肺

胀者，虚满而喘咳。"《金匮要略·肺痿肺痈咳嗽上气病脉证治》曰："咳而上气，此为肺胀，其人喘，目为脱状。""上气喘而躁者，属肺胀。"《金匮要略·痰饮咳嗽病脉证并治》有云："膈间支饮，其人喘满，心下痞坚，面色黧黑。"方师认为本病乃痰浊、水饮、瘀血等病理因素错杂为标，以心、肺、脾、肾虚损为本。急性发作时往往以痰多、喘促、气急等标实为主，根据"急则治其标"的原则，治以理肺、化痰、祛瘀，化裁古方瓜蒌薤白半夏汤合二陈汤、三拗汤而拟定宽胸理肺汤（全瓜蒌 30g，法半夏 15g，薤白 12g，陈皮 12g，茯苓 15g，炙麻黄 9g，杏仁 12g，桃仁 9g，地龙 9g，甘草 6g），随症加减治疗，疗效显著。

该方中瓜蒌薤白半夏汤来源于《金匮要略》，有行气解郁、通阳散结、祛痰宽胸的功效，对于痰多黏而白、喘促不能安卧、短气等诸症疗效佳。三拗汤可疏风宣肺、止咳平喘。二陈汤燥湿化痰、理气和中。诸药合用，平喘、涤痰、化瘀兼顾。全方中重用全瓜蒌为君药，全瓜蒌味甘、微苦，性寒，归肺、胃、大肠经，可清热涤痰、宽胸散结、润燥滑肠，治疗肺热咳嗽、痰浊黄稠、大便秘结等症。薤白、半夏与全瓜蒌合用可涤痰宽胸。茯苓可淡渗利湿，与陈皮、半夏合用，可杜绝生痰之源。麻黄配伍杏仁一宣一降，相互为用，咳嗽、气喘、肺寒、肺热皆可用之。桃仁、地龙旨在逐瘀平喘。诸药合用，共奏祛瘀化痰、宽胸理肺之效。临床研究证实，对于 AECOPD 患者，在常规治疗基础上加服宽胸理肺汤，能够改善患者临床症状，并且能在短期内提高血氧分压，纠正组织缺氧状态，改善二氧化碳潴留，并促进部分肺功能恢复。

2. 临证灵活运用药对

"添一症，则添一药，有是证，则用是方"。方师临证灵活运用药对，因人制宜，体现了中医辨证论治特色。

（1）金荞麦配鱼腥草：金荞麦清热解毒，活血散瘀；鱼腥草清热解毒，消痈。二药入肺经，合用则可增强清热解毒之功，并在清热中更添活血宣散之力，增强解毒消痈作用。

（2）射干配马勃：射干清热解毒，利咽，祛痰；马勃清热解毒，利咽，止血。二药相须为伍，用于治疗 AECOPD 伴咽痛者。

（4）僵蚕配地龙：僵蚕辛咸，气味具薄，升多降少，息风解痉，散风止痛，化痰散结；地龙咸寒，以下行为主，清热息风，通络止痉。二药伍用，一升一降，升降协和，可增强祛风化痰、解痉平喘作用，用于治疗 AECOPD 气喘痰鸣诸症，以气喘痰鸣、呼吸困难为特征者。

（5）旋覆花配平地木：旋覆花可消痰、下气，治胸中痰结、胁下胀满、咳喘；平地木可降肝气、镇咳、祛痰、平喘。二药相须为伍，治疗 AECOPD 证属木火刑金者，症见咳嗽阵作、气逆、咳痰黄稠、性急易怒、心烦口苦、舌边红、苔薄黄、脉弦数。

（5）泽漆配野荞麦：泽漆可化痰散结，利尿消肿；野荞麦可清热解毒，活血散淤，二药相须为伍，用于 AECOPD 证属水饮凌心兼血瘀者。症见咳喘剧甚、张口抬肩、鼻扇气促、喘坐不得卧、心慌动悸、肢肿、面唇青紫。

3. 阳明法治疗 AECOPD

老年 COPD 患者久咳伤气，肺叶枯萎不荣，痿弱不用。阳明为"五脏六腑之海""气血生化之源""后天之本"。阳明气盛则化源充足，气血津液旺盛，全身的脏腑经络、四肢百骸、皮毛筋骨都能得到充养，若此则肢体强健、关节滑利、运动自如。脾为后天之本，为肺金之母脏，居于中焦，是气机升降之枢，在呼吸开阖升降之间，必然有赖于中土之斡旋，因此脾必然在 COPD 的病机演变过程中和治疗中占有重要地位。诚如《素问·太阴阳明论》所载："四肢皆禀气于胃，而不得至经，必因于脾，乃得禀也。"《素问·经脉别论》曰："饮入于胃，游溢精气，上输于脾，脾气散精，上归于肺。"基于相关理论，方师提出 AECOPD 可运用调阳明、补脾运脾法进行治疗，取其健脾益气、止咳平喘之功效，是对"治痿独取阳明"之意的发挥。

方师在治疗 AECOPD 遣方用药时酌情加入四君子汤、砂仁、山药等，其意有四：①脾为生痰之源，脾气健运则痰无以生。②脾为肺金之母脏，脾气旺则肺气盛。③脾为后天之本，脾气健运则机体运化得力，方可清热化痰、宣肺平喘、行气活血。④护胃以防清热化痰中药寒凉伤胃。此外，方师平日主张应用穴位针刺和穴位敷贴，从阳明法治疗 AECOPD。通过针刺阳明经及其他经络的穴位，让呼吸肌得以补益和滋养，从而提高腹部呼吸肌的质量和力量，使精气重新得以传输到肺，如此则咳喘症状自然可以消除。阳明经与胃相对应，太阴经与脾相应。脾与胃同居中焦，互为表里，在生理和病理上密不可分。因此，方师指出取穴"阳明"，绝非独取阳明胃经的穴位，也要同时兼顾太阴脾经的穴位。既要着眼于胃，也要兼顾于脾，综合考虑，采用补中健脾和胃等方法。因此，阳明法所取穴位包括足阳明胃经之足三里，针刺补法；脾之大络大包穴、足太阴脾经阴陵泉穴等，均用平补、平泻法。穴位敷贴是将白芥子、川椒目各等份，全蝎适量，共研末，用姜汁调拌后，掺入冰片适量，外敷双侧肺俞、天突穴，使药物直达病所，起到温经通络、透表达里、宣肃肺气之功效。并通过穴位处皮肤挛缩及瘢痕，起到长期刺激，发挥了透表达里、宣肃肺气之功效，调节人体免疫功能，改善肺功能，治病求本。

4. 内外合治，通腑泻肺法

无创正压通气治疗 AECOPD 疗效确切，但是仍有痰液引流问题以及胃肠胀气等副作用。方师基于中医学"肺与人肠相表里"的观点，提出暴喘（即 AECOPD）是由于肺气虚而痹郁于内，失于宣肃、治节，致大肠传导失司，出现腹胀、便秘，而大肠失于传化又影响肺气的开宣，终致恶性循环的观点，创泻肺通腑汤（黄芩 15g，全瓜蒌 15g，枳实 15g，大黄 9g，陈皮 9g，金银花 30g，蒲公英 30g）灌肠与无创正压通气共同治疗 AECOPD，可降低无创通气过程中的最高正压力，减少腹胀，缩短肺部感染控制时间及机械通气时间。

该方中黄芩、全瓜蒌清热化痰，金银花、蒲公英清热解毒，大黄、枳实、陈皮通腑理气。现代药理研究表明，大黄可改善微循环，清除胃肠道内细菌和毒素，促使胃肠黏膜低氧状态缓解，抑制肠道内细菌易位，阻止肠道内毒素侵入血液。方师强调该方灌肠而非口服，有以下几个方面的原因：① BiPAP 呼吸机的应用，常导致胃肠胀气。② AECOPD 患者刚入院时全身炎症反应综合征的发病率在 71.42%～76.5%。肠黏膜屏障功能受损导致肠道细菌移位，易致肠麻痹。③此类患者多有胃肠瘀血、消化吸收功能障碍。④无创正压通气带口鼻面罩，口服药依从性差。

5. 结语

对于 AECOPD 患者的临床治疗仍以西医为主，单纯使用中药治疗的文献报道较少，多在西医综合治疗的基础上加用中药治疗，而中医药在改善其临床症状、缩短病程等方面具有积极作用。当出现呼吸衰竭、肺功能不全、心力衰竭时，中医扶正治疗有协同作用；在稳定期，中医药可扶正预防其复发。方邦江教授以宽胸理肺立法，化痰祛瘀平喘；阳明法治疗咳喘病；内外合治、通腑泻肺法等中医药治疗方法，弥补了一些西医治疗 AECOPD 的不足。但在今后研究中，需采用多中心、双盲、大样本研究，以明确和统一中医证治分型及量化标准，客观评价中医药治疗 AECOPD 的临床疗效，从而筛选出有效的方剂或药物，并探索中西医结合治疗的新模式。

八、方邦江教授针药结合治疗肺胀的学术思想

肺胀是多种慢性肺系疾患反复发作、迁延不愈，导致肺气胀满、不能敛降的一种疾病。临床多表现为胸部膨满、胀闷如塞、咳喘上气、痰多、烦躁、心悸，日久则见面色晦暗，或唇甲发绀、脘腹胀满、肢体浮肿甚或喘脱等危重证候，相当于西医慢性阻塞性肺疾病（COPD）和肺源性心脏病的总称。COPD 是一种可以预防和治疗的疾病，主要累及肺部，也可引起肺外器官的损害。其高致残率、致死率使 COPD 已成为中国第四大致死病因。慢性阻塞性肺疾病急性加重期（AECOPD）是指患者短期内出现咳嗽、咳痰、气短和（或）喘息加重，痰量增多、呈脓性或黏液性，可伴发热等炎症明显加重的表现。肺源性心脏病又称肺心病，是由肺组织、肺动脉血管或胸廓慢性病变引起的肺组织结构和功能异常，致肺血管阻力增加、肺动脉压力增高，使右心扩张、肥大，伴或不伴有右心衰竭的心脏病。老年肺心病大多是从慢阻肺发展而来。该病治疗期间多选择提高支气管扩张剂剂量或联合用药，但多于 3 种药物联合治疗往往会显著降低患者的生活质量，尤其是长期应用茶碱类药物和大剂量 β 受

体激动剂者更为明显。中西医结合治疗 AECOPD 疗效确切，并已为临床和实验研究所证实。

方邦江教授从事中西医结合治疗急危重症临床与基础研究 30 余年，在中医药治疗急危重症方面积累了丰富的经验，尤其对各类呼吸道疾病的中医综合治疗有独到的见解。笔者有幸侍诊左右，现将方师针药结合辨治肺胀的经验总结如下：

1. 以宽胸理肺立法，化痰平喘兼祛瘀

"肺胀"为本虚标实之证，临床分为痰浊壅肺、痰热郁肺、阳虚水泛、肺肾气虚、痰蒙神窍 5 种证型。方师认为肺胀患者以中老年人多见，肺气虚弱，迁延久病，故致肺气壅阻、痰浊潴留，临证以痰浊壅肺多见，症见咳嗽喘息、咯唾痰涎、量多色白、胸胁膨满、气短不得卧、心胸憋闷。《灵枢·胀论》有云："肺胀者，虚满而喘咳。"《金匮要略》云："膈间支饮，其人喘满，心下痞坚，面色黧黑……"又云："咳而上气，此为肺胀，其人喘，目如脱状。""上气喘而躁者属肺胀。"都形象地描述了肺胀的表现。方师认为该病以痰浊、水饮、瘀血等病理因素错杂为标，以心、肺、脾、肾虚损为本，痰浊、水饮、瘀血既为病理产物，又互为致病因素；多因肺脏气机失调为先，气滞则血瘀，气滞则推动无力，津聚为痰，导致痰、饮、瘀互结为病，并可因痰致瘀、互相交结。该病急性发作时主要以痰多、喘促、气急等标实为主，根据"急则治其标"的原则，治疗上应以理肺、

化痰、祛瘀立法，以古方瓜蒌薤白半夏汤、二陈汤和三拗汤化裁加减，拟宽胸理肺汤（全瓜蒌 30g，制半夏 15g，薤白 12g，陈皮 12g，茯苓 15g，炙麻黄 9g，杏仁 12g，桃仁 9g，地龙 9g，甘草 6g）为基本方，随症加减治疗，疗效显著。

瓜蒌薤白半夏汤祛痰散结、理气宽胸，此处用之以涤痰行水，对痰湿水饮壅肺，气机不畅所致的诸症，疗效佳；三拗汤开宣肺气、降逆平喘；二陈汤则燥湿化痰。三方合用，共奏宣肺平喘、祛痰化瘀之效。方中重用全瓜蒌为君，清热化痰、润肠通便；薤白、半夏与全瓜蒌合用宽胸涤痰；茯苓淡渗利湿，为健脾利湿要品，与陈皮、半夏合用，可绝生痰之源；麻黄配杏仁，麻黄味辛，主升主宣，杏仁味苦，可降利肺气，两药辛开苦降，宣降平喘，调和肺气，协助麻黄降肺气之逆以平喘，宣肺卫之郁以逐邪；桃仁、地龙清肺定喘，逐瘀化痰。诸药合用，共奏宽胸理肺、化痰祛瘀之效。临床研究证实，对于肺胀患者，在常规治疗基础上加服宽胸理肺汤，能够显著改善临床症状，而且能在短期内有效地提高血氧分压，纠正组织缺氧状态，改善二氧化碳潴留，并促进肺功能恢复。

2. 阳明立法，针灸治疗肺胀

肺胀者久咳伤气，肺叶枯萎不荣，痿弱不用。如《黄帝内经太素·五脏痿》云："阳明胃脉，胃主水谷，流出血气，以资五脏六腑，如海之资。"脾为后天之本，为"气血生化之源""五脏六腑之海"。生命活动均有赖于脾胃摄入的营养物质，且脾胃位于中焦，为气机升降之枢，从五行来看，脾为肺母，脾胃在肺脏相关疾病的发展过程和治疗中均有重要作用。诚如《素问·太阴阳明论》所云："四肢皆禀气于胃，而不得至经，必因于脾，乃得禀也。"《素问·经脉别论》言："饮入于胃，游溢精气，上输于脾，脾气散精，上归于肺。"晋代皇甫谧提倡针灸治疗肺胀，在《针灸甲乙经·五脏六腑胀》曰："肺胀者，肺俞主之，亦取太渊。"如此"补虚泻实，神归其室，久塞其空"，则肺胀可愈。基于此，方师提出肺胀者，可运用调阳明补脾运脾法进行治疗，取其健脾益气、止咳平喘之功效，是对"治痿独取阳明"之意的发挥。

一方面，脾为肺之母，维持肺生理功能所需的谷精、谷气与津液，均来自中焦脾胃。只有脾气健运，水谷精微才可上输于肺，肺得其所养，才能正常主气、司呼吸，而不致咳喘；另一方面，脾运化水液，若脾失健运，水液不化，聚湿生痰，痰随气升，上输于肺，则肺失宣降，其标在肺，其本在脾，故有"脾为生痰之源，肺为贮痰之器"之说。在肺纤维化的治疗中，宜调补脾胃，中焦脾胃生理功能正常，则精血津液充盈，肺体得养，肺痿得愈。方师主张治疗肺胀取穴"阳明"，其意有四：①脾为生痰之源，脾气健运以绝生痰之源。②脾为肺之母，脾旺则金有所养。③脾为后天之本，脾气健运为清热化痰、宣肺平喘、行气活血等祛邪治疗提供保障。④护胃以防清热化痰药寒凉伤胃。

方师平日主张应用穴位针刺和穴位敷贴，从阳明法治疗肺胀。脾胃同居于中焦，互为表里，生理和病理均密切相关。方师阳明法取穴为足阳明胃经之足三里、丰隆，用补法；脾之大络大包、足太阴脾经阴陵泉等，用平补、平泻法。穴位敷贴则是将白芥子、川椒目、全蝎研末，姜汁调拌后，掺入冰片，敷于肺俞、天突，并通过穴位处皮肤挛缩及瘢痕，发挥了透表达里、宣肃肺气之功效，从而使呼吸肌得以补益和滋养，提高腹部呼吸肌的质量和力量，使精气重新得以传输到肺，调整机体细胞免疫和体液免疫的作用，改善肺功能，如此咳喘症状自可消除。

3. 内外合治，通腑泻肺

无创正压通气（BiPAP），目前已成为 COPD 并呼吸衰竭患者治疗的重要措施之一，然而其不能完美解决痰液引流问题以及胃肠胀气等副作用。方师基于"肺与大肠相表里"理论，提出暴喘是由于肺气因虚而闭郁于内，失于宣肃，以致大肠传导失司，进而出现腹胀甚至便秘，同时大肠失于传化影响肺气宣发，以致恶性循环。故立泻肺通腑汤（黄芩 15g，全瓜蒌 15g，枳实 15g，大黄 9g，陈皮 9g，金银花 30g，蒲公英 30g）灌肠与 BiPAP 共同治疗肺胀，可降低无创通气过程中的正压力，减少腹胀，缩短肺部感染控制时间及机械通气时间。方中全瓜蒌、黄芩清热化痰，金银花、蒲公英清热解毒，大黄、枳实、陈皮通腑理气。如《药品化义》云"条芩体重主降，专泻大肠下焦之火，主治大便闭结……

以其能清大肠也";《药性类明》指出"瓜蒌仁，昔人谓通肺中郁热，又言其能降气者"。金银花、蒲公英善于解毒，后者还可清肺、利嗽化痰；大黄苦寒，长于通下，泄热通肠。现代药理研究发现，大黄可改善微循环，抗病原微生物，抑制肠内细菌易位及肠内毒素入血。枳实功专消导。方师强调该方灌肠而非口服，主要考虑到以下问题：① BiPAP 呼吸机的应用，胃肠胀气难免；② AECOPD 患者刚入院时全身炎症反应综合征的发病率在 71.42% ~ 76.5%，肠黏膜屏障受损致肠麻痹；③患者多存在胃肠瘀血情况，消化功能欠佳；④无创正压通气带口鼻面罩，药物口服依从性差。

4. 病案举隅

【病案一】

赵某，男，84 岁。因"活动后喘促 10 余年，加重 3 天"于 2013 年 11 月 21 日入院。

既往慢性阻塞性肺疾病病史 10 余年，平素受寒、劳累后常发气喘。近 3 天，因天气变化，又发咳喘气促，自觉吸气困难，不能平卧，咳大量白色泡沫痰，夜不能寐。血压 128/80mmHg，呼吸 26 次 / 分，心率 82 次 / 分，律齐，未及杂音，桶状胸，双下肺可及少量湿啰音，双下肢水肿。肺功能检查示：肺通气功能减退。血气分析示：pH 7.34，PaO_2 53mmHg，$PaCO_2$ 72mmHg，SaO_2 86%。经西医抗炎、平喘、化痰治疗及 BiPAP 辅助通气，患者气促稍有好转，夜间偶有气促不能平卧。

刻下：短气息促，动则尤甚，难以平卧，痰多易咳，呈泡沫状，纳欠佳，腹胀，大便3日一行，干涩难解，小便频数，寐欠佳，舌淡胖，苔白腻，脉弦滑。方师断其为肺胀之痰浊阻肺。

治法：宽胸理肺，祛瘀化痰。

处方：瓜蒌皮18g，瓜蒌仁12g，法半夏12g，薤白12g，炙麻黄9g，杏仁12g，桃仁9g，枳实15g，地龙9g，茯苓15g，陈皮9g，甘草6g。浓煎200mL，每日1剂，早晚2次，饭后温服。

针灸：膻中、肺俞、天突、足三里、丰隆。膻中为气会，针刺膻中、肺俞宣肃肺气，理气降逆；天突乃阴维、任脉之会，针刺可调气平喘；加足三里、丰隆以健脾益气，化痰祛浊。治疗5天后气喘明显好转，夜寐已安，仍自觉腹胀，大便4日未解。故予原方加黄芩15g，厚朴6g，大黄6g。续服7剂，病情好转。

【病案二】

于某，男，76岁。因"反复喘促1周，伴意识模糊1天"于2014年1月3日入院。

既往有慢性阻塞性肺疾病10余年，反复入院抗感染、解痉平喘治疗。查体：意识模糊，双肺呼吸音低，可及干啰音。血气分析示：pH 7.35，PCO_2 96mmHg，PO_2 54mmHg，SaO_2 86%。血常规：WBC $11.1×10^9$/L，N 76%。应用BiBAP辅助通气2天后腹胀难耐，腹膨隆，叩诊呈鼓音，肠鸣音减退，大便 5 天未解，1 天未排气。舌暗红，苔白腻，脉弦细。方师认为此因肺失肃降，大肠传导失司。治拟清热泻肺，理气通腑。

处方： 黄芩 15g，瓜蒌皮 12g，瓜蒌仁 12g，枳实 15g，陈皮 9g，紫菀 6g，蒲公英 20g，大黄 9g，桔梗 6g，金银花 30g。水煎取 300mL，每日 1 剂，保留灌肠 20 分钟。

患者当日即排气，3 天后腹胀止。

5. 小结

中医药治疗肺胀病有其独特优势，尤其在改善症状、缩短病程等方面。稳定期采用中医药治疗可益气扶正，预防复发；如出现呼吸衰竭、心力衰竭等并发症时，中医亦可发挥协同治疗作用。方师以针药合治治疗该病：通过宽胸理肺立法，化痰祛瘀平喘；"阳明法"指导针灸治疗咳喘病。其内外合治、通腑泻肺法等中医药治疗方法，弥补了西医在治疗肺胀中的不足。中医药在治疗肺胀方面发挥了重要作用，但也存在不足之处，如辨证尚未统一规范、未建立完整的疗效评价标准等问题。在今后研究中，可采取大样本研究，从病证结合方面评价其临床疗效，科学制定中医论治规范，从而建立中西医结合治疗肺胀的新秩序。

九、方邦江教授序贯防治中风病学术思想撷英

中风是临床最常见的疑难危急重症，为中医四大难证之首，涵盖了现代医学的短暂性脑缺血发作、脑梗死、脑出血

等脑血管病。中风的发病率、死亡率及致残率均高，一直是国内外研究的重点与热点。

方邦江教授从事中医临床工作 30 余年，尤擅长治疗中风等脑血管病，主张中风"未病先防、既病防变、防治并重"的学术理念，不拘出血性或缺血性中风，谨守病机，辨证施治，采用序贯防治法，形成了一套独特的、行之有效的学术思想与临床经验。现不揣寡陋，将方师学术经验谨介绍如下，以飨同道。

1. 未病先防，以"平"为期

中风的危险因素包括高血压、糖尿病、血脂异常、高同型半胱氨酸血症、吸烟、酗酒、肥胖等，其中尤以控制高血压和糖尿病为预防中风发生的重要环节。糖尿病比非糖尿病患者脑梗死的发病率高 2～6 倍，而 Kannel 等在美国 Framingham 的研究对高血压患者随访 18 年，发现血压超过 160/95mmHg 的患者发生脑卒中是正常血压者的 7 倍。故方师非常重视中风的危险因素，强调未病先防的治未病学术思想，谨察危险因素，辨别阴阳，结合长期的临床实践，提出了"以平为期"的学术理论。

（1）高血压：高血压属中医"眩晕""头痛"等范畴，"阳亢血瘀"为其发病的重要病理环节。高血压患者或禀性易怒、易激动者，肝失疏泄，郁而化热，久之内耗肝阴，阴不制阳而致肝阳上亢；或年事渐高，肝阴虚损，日久及肾，肝肾阴虚，水不涵木，则风气内动；肝气郁结，气病及血，气滞血瘀；或肝肾阴虚，则血涩生瘀；或嗜食肥甘厚味，脾失健运而内生痰湿，阻碍气机，血行迟滞而为瘀，终至阳亢血瘀之证。另一方面，痰瘀化火又暗耗阴精，久则阴亏风动，肝阳偏亢，恶性循环，阴阳失调，气血逆乱，极易发为中风。

方师依据主要病机，运用活血潜阳法，药用益母草、川芎、羚羊角粉（无羚羊角粉时可用羊角粉代替）、杜仲等，药证相对，故获显效。

实验研究显示，活血潜阳颗粒能通过降低外周阻力发挥降压作用，且能改善血液流变学、抗血小板聚集及体外血栓形成，作用温和而持久。临床研究表明，活血潜阳法可降低血瘀阳亢型高血压患者的血压，改善血栓前状态，并能有效控制中风先兆的复发，从而降低脑梗死的发病率。其作用机制可能与降低血浆血栓素 B_2（TXB_2）水平有关。方师认为益母草主要适用于肝阳偏亢之高血压，绝非泛泛使用。朱良春教授指出："益母草有显著的清肝降逆作用，但用量必须增至 60g，药效始宏。"方师在临床工作中依据患者血压水平，常用至 90～120g，每获良效。

（2）糖尿病：糖尿病属中医"消渴"范畴，缺血性中风是消渴的并发症之一，而且多发生于消渴的后期，可能与糖尿病代谢紊乱、血液高凝状态、微血管病变等因素有关。消渴的病机以阴虚为本，燥热为标。而消渴后期，则以肝肾阴虚为主，阴虚内热，耗津灼液，津凝为痰，血涩为瘀；另一方面日久伤正，气虚则帅血无力，血液瘀滞，加之消渴患者饮食不节，过食肥甘、醇酒厚味，损伤脾胃，脾失健运，气不化津，聚湿生痰，痰浊积聚，致郁久化热，痰热互结，痰瘀阻滞脑窍之脉络，发为糖尿病并发脑梗死。故方师在滋补肝肾之阴的同时常配伍逐瘀化痰、泄热祛湿之品，如僵蚕、鬼箭羽、胆南星、石菖蒲、生大黄、泽兰、泽泻、苍术等。现代药理研究证实，僵蚕对糖尿病及高脂血症有治疗作用，能抑制体内胆固醇合成，促进胆固醇的排泄。鬼箭羽在降低血糖的同时，对 2 型糖尿病大鼠的血瘀证亦具有一定的改善作用。石菖蒲挥发油的主要成分 β 细辛醚可改善血小板的黏附聚集性，减轻血管内皮细胞损伤，发挥防治血栓性脑血管病的作用。早期使用大黄酸可以明显改善 db/db 小鼠早期的相胰岛素分泌，抑制胰岛细胞的炎性反应破坏及氧化应激损伤，保护胰岛功能；且大黄能降低血黏度、改善微循环、抗动脉粥样硬化及稳定血小板，降低脑梗死再发生的概率。

2. 复元醒神

方师认为中风患者以中老年人居多，其病因主要以元气虚损为根本，痰瘀互结、痰热生风为病机核心。《素问·上古天真论》云"女子七七""男子八八""天癸绝"，肾元亏虚，形神俱伤，可为中风的发病基础。正如元代沈金鳌提出的"元气虚为中风之根也"，痰、瘀为元气亏虚导致的中间病理产物，一旦生成，又成为新的病理过程启动之因，是贯穿中风始终的病机特点。痰瘀互阻，化风生热，风火相扇，乃发"中风"。据此，方师提出了以扶持元气为主，佐以逐瘀化痰、泄热息风、通络为辅的复元醒神法，并自拟复元醒脑汤（人参、生天南星、石菖蒲、三七、水蛭、益母草、大黄）治疗中风，取得良好疗效。方中人参大补元气、补脾益肺，脾气健运，肺气宣畅，则痰浊自消；气为血帅，气盛血行，瘀血自消，可达扶正祛邪之目的，为治本之药。三七止血不留瘀，并且可以达到化瘀目的。大黄通腑泻下，清热解毒，兼具活血化瘀之功，与三七合用一通一涩，止血不留瘀，且能通过通腑达到涤痰泄浊之功，使痰、瘀、热等浊邪得除、气血调达、经络通畅。石菖蒲功擅治痰，为开窍要药，痰浊去，气血通，神明自复。胆南星清热化痰、息风定惊，与石菖蒲合用可治疗痰湿与风邪交阻脑窍之症。水蛭活血化瘀、消癥破结。近人张锡纯认为本品"破瘀血而不伤新血，专入血分而不损气分"，为化瘀峻品。益母草尤善解郁平肝、活血祛风。诸药合用，方小力专，起"复元醒脑、逐瘀化痰、泄热息风"之功。药后诸症缓解，症趋平稳。实验研究显示，复元醒脑汤可以有效保护血脑屏障，减少再灌注损伤对其造成的二次破坏，降低血脑屏障通透性、减轻脑水肿进展程度，并可以减轻皮层神经细胞肿胀程度、炎性细胞浸润和微血管内皮细胞的损伤，进而改善神经缺损行为，促进局部神经与血管的再生和侧支循环的建立，在脑梗死中亦可显著改善胰岛素敏感指数，对胰岛素抵抗具有明显的干预作用，这可能是复元醒脑汤治疗脑梗死的重要机制之一。

3. 防治并重，调后期

中风经过救治，多留有后遗症，如半身不遂、言语不利、口眼㖞斜等。此期的治疗方师主张重视防治并重，即在治疗后遗症的同时，采取积极措施防止再次发生中风。

（1）久病必虚：中风的发生多以气虚为先，方师认为气为血之帅，气行则血行，气虚则血行迟滞而为瘀，水液不化聚而生痰，气不摄血，血溢脉外亦成瘀血，由此，气虚而痰瘀阻滞为中风恢复期及后遗症期的主要病机。清代医家王清任在《医林改错》中指出"中风半身不遂、偏身麻木，是由气虚血瘀而成"。方师十分推崇王清任及其创制的补阳还五汤，并参补阳还五汤重用黄芪，常用至150g，甚或更大剂量；对于气虚者，若煎水代茶，疗效亦佳。

黄芪具有双向调节血压的作用，临床用量小时升血压，重用黄芪则降血压。故方师指出不必拘于血压高低，辨证为气虚者，大剂量用之，必获良效。中风后遗症期多见肢体痿废不用，长此以往大肉削脱，属中医"痿证"范畴。脾主运化，脾主肌肉，黄芪入脾经、补脾气，运用大剂量黄芪配伍补脾益胃之白术，共奏益气健脾之功，亦是"治痿独取阳明"的体现。

（2）久病入络：方师认为中风虽然起病急骤，但发病之前，脑络之病变却由经年累月，久病入络而成，反映了中风"久病入络、病邪深痼"的病机特点。方师非常推崇并继承了清代著名医家叶天士创立的"久病入络"学说，对中风后遗症的治疗每每伍以活血通络药，尤善用虫类药，如水蛭、全蝎、地龙、蜈蚣、乌梢蛇等。全蝎长于息风平肝、解痉定痛；蜈蚣既能息风定痉、搜风通络，又能开瘀解毒；伴有头痛者，方师喜用全蝎配伍蜈蚣，可使头痛明显减轻或消失，研末吞服效果更佳。地龙对中风偏瘫疗效较好，方师常用活血逐瘀之土鳖虫与其配伍，一化痰，一活血，且皆能通利经络，正合中风痰瘀交阻之证。在临床实践中，方师每于平肝潜阳剂中加广地龙，可使血压明显下降，头胀头痛、烦躁诸症消除。僵蚕有化顽痰之功，对于长年痼疾、夹有痰瘀者甚效，方师用僵蚕配伍化痰通络之地龙，对风痰阻络之口眼㖞斜、肢体麻木、头痛亦效；伴有肢体痿软、抽搐痉挛者，配伍应用乌梢蛇，内走脏腑，外彻皮肤，透骨搜风，入血散风，截惊定搐，每获良效。方师指出虫类药虽可起沉疴，效果明显，但虫类药均属破气耗血伤阴之品，不可过量久服，而应以小剂量为主，并喜用地黄、当归、鸡血藤等滋阴养血活血之品伍之以制偏胜。同时方师倡导虫类药物研粉、生用为佳，不宜久煎，在使用时要注意有无过敏反应。

（3）久病成痹：方师认为中风后遗症期正气亏虚，卫外不固，脉络空虚，风寒湿热之邪易侵入机体，痹阻关节、肌肉、筋络，导致气血闭阻不通，筋脉关节失于濡养而发为痹证。方师从关节疼痛、肿胀、拘挛僵直三大主症入手，辨证施治，巧用虫药与他药相伍治疗，亦是其匠心的体现。疼痛是中风后遗症期痹证的主要症状之一，方师依据风痛、寒痛、湿痛、热痛、瘀痛的不同，辨证施治，在益气活血的基础上灵活选择应用独活、海风藤、蕲蛇、威灵仙、钻地风、青风藤、川乌、草乌、附子、地龙、乳香、没药等，收效颇佳。拘挛僵直乃痹证晚期之征象，方师称之为"顽痹"，治疗上强调着重整体施治，细辨其阴阳、气血、虚实、寒热之偏颇，而施以相应方药。其中尤以蕲蛇透骨搜风之力最强，乃"截风要药"，不仅"通关透节，泄湿祛风"，而且"内走脏腑，外彻皮肤，无处不到也"，对肢体关节疼痛、拘急、挛缩等症均有佳效。

（4）防止再中：中风的复发率极高，1年复发率为30%，5年复发率则高达41%。方师十分重视中风的二级预防，提出要明辨病机、分而治之。中风迁延时日，久病及肾，多表现为肾阴亏虚，水不涵木，易致风气内动，气血逆乱，再发中风；痰浊为元气亏虚导致的中间病理产物，一旦生成，又成为新的病理因素，痰浊郁而化热生风，风火相扇，再发中风。因此，方师认为阴虚与痰浊为再中的危险因素，在遣药组方时谨察病机，伍以枸杞子、黄精、乌梅等育阴潜阳之品或薏苡仁、怀山药、茯苓、白术等健脾祛湿化痰之品。

方师常用乌梅酸敛真阴，颇能提高疗效。《本草经疏》曰："乌梅味酸，能敛浮热，能吸气归元……其主肢体痛，偏枯不仁者，盖因湿气浸于经络，则筋脉弛纵，或疼痛不仁；肝主筋，酸入肝而养筋，肝得所养，则骨正筋柔，机关通利而前证除矣。"方师指出，肝病宜敛不宜散，宜补不宜伐。乌梅敛肝之效用于中风，以其酸敛真阴而防其阴虚风动，屡获良效。对于高血压的老年患者来说，便秘是诱发中风的危险"杀手"之一，方师常重用生白术，轻则 30 ~ 60g，重则用至 90g 以上，不但能通便，还能健脾化湿，实为治本之图。

4. 结语

中风是动态演变的过程，其发病前、发病后的急性期、恢复期以及后遗症期各个阶段有着不同的病机特征。方师依据不同阶段的主要病机特征，采用序贯防治中风，在临床工作中取得了较好的疗效，其学术思想值得借鉴。中医药是中华民族的瑰宝，继承创新才能在中风的治疗方面更好地发挥其优势。

十、方邦江教授治疗中风临床验案举隅

方师从医 30 余年，先后师从国医大师朱良春教授等医学大家，熟谙中医典籍，在中医药诊治中风方面颇有见地。笔者有幸跟师学习，侍诊左右，受益良多，现谨将方师运用中医药治疗中风的验案二则介绍如下：

【病案一】

陈某，男，60 岁。2014 年 10 月 30 日初诊。

患者既往有脑梗死、2 型糖尿病、高血压病病史。同济医院（10 月 6 日）CT 示：左侧额叶及桥脑右侧新发腔隙性

梗死灶。

刻下： 血压 150/100mmHg。面色萎黄，言语含糊，左侧肢体麻木无力，胃纳尚可，夜寐可，小便频数，大便秘结，每3日1次，舌暗淡，苔薄白，脉缓无力。

中医诊断： 中风，中经络（气虚血瘀）。

西医诊断： 脑梗死恢复期。

治法： 补气，活血，通络。

处方： 补阳还五汤加减。

生黄芪 120g，陈皮 9g，桃仁 6g，红花 6g，川芎 9g，赤芍 9g，当归尾 6g，胆南星 27g，僵蚕 12g，生白术 60g，怀山药 15g，苍术 9g，玄参 15g，水蛭 6g，大黄 9g。水煎取 300mL，每日2剂，早晚各1剂，共治疗14日。

二诊（2014年11月13日）： 患者家属代诉，患者口齿不清，左侧肢体麻木无力，大便干燥，质硬，每日1次，大便较前好转，舌淡有瘀斑，脉缓无力，血压 150/90mmHg。上方加乌头 9g，芦荟 1g，胆南星改为 48g，去大黄。水煎取 300mL，每日2剂，早晚各1剂，共治疗14日。

三诊（2014年11月28日）： 患者面色渐复，诉可自行行走，步履不稳，仍有左侧肢体麻木，大便质软，色黄，每日1次，舌淡苔薄白，脉缓，血压 140/95mmHg。上方加威灵仙 21g，乌梢蛇 9g，石菖蒲 9g，去芦荟。水煎取 300mL，每日2剂，早晚各1剂，共治疗14日。方师认为，适当增加祛风通络化痰的药物对患者的远期疗效有益，故加威灵仙、乌梢蛇可改善左侧肢体麻木；加石菖蒲可豁痰开窍，以恢复患者言语功能；患者大便正常，故去芦荟，以防便溏。

四诊（2014 年 12 月 12 日）：患者言语清楚，可自行行走，但仍步履不稳，左侧肢体麻木缓解，舌淡苔白，脉细，血压 140/85mmHg。嘱其复诊，不可妄自停药，以防影响后期恢复。

按：脑梗死是缺血性脑卒中的总称，约占脑血管病的 60% ～ 80%。脑梗死的治疗不能一概而论，应根据不同的病因、发病机制、临床类型、发病时间等确定具有针对性的治疗方案，实施以分型、分期为核心的个体化治疗。脑梗死通常按病程可分为急性期（1 ～ 2 周）、恢复期（2 周～ 6 个月）和后遗症期（6 个月以后）。该病属于中医学"中风"范畴，还常见于眩晕、风眩等病证。其病机多为在内伤积损的基础上，复因劳逸失度、情志不遂、饮酒饱食或外邪侵袭等触发，引起脏腑阴阳失调，血随气逆，肝阳暴涨，内风旋动，夹痰夹火，横窜经脉，蒙蔽神窍，从而发生猝然昏仆、半身不遂诸症。恢复期因气血失调、血脉不畅而后遗经络病证。东汉张仲景认为"络脉空虚"。李东垣认为属"正气自虚"。王清任指出"中风半身不遂、偏身麻木"是由于"气虚血瘀"所致，立补阳还五汤治疗偏瘫，至今仍为临床常用。本案中患者既往脑梗死 2 次，观其面色萎黄、左侧肢软无力、舌暗淡、苔薄白、脉缓无力，皆为气虚血瘀的临床表现，故针对该患者的治疗主要从补气、活血、通络入手。补阳还五汤出自王清任《医林改错》："此方治半身不遂，口眼㖞斜，语言謇涩，口角流涎，下肢痿废，小便频数，遗尿不禁。"方中重用生黄芪为君药，补益元气，意在气旺则血行，瘀去络通；当归尾活血通络而不伤血；赤芍、川芎、桃仁、红花协同当归尾以活血祛瘀；陈皮、生白术、怀山药、苍术益气健脾，旨在顾护后天之本，资养气血；患者言语不利，加胆南星化痰开窍；玄参、大黄通便。此方中，方师充分发挥了虫类药的作用，运用乌梢蛇祛风通络。现代药理研究证明其有抗炎、镇痛、镇静等作用。僵蚕僵而不腐，得清化之气，其煎剂有对抗士的宁所致的小鼠惊厥，可以与息风定痉作用相印证。水蛭通经活络，活血止血而不留瘀，瘀去而不加重出血，同时力专善走，周行全身，以行药力。全方共奏补气、活血、通络之功。

【病案二】

王某，女，28 岁。2015 年 3 月 26 日初诊。

患者于 3 月 15 日夜间休息时受风，第 2 天即觉右侧面部及头皮疼痛，之后相继出现右眼不自觉流泪，口角向左侧㖞斜。患者自以为感冒所致，未予以重视。3 月 26 日晨起照镜子时发现口眼㖞斜更加明显，右侧面颊肿痛麻木，痛连耳根及颈部，遂就诊于方邦江教授处。就诊时见患者痛苦面容，右侧额纹消失，右眼睑闭合不全，两侧鼻唇沟不对称，右侧变浅，水沟偏斜，口角向左侧㖞斜，不能鼓腮、吹口哨及皱眉，心烦，眠差，舌暗红，苔黄腻，舌体颤动，脉弦。

中医诊断：面瘫（风痰瘀阻脉络）。

西医诊断：周围性面神经麻痹。

治法：祛风化痰，活血通络。

处方：牵正散加味。

僵蚕 18g，关白附子 9g，黄芪 30g，白术 30g，防风 9g，当归 9g，川芎 9g，赤芍 9g，白芍 9g，生地黄 24g，酸枣仁 30g，合欢皮 30g，猫爪草 15g，天葵子 30g，鸡骨草 30g，天麻 15g，土鳖虫 12g，鳖甲 18g。水煎取 300mL，每日 2 剂，早晚各 1 剂，共治疗 7 日。

二诊（2015 年 4 月 2 日）：上方服用 7 剂后，患者症状明显缓解，面部疼痛、麻木感消失，舌体颤动好转，口眼㖞斜减轻，自诉流涕、咳嗽，舌淡红，苔黄，脉缓。上方去猫爪草、鳖甲，加柴胡 9g，升麻 6g，党参 10g。水煎取 300mL，每日 2 剂，早晚各 1 剂，共治疗 11 日。

三诊（2015 年 4 月 13 日）：患者诉流涕、咳嗽消失，口眼㖞斜进一步减轻，可鼓腮，但嘴角稍有漏气，舌淡苔黄，脉缓。上方加胆南星 36g。水煎取 300mL，每日 2 剂，早晚各 1 剂，共治疗 14 日。

四诊（2015 年 4 月 28 日）：面部症状已基本消失，唯有饮水时稍有漏水，舌淡红苔薄，脉缓。上方加胆南星至 48g，川芎改为 9g。水煎取 300mL，每日 2 剂，早晚 1 剂，共治疗 14 日。

　　五诊（2015年5月12日）：患者面部症状无，饮食、睡眠可，舌淡苔薄白，脉缓。

　　按：面瘫是以口、眼向一侧㖞斜为主要表现的病证，又称为"口眼㖞斜""吊线风"。本病可发生于任何年龄，多发病急速，相当于西医学的周围性面神经麻痹。该病属于中医学的"中风，中经络"范畴，其病机为机体正气虚弱，腠理不密，卫外不固，脉络空虚，外邪乘虚侵袭，以致经络阻滞，气血运行不畅，经筋失养，筋脉、肌肉纵缓不收而致。《金匮要略》云："寸口脉浮而紧，紧则为寒，浮则为虚，寒虚相搏，邪在皮肤。浮者血虚，络脉空虚，贼邪不泻，或左或右，邪气反缓，正气即急，正气引邪，㖞僻不遂。邪在于络，肌肤不仁；邪在于经，即重不胜；邪入于腑，即不识人；邪入于脏，舌即难言，口吐涎。"此揭示了"内虚邪中"是中风的病机。本案患者因夜间休息时受风，并且气虚肌表不固，导致风邪夹毒乘虚而入，阻遏络脉而成。故采用祛风化痰，活血通络之法。方师运用之牵正散出自《杨氏家藏方》。方中关白附辛、甘、温，散而能升，祛风化痰，善治头面之风；僵蚕咸、辛、平，祛风化痰；黄芪、白术益气健脾，补气托里固表；现代药理学证实，防风有息风定惊作用，防风液和水提物均能对抗电刺激引起的动物惊厥或使惊厥发生期延长，故用防风可加强祛风之力；川芎辛温升散，能"上行头目"，配伍当归、白芍、天麻可发挥祛风止痛之功，同时能达血行风自灭的效果，辅助僵蚕、土鳖虫祛风通络；生地黄、白芍、鳖甲凉血滋阴散瘀，以使热清瘀散而毒自消，毒消痛止且肿无；同时方师配合应用猫爪草、鸡骨草、天葵子加强解毒消肿止痛之效；合欢皮、酸枣仁配伍可解郁安神。全方配伍应用，共奏祛风化痰、活血通络之功。

方师临证诊疗思路包括：

（1）重视扶正：正所谓"正气存内，邪不可干。"中风的基本病机总属气血阴阳失调、血脉不畅。方师根据邪正之轻重、阴阳之盛衰，把握好用药剂量及药物配伍，使全方攻邪不伤正、温阳不燥热，以达气血阴阳调和之目的。

（2）兼顾脾胃：在运用大量祛风化痰、活血化瘀的药物同时，方师仍不忘用白术、黄芪、山药等顾护脾胃的药物，正所谓："留得一分胃气，便得一分生机。"

（3）善用虫类药：就药性而言，虫类药有其自身特性，如多偏寒凉、味多咸甘、性多沉降、多归肝经等。但这些并非虫类药物所独有，相比之下，虫类药乃血肉之品，有情之物，性喜攻逐走窜，通经达络，搜剔疏利，无处不至；同时又和人类体质比较接近，容易被吸收利用，故其效佳而可靠，可起到挽澜作用。

（4）注重生活调理：平时在饮食上宜食用清淡、易消化之物，忌肥甘厚味、动风、辛辣刺激之品，并禁烟、酒，要保持心情舒畅，做到起居有常、饮食有节，避免疲劳，做好防寒保暖工作。中风恢复期患者要加强偏瘫肢体的被动活动，进行各种功能锻炼；语言不清者，要加强语言训练；长期卧床者，要做局部皮肤护理，防止发生褥疮。

十一、方邦江教授治疗急重症验案举隅

方邦江教授从医 30 余年，师从国医大师朱良春教授等医学大家，熟谙中医典籍，在中医药诊治危急重症方面颇有见地。笔者有幸跟师学习，受益良多，现谨将方师运用中医药治疗急重症验案 2 则介绍如下：

【病案一】

谭某，男，74 岁，2013 年 5 月 28 日初诊。

患者既往多次体检均提示心动过缓，因平时无胸闷、心慌、眩晕、黑矇等不适症状，故未进行相应的随访及诊疗。2 天前无明显诱因突发眩晕不适，随即昏仆倒地、失去意识，5 分钟后自觉醒来，同时伴有头晕不舒，胸闷气促感，随即被家人送往龙华医院急诊。急查 ECG：窦性心律。二度房室传导阻滞，心率 47 次 / 分。查血常规、纤溶六项均正常。患者既往有高血压病史 10 余年，平时血压控制尚可。

刻下：血压 130/70mmHg，否认糖尿病、慢性支气管炎等其他内科疾病病史。观其面色晦暗无华，口唇发绀，气短乏力，四肢厥冷，素体畏寒，胃纳尚可，小便调，大便秘结，夜寐安，舌质紫暗，苔白腻，脉沉迟。

中医诊断：眩晕（心阳虚损）。

西医诊断：心律失常；窦性心动过；二度房室传导阻滞。

治法：益气温阳复脉。

处方：桂枝甘草汤合麻黄附子细辛汤加减。

桂枝 27g，甘草 6g，当归 15g，肉苁蓉 30g，制半夏 9g，白芍 15g，川芎 15g，麻黄 6g，薤白 9g，鸡血藤 30g，大枣 6g，附子 9g，党参 15g，全瓜蒌 9g，细辛 6g，熟地黄 15g。水煎取 300mL，每日 2 剂，共治疗 7 日。

二诊（2013 年 6 月 4 日）：患者自述无明显胸闷不适感，气短乏力较之前好转，舌暗红，苔薄白，脉沉。查 ECG：窦性心律，心率 67 次 / 分。上方加黄芪 30g，以益气升阳。水煎取 300mL，每日 2 剂，共治疗 14 日。

三诊（2013 年 6 月 18 日）：患者面色渐复，口唇逐渐红润，头晕较之前好转。查 ECG：窦性心律，心率 62 次 / 分。桂枝改为 9g，加生地黄 30g，山茱萸肉 15g。方师认为，适当增加养阴药物对于患者的远期疗效有益，故加生地黄 30g；患者心脉渐复，故减少桂枝用量，以防燥热太过；加山茱萸肉，补虚益肾以固本。水煎取 300mL，每日 2 剂，共治疗 14 日。

四诊（2013 年 7 月 3 日）：患者无明显不适症状，面色及口唇已恢复常色。查 ECG：窦性心律，心率 73 次 / 分。嘱其随访，至今心率正常，无复发。

按：窦性心动过缓是一种临床常见的心律失常，一般是指成人心率低于 60 次 / 分，轻者患者可无任何不适症状，重者可出现心悸、胸闷，甚至晕厥、黑矇、短暂意识障碍等，严重时需植入起搏器治疗。本病属于中医学"心悸""眩晕""胸痹"等范畴。其病机多为心阳虚损，以致推动心气无力；或寒凝心脉，使阳气失去温煦，因而无力鼓动血脉；亦与痰凝、气滞、血瘀等密切相关。《内经》曰"其脉迟者病""寒气入经而稽迟"；《金匮要略》曰"迟则为寒"；《濒湖脉学》亦云"迟而无力定虚寒"。本案中患者素体畏寒，四肢厥冷，脉象沉迟，皆为阳气虚衰的表现。故针对该患者的治疗主要从温阳复脉入手。麻黄附子细辛汤出自张仲景《伤寒论·辨少阴病脉证并治》，善治少阴阳虚。方中附子大辛大热之品，为振奋少阴阳气的首选用药；细辛专温少阴之寒，与麻黄相配更具辛热透散寒凝之功。桂枝甘温，温通心阳；甘草甘缓补气，两药相合，辛甘化阳，使心阳得复。熟地黄、鸡血藤温养气血，亦可缓解附子之毒性。当归、川芎、白芍滋阴活血养血，取其"阴中求阳"之意，且可防止附子、细辛燥热太过。患者醒时伴有胸闷不适感，结合其舌苔白腻之象，加入全瓜蒌、薤白、半夏以宽胸理气化痰，又具通阳之功。党参、大枣健脾益气；肉苁蓉益肾通便。全方共奏温阳益气复脉之功。

【病案二】

徐某，女，35 岁。2013 年 1 月 21 日初诊。

自觉胃脘胀满不适，胁肋部不舒，有恶心感，厌油腻，食后反酸，尿色黄，大便溏。在外院查上腹部 CT 示：左肾内多发高密度影，结石可能，胆囊切除术后。2013 年 1 月 21

日本院急查肝功能：ALT 209U/L，AST 86U/L，ALP 213U/L，TB 59μmol/L。抗戊肝抗体阳性。

刻下：面目微黄，舌暗苔白腻，脉弦滑。

中医诊断：黄疸（湿热蕴脾）。

西医诊断：病毒性肝炎；急性黄疸。

治法：健脾和胃，利湿化浊。

处方：茵陈五苓散加减。

藿香9g，佩兰12g，制半夏12g，赤芍15g，延胡索15g，陈皮9g，丹参30g，茵陈30g，青皮9g，虎杖9g，徐长卿30g，茯苓15g，莱菔子15g，郁金9g，鸡骨草15g，桂枝9g，大枣15g，猪苓15g，白术15g，山楂15g，泽泻9g，六曲9g。水煎取300mL，每日2剂，共治疗14日。

二诊（2013年2月4日）：复查肝功能：ALT 182U/L，AST 95U/L，TB 25.2μmol/L。身痒，尿色黄，乏力好转，胃纳尚可。上方加垂盆草30g，板蓝根30g，大黄9g，茵陈改为60g。每日2剂，水煎取300mL，共治疗14日。垂盆草清热利湿解毒，有降低肝酶的作用；患者身痒、尿色黄，皆为黄疸的临床表现，故加板蓝根、大黄及大剂量茵陈以加强清热解毒退黄之功。

三诊（2013年2月18日）：复查肝肾功能：ALT 32U/L，AST 19U/L，TB 11.7μmol/L。去青皮，守方7剂。面目色黄尽褪，尿色如常，无特殊不适，复查戊肝抗体（-）。

按：戊型病毒性肝炎是一种传染病，其传播方式、临床表现及预后均与甲型肝炎相似。本病为自限性疾病，少数病例可发展成重型肝炎，病死率为 10%～20%。其包括急性肝炎、重型肝炎及淤胆型肝炎，而急性戊肝又可分为急性黄疸型肝炎和急性无黄疸型肝炎。急性黄疸具有"身黄、面目黄、小便黄"的特征。患者食欲减退、泛泛欲呕、腹胀便溏，乃湿阻中焦，浊邪不化，脾胃升降功能失司的表现。《金匮要略·黄疸病脉证并治》指出"然黄家所得，从湿得之"。认为黄疸的病机为"脾色必黄，瘀热以行"。故在黄疸病的治疗上，除了清热利湿外，可酌情加入活血药物，以求祛瘀新生，从而达到"血行则黄易去"之效。患者舌暗苔白腻、脉弦滑，均为湿重的表现，故治疗上以健脾胃、化湿浊为主。茵陈五苓散出自《金匮要略》，是治疗黄疸病湿重于热的首选方剂，有"统主黄疸病"之说。方中茵陈为君，以清热化浊、利湿退黄，配以五苓散化气利湿，使湿邪有出路，从小便而去，以达到湿祛黄退的目的；徐长卿具有镇痛、消炎、调节胃肠功能的作用，配合郁金、延胡索，针对胁肋部的胀痛收效甚著；藿香、佩兰芳香化湿和胃；青皮、陈皮、半夏理气和胃；莱菔子、六曲、山楂行气消胀，山楂亦有活血祛瘀之效；大枣健脾和胃、补虚益气；鸡骨草有保肝、降酶的作用，配合虎杖、赤芍、丹参等活血凉血。全方共奏健脾和胃、利湿化浊退黄之功。

　　方师诊疗思路包括以下几个方面：

（1）急则治标：急重症有起病的"突发性"和病情发展的"不可预测性"等特点。患者起病突然，病情来势汹汹，若不迅速做出判断或处理，一旦延误病情，错过最佳救治时间，势必会对患者的预后甚至生命造成不良影响。虽然病情复杂危重，但方师仍要求迅速审查四诊，抓住疾病的主要矛盾，准确用药。

（2）重视扶正：正所谓"正气存内，邪不可干"。急重症的本质在于正气的亏虚，根据邪正之轻重、阴阳之盛衰，把握好用药剂量及药物配伍，使全方攻邪而不伤正，温阳而不燥热。

（3）兼顾脾胃：在运用大量清热解毒药物的同时，方师仍不忘用白术、茯苓、六曲、大枣等顾护脾胃，正所谓"留得一分胃气，便得一分生机"。

十二、方邦江治疗危急重症经验

方邦江教授系上海中医药大学附属龙华医院急诊科主任、主任医师，兼任上海市中医药学会急诊分会主任委员、全国中医急诊临床基地协作组副组长、华东地区中医、中西医结合急救医学协作组组长等职。从事中医急诊临床与基础研究30余年，在中医治疗危急重症方面具有独特的经验：

1. 危急重症发病规律

危急重症的特点是起病暴急，变化迅速；或慢性病积渐突变，病势危重。方教授认为危急重症的本质为正气亏虚，在此基础上有三种情况，成为危急重症的特殊发病规律。

其一，逆传内陷，大都因为邪气乖张，正气极虚，或误治，或叠加诱因等，使病情急剧恶化，形成危急重症，如张仲景所谓火逆、结胸、奔豚气和阳明、少阴三急下症；及叶天士所说的"温邪上受，首先犯肺，逆转心包"之类。

其二，五脏精气耗伤。任何疾病都有从量变到质变的过程，其最终的恶变都是耗伤五脏精气。如热为温之渐，火为热之盛，毒为火之极。温与热之邪多半令脏腑、阴阳、气血功能紊乱，而火毒之邪则消灼脏腑、腐败气血、耗竭脏真、危及生命。

其三，在危急重症的整个病程演进中，最突出的病机特点莫过于邪正交争的恶变，形成因实致虚、因虚致实、虚虚实实的恶性因果转换链，而这自始至终主导着危急重症的发生、发展、转归及预后。

2. 内外并治，针药结合

中医急诊治疗危急重症应采用内外并治、针药结合的方法。其中药物治疗的作用机制是综合多系统、多靶点、多层面，起到针对疾病高度综合的治疗作用。中药复方与西药单体比较似乎直接作用点的效应不够快、不够强、不够准确，但作为具体患者的任何疾病，应该说都是一个超巨系统紊乱下的某系统、脏器或局部的具体表现。用复方来治疗人体这个超巨系统下的局部混乱，恰恰是高度综合治疗疾病的特色和优势。在数千年的历史进程中，中医药学已创造了各式各样的复方制剂，汤以荡之，散以散之，丸以缓之等。为适应当今急救医学高速发展的需要，中医药学专家在中药剂型改革的基础上研发出中药注射剂，如参麦注射液、参附注射液、醒脑静注射液等，通过肌肉、静脉途径给药，方便快捷，为抢救危急重症患者争取了宝贵的时间。

方教授在中医急诊辨证的过程中要求快速审查四诊，迅速判断病情，抓住疾病的主要矛盾，准确辨证，果断处理，用药稳、准、狠，常运用药性峻猛或大寒、大热、大辛、大苦或有毒之品，且药物剂量超出常量，以突出其功效。急救过程中主张辨证运用中药注射剂，方便、快捷、速效，切合中医理论。

3. 典型医案

【病案一】脓毒症休克

许某，女，89岁。发热3天伴咳嗽。

发热，咳嗽气急，痰白、量多、质黏稠，舌质暗红，苔薄白而干，脉细数。既往有高血压、冠心病、糖尿病、脑梗死病史。查：体温38.2℃，脉搏92次/分，呼吸21次/分，血压130/80mmHg。神清，心率92次/分，房颤，双肺呼吸音粗，可及痰鸣音。血常规：WBC 8.4×10^9/L，N 76.7%。胸片示：左下肺斑片状影，左下肺炎。予抗感染、祛痰平喘抗炎、降压、控制血糖等治疗，病情未能得到有效控制。10余天后咳嗽气急加重，端坐呼吸，不能平卧，并出现神志改变，双下肢浮肿，呼吸困难，呼吸频率25次/分，发绀，血压进行性下降（80/50mmHg），心率加快，95 次 / 分，少尿，体温降低，最低 36.2℃。转入重症监护病房，面罩吸氧，采用升压，纠正水、电解质紊乱，维持酸碱平衡，抗感染，强心扩血管，营养支持治疗；同时以参附注射液 100mL，静脉滴注，每 8 小时 1 次；中药汤剂采用温阳利水法，以真武汤合五皮饮加减。病情逐渐好转，经 20 余天诊治而痊愈。

按：严重脓毒症和脓毒症休克为临床危急重症，主要由于火毒炽盛，正气内虚，邪入营血，内犯脏腑而成。根据其临床表现可分为虚实两类：病变的初期以实证为主，表现为"正盛邪亦盛"的病理变化；随着病情的不断深入发展，病变表现为"虚实夹杂"的复杂证候；后期突出表现在"正衰邪盛"及"正衰邪衰"的状态，由脏器的功能失调最终发展成"脏器衰竭"的局面。本案患者后期神昏、喘急、四肢厥冷、脉微欲绝，证属阳气暴脱，并出现阳虚水泛、全身浮肿，应用大剂量参附益气温阳固脱，并用真武汤合五皮饮加减温阳利水。

【病案二】上消化道大出血

李某，男，52 岁。头晕 1 天，伴呕吐黑褐色液体半小时。

既往有十二指肠球部溃疡病史，1 小时前呕吐黑褐色胃内容物约 300mL，急诊入院。刻下精神疲倦，纳差，大便色黑，尿少，舌淡红，脉细数无力。查：体温 36.8℃，脉搏 98 次 / 分，呼吸 17 次 / 分，血压 95/63mmHg。神清，精神萎靡，面色苍白，口唇、眼睑色淡，心率 98 次 / 分。血常规：WBC 6.7×10^9/L，RBC 2.5×10^{12}/L，Hb 65g/L，PLT 34×10^9/L。予积极补充血容量、抑酸、止血等常规治疗。中药注射液应用参附注射 100mL，静脉滴注；汤剂采取益气固脱止血方药［人参（另煎）9g，甘草 30g，生大黄粉（冲服）9g，三七粉（冲服）15g，白及粉（冲服）30g］，3剂，急煎。第 2 天急诊胃镜示：十二指肠球部溃疡合并出血。经治疗后，患者未见呕血，血压恢复至 130/80mmHg，心率降至 75 次 / 分，肠鸣音 4 次 / 分，大便潜血阴性。后经益气健脾方药调理并配合西药治疗，10 余天后痊愈出院。

按：消化性溃疡合并出血辨证多属虚证，因患者平素饮食不节，失于调摄，损伤脾胃，日久脾胃气虚，气不摄血，溢于脉外，发为本病；气随血脱则表现为脱证。本案应用参附注射液回阳益气固脱，附子性温，能上助心阳以通脉，中补脾土而健运，下补肾阳以益火；人参甘温益气，上补心肺益气血，中补脾胃助化源，下补真元而助阳。中药汤剂方中人参大补元气、益气固脱；甘草补脾益气，与人参合用共同起到益气固脱止血之效果；大黄凉血活血祛瘀，祛除胃肠积血；三七化瘀止血；白及收敛止血。全方综合凉血止血、益气止血、化瘀止血、收敛止血等多种止血方法，起到益气固脱止血之效。

十三、方邦江教授救治肺癌并发胸腔积液验案

方邦江教授从事中医急诊临床与基础研究工作 30 余年，

在中西医结合治疗危急重症方面具有独特的经验。笔者有幸侍诊左右，受益匪浅，谨将方师运用中医药救治肺癌并发胸腔积液验案介绍如下：

　　林某，男，81 岁。因"咯血伴气促 1 周，加剧 3 天"于 2008 年 8 月 15 日上午 8：00 以"肺癌、胸腔积液、冠心病、高血压病"收入急诊 ICU。

　　入院前，患者于他科治疗半月，未见好转。入院时，患者咳嗽咯血，血色暗红，量约每日 80mL，咳后胸闷气促，不能平卧，动则加剧，乏力纳差，恶心欲呕，腹胀，大便 3 日未解，舌质暗，苔薄黄腻，脉结代。既往有高血压、脑梗死、冠心病、房颤、室性搏早、病态窦房结综合征、陈旧性心肌梗死病史；1996 年安装心脏起搏器；有周围性面瘫、乙型病毒性肝炎、陈旧性结核、青光眼、双眼白内障手术史。体格检查：T 36.9℃，R 18 次 / 分，BP 140/70mmHg；神清，精神萎靡，面色苍白，呼吸浅促，左肺呼吸音低，可及鼾音，右肺呼吸音粗，心率 64 次 / 分，房颤律，双下肢压迹（＋）。胸片示：左肺占位性病变，胸腔积液。胸部 CT 示：左肺下叶软组织肿块，中等量胸腔积液。

　　入院诊断： 原发性支气管肺癌，胸腔积液；冠状动脉粥样硬化性心脏病，陈旧性心肌梗死，心律失常，室性早搏，起搏器安装术后，心功能Ⅲ级；高血压病 3 级；脑梗死后遗症。

　　治疗上予吸氧、心电监护、化痰平喘、强心利尿、降压、营养支持等西医常规治疗措施。方师观其舌脉，辨其证属肺脾两虚，水饮内停，兼有瘀血。治以泻肺逐饮、健脾利湿，兼顾化痰瘀、养肺阴。

处方：葶苈大枣泻肺汤加减。

葶苈子 15g，大枣 15g，炒白术 15g，川贝母 6g，生薏苡仁 30g，红藤 15g，鳖甲 15g，南、北沙参各 30g，玉米须 30g，神曲 9g，山药 15g，苦参 15g，瓜蒌皮 9g，青蒿 12g，甘草 6g。7 剂，每日 1 剂，水煎分服。

另予白及 30g，三七 12g，研粉冲服，与云南白药合用共达止血之功，并且止血而不留瘀。

服药后患者的症状逐步好转，渐可平卧，双下肢浮肿日渐消退。4 日后，患者气促好转，可平卧，咳嗽咳痰，痰中有少量血，乏力，纳可，便调，舌质暗，苔薄黄，脉结代。继予上方加杏仁 12g，桑白皮 12g，仙鹤草 12g。续服 5 剂。余治疗同前。

5 日后，患者气促明显好转，偶有咳嗽，痰少，纳可，大便日行 1 次。复查胸片：未见明显胸腔积液。病情好转出院。出院后定期门诊随访，间歇服中药调理 1 年，病情稳定，未再发咯血。

按：临床上应用抗纤溶等止血药，对于既往有心肌梗死、脑梗死病史患者，应避免使用。本案患者既往有脑梗死、心肌梗死病史，并且高龄，应用西药止血药，有可能导致心肌梗死、脑梗死等情况发生。本案应用中药白及具有收敛止血之效，三七具有化瘀止血之功，研末冲服效果更佳。云南白药由三七、冰片、麝香、白及等中药组成，具有止血愈伤、活血散瘀、消炎去肿、排脓驱毒等功效。白及粉、三七粉、云南白药合用，止血而不留瘀，并且无诱发心肌梗死、脑梗死的风险。葶苈大枣泻肺汤出自《金匮要略》，主治"肺痈，喘不得卧"；"肺痈，胸满胀，一身面目浮肿，鼻塞，清涕出，不闻香臭酸辛，咳逆上气，喘鸣迫塞"；"支饮胸满者"。云南白药除应用在消化道出血、颅内出血、皮肤黏膜出血外，亦可用于呼吸系统出血性疾病。

方师治疗思路：①急则治其标：患者的证候虚实错杂，但究其主要矛盾，仍为肺气壅塞，本虚标实。故以葶苈大枣泻肺汤加减泻肺逐饮。②辨证结合辨病：中医学认为肺癌多由于正气虚损和邪毒痰湿内聚引起，临床多采用扶正培本及清热解毒、软坚化痰、活血化瘀法，予以云南白药活血止血，做到止血不留瘀。③兼顾扶正：患者年老体虚，病程较长，已有纳差、腹胀等中焦不足症状，方药中又有攻伐之品，易伤脾胃，因此加入白术、山药、生薏苡仁、六曲等健脾益气、消食和胃，疗效满意。

十四、方邦江治疗疑难杂症验案举隅

方邦江从医30余年，师从国医大师朱良春和名老中医朱培庭，熟谙中医典籍，在中医药诊治疑难杂症方面颇有见地。笔者通过介绍方邦江治疗疑难杂症2则，总结其治疗疑难杂症的经验。

【病案一】

王某，男，58岁。2014年8月25日初诊。

患者7年前因饮食不洁，导致细菌性痢疾，对症处理后，大便培养阴性，但腹痛、大便带有脓血及黏冻仍见。乙状结肠镜检查：发现肠道充血水肿、痉挛，距肛门10cm处可见肠黏膜上有杨梅样颗粒及血性分泌物，多处溃疡，诊断为"溃疡性结肠炎"。患者因腹痛不适伴大便次数增多，遂去方邦江处就诊。患者当时大便日行2～3次，成形，带黏冻及脓血，腹部不适，大便前腹痛较甚，便后腹痛缓解，胃纳不佳，夜寐不酣，神疲乏力，口渴喜饮，舌红苔腻，脉弦数。

中医诊断：痢疾（脾虚湿热）。

西医诊断：非特异性溃疡性结肠炎。

治法：清热导滞，调气行血。

处方：青防风9g，生白术9g，白芍30g，生甘草9g，全当归30g，车前子15g（包煎），飞滑石9g（包煎），枳壳9g，槟榔9g，莱菔子9g。每日2剂，水煎取300mL，共治疗7日。

二诊（2014年9月3日）：患者诉腹痛有减，胃纳有增，大便变粗，但黏冻及果酱样脓血较前明显增多，舌质红，苔薄腻，脉弦细而数。

处方：淡干姜9g，川黄连6g，路党参15g，炒白术10g，诃子肉 30g，五倍子 12g，生地黄 24g，侧柏炭 15g，山楂炭 15g，木香 9g，小茴香 9g，槟榔 9g。每日 2 剂，水煎取 300mL，共治疗 7 日。

三诊（2014 年 9 月 12 日）：患者诉服上方后腹痛已消，大便 2 次 / 日，黏冻已少，鲜血仍多，肠鸣辘辘，口渴不甚，舌质红，苔薄黄腻，脉弦细而数。

处方：灶心土 30g（包煎），干地黄 30g，川黄连 9g，淡黄芩 24g，阿胶 9g，补骨脂 15g，肉豆蔻 9g（后下），川黄柏 12g，熟附块 12g，生甘草 10g，白茯苓 10g，广木香 9g。每日 2 剂，水煎取 300mL，共治疗 7 日。

大便鲜血明显改善，精神已振，胃纳亦佳，唯觉大便稍干，每日 1 次。继服原方 2 周，7 年宿疾竟告痊愈。

按：非特异性溃疡性结肠炎是一种病因不明，以结肠的溃疡性炎症为特征的慢性疾病。临床表现主要有腹泻、黏液便或脓血便、里急后重及腹痛等。多由脾失健运，湿浊内生，郁而化热；或感受外邪，损伤脾胃，久生湿热，湿热蕴结大肠，腑气不利，气血两虚，气血凝滞，壅而作脓；或久病不愈，脾病及肾，脾肾双虚而致。该患者先患细菌性痢疾，经对症处理后，大便培养虽为阴性，但大便次数仍多，并伴有腹痛及脓血便；况病程已达 7 年之久，脾胃已虚；但便前腹痛较甚，便后腹痛缓解，说明浊积肠中未除。方邦江在治疗中先祛邪，后补虚，以痛泻药方合芍药散加减组成的第一方，其配方的特点是重用白芍和当归，用量均为 30g，既可行血和营以治脓血，又可化积通便，即以通为补之法。其症见肠鸣腹痛，故药后腹痛有减，但大便黏冻及果酱样脓血较前增多，说明患者肠中积浊得以排泄，唯湿热未清，气血亏损较甚，故二诊方用驻车丸加减治之。方中黄连清热治痢，佐干姜温中止血；重用诃子肉、五倍子收敛固涩以止泻；炒生地黄、侧柏炭凉血止血；党参、白术健脾益气；山楂炭、木香、茴香、槟榔行气消食导滞。药后积滞能消，腹痛能除，大便次数减为每日 2 次，但大便鲜血仍多，此系久泻脾虚，不能摄血所致。方邦江再选三诊方，即以黄土汤为主方，取温阳药与苦寒药同用，结合养血止血；加补骨脂、肉豆蔻收涩固脱；黄连、黄柏、茯苓清热利湿；木香以行气。在该病例的治疗中，方邦江投药紧扣病机以取捷效，是疑难杂症的一种治法，即"随机用巧法"。长达 7 年之难证，能在短时间内获得痊愈，证实了方邦江医学造诣的高深。

【病案二】

蔡某，男，7 岁。2015 年 1 月 31 日初诊。

患者 3 个月前因感冒后水肿、蛋白尿，由宁波来沪求医，诊断为"肾病综合征"。虽然使用激素、环磷酰胺、安体舒通、先锋霉素等治疗 2 月余，但浮肿日趋加重，蛋白尿（+++），尿量每日仅百余毫升，遂至方邦江处诊治。来诊时患儿面色㿠白无华，眼睑浮肿，气促身疲，胸腹部膨大如鼓，肿胀上达胸膺，阴囊肿大如球，下肢浮肿，按之没指，小便不畅，口不渴，纳不香，恶心，舌苔薄白，舌体胖大，舌质淡白，脉沉细。方邦江辨属三焦气化不利，无以制水，以致水湿泛滥。治宜补益三焦之气以增气化之力，佐以利水湿之品。

处方：生黄芪 40g，牡蛎 40g（先煎），泽泻 15g，黑大豆 30g，大枣 7 枚。

7 剂服完，来院复诊，患儿浮肿逐渐减轻，尿量明显增多，精神也较前明显好转。

上方再服 7 剂，来院复诊竟能自行步入诊室，胸腹及面目浮肿明显改善，阴囊水肿全部消退，下肢稍有肿胀，胃纳已增，精神转佳，尿蛋白（＋＋）。遂守原方继续服用。

2 周后，病情缓解，继服上方半年后家长登门道谢，述患儿服前方 2 月余，病情完全康复，蛋白尿消失。电话随访，迄今未复发。

按：本病西医称为免疫性疾病，认为由抗原－抗体复合物所引起，原属中医"水肿"范畴。朱丹溪将水肿分为阳水、阴水两大类。张仲景则着重于从肺、脾、肾三脏立论，然其临床治疗关键在于审证和选药。本证既无阳水之明显表现，亦无阴水之典型证候，乃系三焦气虚，又受水湿泛滥所致，肺虚不能制其上源，脾虚不能运化水湿，肾虚则气化无权，而水邪停阻，遂至满溢。本病非攻、下、汗、利所能取效，亦非温阳、腻补所能奏功。此患儿肿胀程度极为严重，溲少便闭，如用十枣汤或舟车丸峻下，则水邪未尽而元气先亡；若用桂、附、参、术，则有阻滞气机、助阳劫阴之弊；

至于用一般利水渗湿之品，如薏苡仁、车前子等，则又药不胜病。故方邦江拟予上述5味药，黄芪既有补肺、健脾、益肾之功，又有协调三焦、祛除水湿之效，一药而具多种功能，此用黄芪意取张仲景"大气一转，其气乃散"之意；牡蛎既泄水气，又涩精气；泽泻益肾而能治水，利尿而不伤阴，有除旧水、养新水之独特功效；黑大豆益肾利水，消肿下气；大枣滋助脾土，以平肾气，起益土制水之功。方邦江常言："历代名家之处方，其药物配伍常寓深意，往往用一药而能兼治数症，或合数方而熔于一炉，对此应加以注意。"

　　方邦江治疗疑难杂症思路包括以下几个方面：①重视个体：以人为本，因人制宜，具体情况，具体分析，具体治疗。这是中医治病的基本要求，也是疑难杂症治疗的重要指导思想之一。本文两则医案也表明方邦江重视个体化，在疑难杂症的治疗中有自己独特的临床思路。②用药要诀：一药多用，一举两得。结合辨病用药补充中药新的用途，参以对症用药缓解主要痛苦。将个人用药的独特经验上升为理性认识，药随证转是方邦江治疗疑难杂症组方遣药时所应用的另一个方法。③以平为期：正常人体的生命活动，始终处于阴阳相对平衡的状态，《内经》称之为"平人"，谓"阴平阳秘，精神乃治"（《素问·生气通天论》）。若阴阳平衡失调则为病，治疗的基本原则就是"谨察阴阳所在而调之，以平为期"（《素问·至真要大论》）；"损其不足，补其有余"，达到补偏救弊的目的。

十五、方邦江中暑救治经验总结

方邦江教授从医 30 余年，熟谙中医典籍，擅长中医、中西医结合治疗各种危急疑难重症。方教授长期致力于中暑疾病的诊治，经验颇丰。今总结其救治中暑疾病经验，以飨同道。

中暑为高温、高湿环境下因热平衡和（或）水盐代谢紊乱等引起的一种以中枢神经系统和（或）心血管系统障碍为主要表现的急性热致疾病。中暑按病情严重程度可分为先兆中暑、轻症中暑和重症中暑，而重症中暑根据临床表现又可分为热射病、热痉挛和热衰竭。近年来，统计分析临床病例发现中暑通常伴有各种组织、脏器损伤，如急性呼吸窘迫综合征（ARDS）、弥散性血管内凝血（DIC）、脑水肿昏迷、休克、横纹肌溶解、肝肾功能障碍等。研究还发现，除脾脏外几乎所有的脏器在热打击和降温复苏过程中都存在不同程度的损害，并可伴随全身炎症反应出现。中医学中"中暑"一名始载于宋代朱肱《类证活人书》："中暑即背寒面垢，手足微冷，烦渴口燥。"《中医病证诊断疗效标准》中中暑分为阳暑、暑厥、暑风，多发于夏暑季节，症见发热、面红、头晕头痛、心烦胸闷、全身疲软、懒言思睡、舌红脉数，初起汗多口渴，继则高热汗闭、肌肤灼热，甚至嗜睡谵语、神昏痉厥等。中暑是感受暑热之邪，伤津耗气而骤然发生的急性热病，病位以肺卫、心包和心为主，若发生变证时可累及脾、肝、肾诸脏。其病性多虚实夹杂，若不及时治疗可发生暑入阳明、暑陷心包、暑热动风及气阴欲脱等急危病证。

1. 安宫牛黄丸救治中暑

安宫牛黄丸源于清代温病学家吴鞠通的《温病条辨》，是中医治疗高热症的"温病三宝"之一。安宫牛黄丸全方由牛黄、郁金、犀角、麝香、珍珠、栀子、黄连、黄芩、朱砂、雄黄、冰片11味药组成。方中牛黄清热解毒，豁痰开窍，息风止痉；麝香芳香，通达经络，开窍醒神；黄芩、黄连、栀子苦寒泄降，泻火解毒，助牛黄清泄心包之热；雄黄解毒豁痰；冰片、郁金通窍醒神，化痰开郁；朱砂、珍珠镇静安神，息风止痉。全方共奏清心、凉血、解毒、镇惊、通腑、醒神之功。

方邦江教授认为，安宫牛黄丸在中暑疾病的救治上主要通过以下三个作用发挥疗效：即降低颅内压、促醒、退热。这在广大医学工作者的研究中已被证实。2008年，魏鹏星等对65例高热昏迷患者进行研究，发现安宫牛黄丸治疗组在相同疗程内达到体温正常、意识清醒病例的比率明显高于对照组，二者之间有显著性差异（$P < 0.05$）。宾湘义研究164例重症颅脑损伤患者意识障碍恢复情况，发现安宫牛黄丸可显著促进颅脑损伤患者的意识障碍恢复。此外，安宫牛黄丸还有减轻脑水肿、修复神经系统的功效。谢裕华等研究发现安宫牛黄丸可以明显减轻脑水肿，改善脑缺血缺氧状态，保护血脑屏障，从而修复受损的神经系统。还有研究表明，安

宫牛黄丸能改善脑电图，改变皮层单胺类递质，从而起到促清醒作用；并且该药能够有效减轻实验大鼠脑出血后脑组织含水量，减少脑系数并改善神经功能缺损症状，调节中枢神经介质乙酰胆碱和儿茶酚胺的活性，恢复脑干网状结构上行激活功能而起到促醒的作用。

安宫牛黄丸能起到退热作用并有效改善由中暑导致的中枢神经系统症状，这对于中暑患者的预后可有改善的作用。方教授建议安宫牛黄丸的使用量为 1 ~ 4 粒 / 日，可根据患者病情的严重程度酌情使用。

2. 中暑呼吸衰竭的中药治疗

方邦江教授秉承"肺与大肠相表里"的理论，应用大承气汤通腑泄热，从而改善中暑所致的呼吸衰竭。大承气汤载于《伤寒论》，由大黄、厚朴、枳实、芒硝 4 味药物组成，具有峻下热结的功效，传统用于阳明腑实所致的大便秘结、热结旁流，以及热厥、抽搐和发狂等症的治疗。"肺与大肠相表里"源自《黄帝内经》，是中医的重要基础理论之一。肺与大肠在经络上相互络属，生理上相互联系，功能上相互协调，进而在疾病方面也相互影响。对于肺系或肠系疾病的治疗，历代医家遵循"肺与大肠相表里"之论，多采用肺肠同治之法。肺主气，司呼吸，主治节，主宣发肃降。大肠乃传导之官，主津，排泄糟粕。《黄帝内经》云："肺者，相傅之官，治节出焉。""大肠者，传导之官，变化出焉。"若大肠传导失司，则腑气不通，邪热与肠中燥屎互结，实热壅滞肠中，气机不得通降，肺气不得肃降，进而引起肺气上逆，见喘息难以平卧、短气等症。如《灵枢·四时气》云："腹中肠鸣，气上冲胸，喘不能久立，邪在大肠。"可见，肺与大肠通过经络相互联系，构成表里阴阳相互络属之关系，使二者在生理功能上相互配合，密不可分。

大承气汤治疗呼吸衰竭体现"脏腑合治"之法，共奏清肺化痰、攻下腑实之效，腑气通畅可引肺气肃降而使气机调匀，从而缓解呼吸衰竭的情况。近年来，对于大承气汤药物疗效机制研究也表明，大承气汤及其制剂除了具有泻下、通便、促进和改善胃肠运动障碍、增加胃肠激素和消化液分泌的作用外，还有显著的抗感染、抗炎、解热、抗氧化、提高机体免疫力、抑制内毒素产生致炎因子及对脑、肺、肝、肾、胰腺等重要脏器具有明显的保护作用。针对肺脏，大承气汤能够抑制内毒素产生致炎因子对肺脏的损害程度，并促进肺损伤的修复，同时能使肺泡巨噬细胞增多，显著提高 $PaCO_2$ 含量，减轻肺水肿、肺出血等病变。

3. 白虎加人参汤治疗中暑

白虎加人参汤出自《伤寒论》，由知母六两、石膏一斤（碎，绵裹）、甘草（炙）二两、粳米六合、人参三两组成，为清热剂，具有清热、益气、生津之功效。主治暑病气分热盛，津气两伤，身热而渴，汗出恶寒，脉虚大无力；或火热迫肺，上消多饮者。《金匮要略心典》中载："中热亦即中暑。喝，即暑之气也。恶寒者，热气入则皮肤缓，腠理开，开则洒然寒，与伤寒恶寒者不同。发热汗出而渴，表里热炽，胃阴待润，求救与水。故与白虎加人参以清热生阴，为中暑而无湿者之法也。"白虎汤方中石膏辛甘大寒，入肺、胃二经，功善清解，透热出表，以除阳明气分之热，故为君药；知母苦寒质润，一助石膏清肺胃热，一滋阴润燥；佐以粳米、炙甘草益胃生津，标本同治；加入人参更有益气保津之效。在针对白虎加人参汤的药理学研究中发现，白虎加人参汤具有解热及缩短发热时间的作用。李天庆以幼儿急诊发热患者为治疗对象，不用西药解热剂，仅给予白虎加人参汤 0.2mg/（kg·d），结果表明白虎加人参汤组发热时间最短。临床研究也表明其对于小儿夏季热、暑伤气津、肺热喘咳、热厥证、风湿热痹等属于热盛气津损伤的多种病证皆有治疗作用。

此外，方教授主张重用石膏（90～120g）来治疗中暑所导致的弥散性血管内凝血（DIC）。中暑合并 DIC 可造成重症中暑的早期死亡和发展成多器官功能障碍综合征，对于 DIC 的早期治疗可改善中暑患者的预后。因石膏生用功偏泻火清热、除烦止渴，煅用功擅收敛生肌、收湿、止血，结合方教授多年诊治中暑经验，加大石膏的用量对于中暑所导致的弥散性血管内凝血亦有一定疗效，实乃一药多用的巧妙之举。

4.中暑肾功能不全的中药治疗

横纹肌溶解为重症中暑首要打击器官之一。中暑可引起大量液体丢失，横纹肌溶解使损伤的肌肉组织水肿，所以有效循环血容量锐减，加上缩血管物质释放增多，导致肾缺血；且横纹肌溶解可引发急性肾小管坏死，从而导致肾功能不全。中医理论认为中暑发生变证时亦可累及肾脏。针对中暑所致之肾功能不全，方邦江教授主张在使用大承气汤时，用甘露醇替代芒硝，用量为 125mL，口服，3 次／日。如上文所述，大承气汤有通腑泄热之功效。方中大黄泻热通便，荡涤肠胃；芒硝助大黄泄热通便，并能软坚润燥；积滞内阻，则腑气不通，故以厚朴、枳实行气散结，消痞除满，并助硝、黄推荡积滞以加速热结之排泄。甘露醇在临床上多作为静脉滴注用渗透性利尿剂，而较大剂量口服甘露醇时可起到清洁肠道的作用。甘露醇可使肠内渗透压升高，液体排出量增加，促进消化液分泌，加速小肠内食糜的运行及改善腹腔内微循环，使肠蠕动和排空加快，从而改善胃肠功能、解除腹胀、增进食欲、缓解便秘，较芒硝更能加强泄热通便之效。而肾功能不全的整个病变过程从中医辨证的角度来说是因虚致实的结果。基于对肾功能不全病理机制的分析，在临床治疗中通过通腑泄浊的方案，不仅可以补虚泻实，而且也可以实现对肾功能不全患者血肌酐以及尿素氮水平的有效控制。从中医理论上来说，大多慢性肾衰竭患者，可出现脾肾气虚、气化功能不足、大肠传导失常、大便秘结等不良情况，严重患者甚至会产生湿浊、溺毒等病理产物，因此通腑泄浊更是治疗的关键。从西医的角度来说，口服甘露醇可加强通便，从而减轻因肾功能不全造成的水钠潴留，维持机体水、电解质的平衡。现代药效学研究也发现，大承气汤能促进坏死的肾小管恢复，同时还可促进尿液的生成。

5. 加强药物灌肠

灌肠疗法起源较早，早在汉代张仲景《伤寒论》中就有用猪胆汁灌肠治疗便秘的记载。中药保留灌肠的方法，是一种传统的中药肠道透析法，部分药液在结肠内被吸收而直接发挥作用。方教授提出运用大黄、附子等药物灌肠来治疗中暑，既起到退热的作用，又能预防肾功能衰竭的发生。

大黄、附子合用的大黄附子汤首载于《金匮要略·腹满寒疝宿食病脉证治》："胁下偏痛，发热，其脉紧弦，此寒也，以温药下之，宜大黄附子汤。大黄三两，附子三枚（炮），细辛二两。"大黄附子汤以大黄、附子为主药，属于典型的寒热配伍。大黄之苦寒佐制附子刚燥之性，一热一寒，温通并行，辛苦通降，相反相成。大黄活血化瘀，泄浊解毒；附子温肾暖脾，防止过寒伤正。大黄苦寒泻下，气味俱厚，有荡涤实热及清热解毒的功效；且肺与大肠相表里，腑气通畅，气机通达则邪热易祛。药理学研究亦表明，大黄在解热方面效果显著，其发挥作用主要与机体的能量代谢有密切关系。张英华等通过实验观察大黄对供能代谢的重要指标 Na^+-K^+-ATP 酶及氧化磷酸化的影响，结果表明大黄抑制红细胞 Na^+-K^+-ATP 酶活性，从而降低 ATP 的消耗，降低机体的产热能力；大黄抑制机体氧化磷酸化机能，从而降低了

ATP 的生成，减弱了机体的氧化作用，使能量代谢处于较低水平，这可能是大黄解热作用的生化机理之一。

在临床治疗中，以大黄、附子为主药灌肠治疗慢性肾衰竭取得良好疗效的报道屡见不鲜。中医学中，肾脏为先天之本、水火之脏，肾功能失调则会造成瘀血、湿浊等，反作用于肾脏，进而导致正气进一步损伤，产生恶性循环。慢性肾功能衰竭的病因病机主要为脾阳亏损、肾阳衰微、浊邪壅盛、三焦不行，属"关格""虚劳"等范畴。其治疗方法有补虚与降浊，中药灌肠即是降浊方法之一。中药灌肠促使毒素排出，降低血尿素氮、血肌酐的浓度，减轻毒素对各脏器的损害，还可以通过肺与大肠相表里，肺主气、朝百脉之功能，将药液随气血而布达全身，发挥整体的治疗作用。现代药理研究表明，药液中大黄结合状态的蒽苷在肠内细菌酶的作用下，还原成蒽酮（或蒽酚），刺激肠黏膜充血，毛细血管壁通透性增加，氮质等分泌到肠腔内，并抑制钠离子从肠腔转运至细胞，使大肠内水分增加，蠕动加快，从而发挥泻下排毒作用，降低血肌酐、尿素氮，并改善了各项实验室指标。且大黄能够减轻肾小球硬化和肥大，通过抑制肾小球系膜细胞增生，抑制淋巴因子、炎症介质的产生及其对脂质代谢的影响，使肾小球硬化、肥大的发生发展过程受到抑制。大黄可减轻肾小管的高代谢，从而减轻高代谢造成的健存肾单位损害。另外，大黄所含的鞣质成分具有抑制蛋白质分解、促进尿素氮再利用和谷氨酰胺生成的作用，具有改善蛋白质代谢异常和降血清肌酐的作用。附子内含生物碱，其煎出液能加快血流，有明显的消炎和抑制变态反应作用。

安宫牛黄丸退热，可治疗中暑中枢损伤。大承气汤可治疗中暑所致的呼吸衰竭，预防肾功能衰竭。白虎加人参汤既清热补津，又对中暑所致的 DIC 有一定疗效。大黄、附子灌肠亦起到退热及预防肾衰竭的双重功效。以上乃方邦江教授运用多年的临床经验，及其结合精湛的专业知识所提出的对于中暑疾病的救治经验。今笔者有幸为其总结，望各位同道能有所获益。

十六、方邦江教授运用安宫牛黄丸治疗危急重症经验

安宫牛黄丸，出自吴鞠通所著之《温病条辨》，其曰："芳香化秽浊而利诸窍，咸寒保肾水而安心体，苦寒通火腑而泻心用之名方。""兼治飞尸卒厥，五痫中恶，大人小儿痉厥之因于热者。"安宫牛黄丸与紫雪丹、至宝丹一起，合称为"中医温病凉开三宝"，而安宫牛黄丸最长于清热豁痰、开窍醒神，为"凉开三宝"之首。该方由牛黄、犀角、麝香、珍珠、朱砂、雄黄、黄连、黄芩、栀子、郁金、冰片等组成。方中牛黄清心解毒、豁痰开窍，犀角清心、凉血解毒，麝香开窍醒神，三味共为君药；黄连、黄芩、栀子清三焦火热；雄黄豁痰，共为臣药；郁金、冰片芳香去秽、通窍开闭，以内透包络，朱砂、珍珠、金箔镇心安神，蜂蜜和

胃调中，共为佐使。诸药合用，共奏清热解毒、豁痰开窍之功。临证主治热邪内陷引起的高热不退、烦躁不安、神昏谵语、浊痰壅盛、小儿惊风诸症。方邦江教授认为：心为君主之官；宫为宫殿、宫城，君王居住的场所；心包犹如君主之宫城，代君受邪。安宫牛黄丸善清内陷心包之邪热，使心不受邪扰，而能安居其位；且该方又以牛黄为主药，故名"安宫牛黄丸"。

现代药理研究表明，安宫牛黄丸具有清热作用，对中枢神经系统具有明显的镇静作用；此外，还有脑保护及复苏、抗惊厥、抗炎消肿、抗病毒、保肝作用，因而亦可用于中风昏迷及脑炎、脑膜炎、脑出血、脓毒症、肝昏迷者。

【案例一】脑梗死

方邦江教授认为安宫牛黄丸既能芳香开窍、清热解毒，又能化痰镇惊，配合西医治疗重型脑血管意外可取得较好疗效，是提高成活率、减少并发症较理想的治疗方法。

姜某，男，69岁，因"突然昏迷、右侧肢体偏瘫2小时"入院。

神昏，右侧半身不遂，喉中痰鸣，呕吐暗红色涎沫1次，舌暗红，苔黄，脉弦。既往有高血压病史5年；3年前曾患脑梗死，经治基本痊愈。体格检查：T 3 6.8℃，P 83次／分，R 20次／分，BP 180/110mmHg。神志浅昏迷，双瞳孔等大等圆，对光反射存在，右侧鼻唇沟变浅，舌不能伸出。查体：颈软，胸廓对称，双肺呼吸音粗，腹软，肝脾肋下未触及，肠鸣音正常，右侧上下肢肌力 2 级，肌张力稍高，左侧肌力、肌张力正常，右侧巴氏征阳性。头颅磁共振（MRI）诊断为双颞叶、左顶叶梗死。

中医诊断：中风（中脏腑）。

西医诊断：脑梗死；高血压 3 级（极高危）。

治法：西医予吸氧、活血、清除自由基、营养脑细胞、控制血压等治疗。

中医四诊合参，治宜清热开窍、涤痰息风。重用安宫牛黄丸，每次 1 粒，每日 3 次，溶化灌服，连服 3 日。第 4 日患者神志清醒，基本能对答，肌力恢复至 4 级。安宫牛黄丸减至每日 1 粒，继服 3 日。以后中药内服，调理 3 周，临床治愈出院。半年后随访，血压正常，坚持日常家务劳动。

【病例二】脑出血

侯某，男，68 岁。

头痛、头晕、血压升高 10 余年，长期服降压药物。今晨起突发昏仆，意识不清，口眼㖞斜，右侧肢体瘫痪，面红身热，牙关紧闭，口噤不开，喉间痰鸣，时有抽搐，脉弦滑，肺部可闻及痰鸣音。证属中风中脏腑。治当清肝息风、辛凉开窍，以天麻钩藤饮化安宫牛黄丸 1 粒，鼻饲，并加用脱水、降压、保护脑细胞等西药。后患者神志略清醒，舌强语謇，继服安宫牛黄丸，每次 1 粒，每日 3 次。1 周后，患者意识较前清晰，语言较为流利，部分肢体功能恢复。继服天麻钩藤饮，并配合针灸康复治疗。

方邦江教授认为安宫牛黄丸治疗脑血管意外（包括脑出血、脑梗死等），在病机方面都突出"痰热"二字，往往能取得较好效果。但方教授指出安宫牛黄丸治疗应注意以下几个误区：一是从中医角度而言，中风有多种表现，如果中风发生时，出现突然意识障碍、偏瘫，同时伴有烦躁不安、面红身热、口臭、大便秘结、舌苔黄腻等邪热内闭之象，此时宜用安宫牛黄丸。而属中风之脱证，即症见汗多肢冷、小便失禁，此时救治需大补元气、回阳救逆之品，如人参等，若此时用与之相反作用的安宫牛黄丸则适得其反，不但没有起效反而加重病情。安宫牛黄丸虽对中风急性期有治疗作用，但由于药性寒凉，故要注意辨证使用，尤其要慎用于素体脾胃虚寒者。痰热神昏的患者可以服用，但对于痰热不明显或脾胃虚寒的患者却不适合，用之反而会加重病情。同是昏迷的两名中风患者，一名可能要用清热化痰、醒神开窍的中药，而另一名则须采用温化痰湿、醒神开窍的中药。二是中风急性期后，多数患者会有不同程度的后遗症（语言不利、半身不遂、口角㖞斜），此时应尽早进入康复治疗。在康复期，中风患者可以进行各种康复训练和治疗，包括中医药治疗以及按摩、针灸等。此时，再服安宫牛黄丸不但无效，体质差的还会出现眩晕、腹泻等症状。因此，安宫牛黄丸不可久服或过服，即神志清醒后当停用，中病即止。三是安宫牛黄丸方中含朱砂、雄黄，不宜过量久服，肝肾功能不全者更应慎用。安宫牛黄丸原方中用的是犀牛角，因犀牛属国家重点保护的珍贵、濒危野生动物，现在多用水牛角代替。安宫牛黄丸没有预防中风的作用，只能缓解中风的症状而已。有些人按月服用安宫牛黄丸，这种做法完全没有必要。预防中风更重要的是治疗原发病，如对高血压、高脂血症、冠心病、心房纤颤、心功能不全、糖尿病等进行积极治疗，切不可擅自长期服用安宫牛黄丸。

【病案三】脑复苏

汤某，女，因外院手术中突发心脏停搏，经心肺复苏后心搏恢复，但意识丧失，深度昏迷，遂送入龙华医院急诊。

出现送至龙华医院急诊科时，患者已持续昏迷10天。神昏、高热、气促、咳黄痰、呼吸机辅助呼吸。必须争分夺秒进行促醒治疗，否则很可能进入植物人状态。患者辨证属"痰热蒙窍"，故用传统中药安宫牛黄丸，并配合西医促醒、高压氧等措施，持续治疗3天后，患者症状明显好转，可以睁眼，并有不自主的肢体活动。1周后，患者渐渐恢复正常体征，并可行走和进食。

现代研究表明，安宫牛黄丸中朱砂能抑制中枢神经系统兴奋，起镇静和催眠作用，外用能抑杀皮肤细菌及寄生虫；雄黄含三硫化二砷，能抑制疏基酶以影响细胞代谢，从而抑制生长迅速的细胞；冰片含右旋龙脑，对大肠杆菌、金黄色葡萄球菌有抑制作用；麝香含各种甾醇，具有兴奋中枢神经、强心利尿、促进腺体分泌的作用；珍珠粉含碳酸钙及多种氨基酸，与牛黄合用具有抗感染的功效；黄连含多种生物碱，主要为小檗碱，亦具有抗感染的功效；黄芩含类黄酮成分可显著抑制淋巴细胞增殖。故安宫牛黄丸具有抗炎、抑制细胞代谢、抗感染等复合作用。目前，我国昏迷患者的综合治疗措施包括：

首先，预防各种并发症是长期昏迷患者苏醒的基本条件，尤其要注意防治肺部感染、营养不良、高热和癫痫的发生。

其次，应用促醒药物，以解除颅底血管痉挛，改善微循环。促醒药物主要为：①精神兴奋剂，如甲氯芬脂。②阿片受体拮抗剂，如纳洛酮。③清除脑自由基类药物，如依达拉奉。④钙离子拮抗剂，如尼莫通。

最后，积极治疗脑积水。安宫牛黄丸恰有此功能，因而可积极运用。本例患者早期使用安宫牛黄丸，切中病机，再辅之以高压氧，故而能获得较为满意的效果。

【病案四】病毒性脑炎

赵某，42 岁。高热、抽搐、昏迷 3 天。

患者 3 天前感冒后出现高热、抽搐、昏迷。神经系统检查：病理征阳性。血常规：WBC 8.2×10^9/L，N 65%。脑脊液检查：压力高，外观清亮，静置 24 小时后无菌膜生长，细胞计数为 120×10^6/L，以单核细胞为主，蛋白略高，糖正常，氯化物正常。诊断为"病毒性脑炎"。西医予抗感染、降颅内压、控制惊厥、纠正水电解质紊乱、营养支持、吸氧、吸痰、保留胃管等治疗，仍时有高热、意识模糊。中医予安宫牛黄丸鼻饲，每日 3 丸，分 2 次鼻饲管注入。24 小时热退，吞咽反射出现，神志转清。36 小时抽搐停止。1 周后病情基本控制，后调理半月出院。

天然牛黄对流行性乙型脑炎病毒有直接的杀灭作用，安宫牛黄丸抗多种病毒感染的作用可能与牛黄的抗病毒机制有关。多年来，安宫牛黄丸广泛运用于脑炎、流行性乙型脑炎等致高热神昏的疾病。安宫牛黄丸能改善患者临床症状，缩短发热期，提高越期率，促进肝、肾和血液功能的恢复，减少并发症的发生。

【病案五】肺性脑病

患者，男，92 岁。主因"反复咳嗽、咳痰、气促 20 余年，加重伴意识障碍 3 天"由急诊收入院。

患者既往有吸烟史 60 余年，慢性阻塞性肺疾病、肺心病 20 余年。3 天前，患者无明显诱因出现胸闷、气促、咳黄痰，无胸痛、心悸，夜间不能平卧，喘憋，出汗，大便 3 日未解，遂收住入院。入院后查体：体温 38.8℃，血压 150/80mmHg，脉搏 110 次 / 分，呼吸 26 次 / 分；球结膜水肿，双侧瞳孔等圆，对光反射存在；胸廓桶状，双肺呼吸音粗，两下肺可闻及湿啰音，双肺少量痰鸣音；可闻及干鸣音，心界叩诊向左扩大，心率 110 次 / 分，双下肢水肿；舌暗红，苔黄燥，脉滑数。

入院后诊断：慢性阻塞性肺疾病急性加重，Ⅱ 型呼吸衰竭；肺源性心脏病，心功能 Ⅲ 级；高血压 3 级，极高危。

入院后急查血气分析：pH 7.15，$PaCO_2$ 98mmHg，PaO_2 54mmHg，SaO_2 86%，BE 10.2mmol/L，HCO_3^- 36mmol/L。后经抗感染、解痉、化痰、平喘、强心、扩冠、利尿等治疗，仍呼吸困难、喉间痰鸣、意识淡漠。建议给予气管插管、呼吸机辅助治疗，但家属坚决拒绝，要求药物治疗。后予可拉明、洛贝林静脉滴注兴奋呼吸中枢。患者 3 日未解大便、神昏、痰鸣、舌红、苔黄等热象明显，辨证属肺胀之痰热蒙窍证，遂嘱其自服安宫牛黄丸 1 粒以清热开窍。3 小时后患者偶有意识清醒。复查血气分析：pH 7.26，$PaCO_2$ 78mmHg，PaO_2 64mmHg，SaO_2 90%。查体：血压 145/90mmHg，心率 80 ～ 90 次 / 分。考虑服用安宫牛黄丸有效，嘱其再服 1 粒。1 天后患者意识逐渐转清，继予安宫牛黄丸，每日 3 次，每次 1 粒。后排大便 1 次，继续施以抗感染、改善通气、排痰、通便等措施。后 $PaCO_2$ 逐渐降至 57mmHg，意识一直清楚，未再反复，2 周后好转出院。

肺性脑病多继发于慢性阻塞性肺疾病，是由呼吸衰竭致缺氧、二氧化碳潴留引起的精神障碍及神经系统症状的综合征，多来势凶险，预后不良。西医对其治疗以无创或有创呼吸机为主，患者多不能耐受。中医治疗使用安宫牛黄丸配合呼吸兴奋剂等，多能起到较好效果。方邦江教授认为，肺主气，司呼吸，朝百脉而主治节；心主血，主神志，心肺同居上焦，在气血及精神活动方面相互为用。该患者乃系肺病及心，痰蒙神窍，而出现精神症状，故可予开窍醒神的安宫牛黄丸。肺性脑病之昏迷为久病咳喘，痰瘀阻肺，阻遏清阳，蒙蔽心脑而发，多属实证、热证。安宫牛黄丸能减轻家兔实验性脑水肿的脑组织含水量；牛黄、麝香能兴奋呼吸中枢，增强中枢耐缺氧能力。本患者高龄，病势凶险，抢救过程中除配合使用安宫牛黄丸清热醒脑开窍外，还注意通气、通大便等方法，使邪有所出，肺气得复，患者转危为安。

【病案六】脓毒症

胡某，女，89岁。发热3天伴咳嗽。

患者3天前出现发热、咳嗽，自服药物后不见缓解。今上午咳嗽加剧，自测体温38.5℃，遂来院急诊。刻下：发热，咳嗽气急，痰白、量多、质黏稠，舌质暗红，苔薄白而干，脉细数。患者既往有高血压、冠心病、糖尿病、脑梗死病史。查体：体温38.2℃，脉搏92次/分，呼吸23次/分，血压130/80mmHg。神清，心率92次/分，房颤，杂音未及，双肺呼吸音粗，可闻及痰鸣音；腹平软，无压痛及反跳痛，双下肢压迹（－）；神经系统检查正常。实验室检查：WBC 8.4×10^9/L，N 76.7%，CRP 62.3MG/L。胸片示：左下肺斑片状影，左下肺炎。入院后予以拉氧头孢、莫西沙星控制感染，喘定、兰苏、琥珀氢考祛痰平喘抗炎，同时予以对症支持治疗。5天后患者咳嗽、咳痰症状未见缓解，两肺仍满布湿啰音，同时出现呼吸困难、不能平卧、双下肢浮肿等症。复查血常规示：WBC 10.7×10^9/L，N 74.5%，CRP 23mg/L。患者感染症状未得到有效控制，故调整抗生素为海正美特联合斯沃。患者咳嗽气急症状加重，端坐呼吸，不能平卧，痰黄量多，痰中时带鲜血，并出现神志改变，双下肢浮肿加重，少尿，血压 90/50mmHg。急予血管活性药物，同时予安宫牛黄丸口服，每日3粒。后患者病情逐渐好转，神志转清，呼吸困难、发绀逐渐好转，体温回升，咳嗽、咳痰症状好转。逐步停用抗生素，2周后患者痊愈出院。

脓毒症为临床危急重症，当早期干预、积极治疗。本病患者主要由于火毒炽盛、邪热内侵，加之治疗不当或治疗失时，以致正不胜邪，客于营血，内犯脏腑而成。脓毒症根据其临床表现可分为虚实两类：病变初期以实证为主，表现为"正盛邪亦盛"的病理变化；随着病情的不断深入发展，表现为"虚实夹杂"的复杂证候；极期突出在"正衰邪盛"及"正衰邪衰"的状态，由脏器的功能失调最终发展为"脏器衰竭"的局面；恢复期多表现为"正虚邪恋"的状态。本案患者感染不能得到控制，最后发展为脓毒症，针对本病现代医学治疗多采取抗感染、液体复苏、激素及对症治疗；中医根据不同阶段及不同证候类型采取不同的疗法。本案患者后期神昏、喘急、咳黄痰、高热、咳血、便秘，加之患者年高且既往有高血压、糖尿病、冠心病等，病情危重，稍有不慎即可危及生命，故采用中西医结合疗法，并应用安宫牛黄丸，病情得到缓解，痊愈出院。

此外，安宫牛黄丸还常用于急性胰腺炎、肝炎、中暑、毒蛇咬伤、一氧化碳中毒等急危重症，此处不再一一列举。

方邦江教授临证之时，主张早期使用，每次1丸，每日1次；小儿3岁以内每次1/4丸，4~6岁每次1/2丸；对于极危之候，可大剂服用，可至每日3丸。方教授认为临床使用应注意：①本品为热闭神昏所设，寒闭神昏不得使用。②本品处方中含麝香，芳香走窜，有损胎气，孕妇慎用。③服药期间饮食宜清淡，忌食辛辣油腻之品，以免助火生痰。④本品处方中含朱砂、雄黄，不宜过量久服，肝肾功能不全者慎用。⑤在治疗过程中如出现肢寒畏冷、面色苍白、冷汗不止、脉微欲绝，由闭证变为脱证时，应立即停药。⑥高热神昏、中风昏迷等口服本品困难者，当鼻饲给药。

方邦江教授认为，中药也有保质期。中成药一般是2~3年，最多是5年；中药饮片一般是1年。当然，像枳壳、陈皮、半夏、麻黄、吴萸等陈放使用，效果可能会更好一些。安宫牛黄丸属中成药，药中的天然麝香、牛黄属芳香药，易挥发香药，存放会影响疗效。所谓安宫牛黄丸年代越久越好的说法，实无科学依据。

综上所述，安宫牛黄丸的确能治疗多种疾病导致的高热、神昏症状，其起效之神速足以使那些认为中医是"慢郎中"的人刮目相看。但我们也要认识到事物的两面性，该药起效神速是因方中所用药物均是猛药峻剂，治疗时应中病即止，不可长时间服用，否则可导致药物蓄积而出现中毒症状，损害身体健康，走向了治疗疾病的反面。同时，该药的作用一定程度上是建立在综合用药的基础上，与现代医学的结合使安宫牛黄丸焕发新的生机，其运用延伸到了临床的各个领域。当前有必要对该药的作用机理深入研究，弄清药物的副作用及禁忌证，完善药物的使用说明，拿出明确的基础研究及临床证据，规范其临床应用，造福更多的患者，从而真正做到光大中医中药。

附 录

附录一：专著与教材

（一）专著

1.《国医大师裘沛然治疗疑难危急重症经验集》. 主编 . 中国中医药出版社 .2017.

2.《国医大师治疗危急重症经验精选》. 主编 . 人民卫生出版社 .2017.

3.《沪上名医朱培庭治疗危急疑难病经验》. 主编 . 中国中医药出版社 .2015.

4.《国医大师朱良春治疗疑难危急重症经验集》. 主编 . 中国中医药出版社 .2013.

5.《中医急诊内科学》. 主编 . 科学出版社 .2010.

6.《弥散性血管内凝血中西医结合治疗学》. 主审 . 军事医学科学出版社 .2014.

7.《朱培庭学术经验撷英》. 合编 . 上海中医药大学出版社 .2010.

8.《内科危重病中西医结合诊疗对策》.副主编.人民卫生出版社.2015.

9.《中医适宜技术》.副主编.上海科学技术出版社.2014.

10.《实用急救技术》.副主编.上海科学技术出版社.2009.

11.《中医十大名方妙用：温胆汤》.副主编.中国中医药出版社.1998.

12.《瘫痪病中医治疗学》.副主编.湖北科学技术出版社.1995.

13.《罗森急诊医学（上、下卷）》.编委.北京大学医学出版社.2013.

14.《中西医结合思考与实践》.编委.人民卫生出版社.2013.

15.《糖尿病中西医结合诊疗规范》.编委.军事医学科学出版社.2010.

16.《介入放射药物治疗学》.编委.科学出版社.2009.

17.《朱培庭学术经验精髓》.编委.科学出版社.2008.

18.《脑系科危重急症抢救手册》.编委.天津科学技术出版社.2001.

19.《肝胆病证治精要》.编委.科学文献出版社.1999.

（二）教材

1.《急救医学》（国家卫生和计划生育委员会"十三五"规划教材）.主编.人民卫生出版社.2018.

2.《中西医结合急救医学》（全国中医药行业高等教育

"十三五"规划教材）. 主编 . 中国中医药出版社 .2018.

3.《中西医结合急救医学临床与研究》（国家卫生和计划生育委员会"十三五"规划教材）. 主编 . 人民卫生出版社 .2018.

4.《中医急重症学》（全国普通高等院校"十三五"规划教材）. 主编 . 科学出版社 .2017.

5.《中西医结合急救医学》（全国中医药行业高等教育"十三五"规划教材）. 主编 . 中国中医药出版社 .2017.

6.《中西医结合急救医学》（国家卫生和计划生育委员会"十二五"规划教材）. 主编 . 人民卫生出版社 .2014.

7.《急救医学学习指导与习题集》. 主编 . 人民卫生出版社 .2013.

8.《中医急诊学》（全国中医药行业高等教育"十二五"规划教材）. 副主编 . 中国中医药出版社 .2013.

9.《急救医学》（国家卫生和计划生育委员会"十二五"规划教材）. 副主编 . 人民卫生出版社 .2012.

10.《中西医结合急诊内科学》（全国普通高等院校"十一五"规划教材）. 副主编 . 科学出版社 .2008.

11.《西医内科学》（国家卫生和计划生育委员会"十三五"规划教材）. 编委 . 人民卫生出版社 .2016.

12.《中医急重症学》（卫生部"十二五"规划教材）. 编委 . 人民卫生出版社 .2012.

13.《内科临床技能考核指导手册》编委 . 上海中医药大

学出版社 .2009.

14.《中医急诊临床研究》(卫生部"十一五"规划教材).编委.人民卫生出版社 .2009.

附录二：发明专利

1. 治疗脓毒症的中药复方制剂（脓毒清）及其制备方法和用途（专利号：CN201611232205.8）

2. 复元醒脑颗粒制剂及其制备方法和应用（专利号：CN201710285715.X）

3. 治疗脑梗死的中药复方制剂及其制备方法和用途（专利号：CN201410162600.8）

4. 解热抗炎的中药复方制剂及其制备方法和用途（专利号：201410139345.5）

5. 一种结肠多功能治疗装置（专利号：CN201410123397.3）

6. 用于治疗急性脑梗死的血浆过滤装置及方法（专利号：CN201611205854.9）

7. 表没食子儿茶素没食子酸酯在制备防治胆石症的药物中的应用（专利号：CN200710094207.X）

附录三：研究项目

1.SDF-1/CXCR4轴在糖尿病脑梗塞内皮祖细胞"归巢"中的调控作用与复元醒脑汤干预研究 . 国家自然科学基

金（编号：81072790）

2. 复元醒脑法促进糖尿病脑梗死血运重建中 microRNAs 的作用 . 国家自然科学基金（编号：81273725）

3. 复元醒脑汤调控糖尿病脑梗死血管重建中 Rab1 介导的 AT_1I 囊泡运输的分子机制 . 国家自然科学基金（编号：81573923）

4. 胆固醇结石胰岛素抵抗分子机制及养肝柔肝中药干预作用 . 国家自然科学基金（编号：30672698）

5. Rab27B 信号转导通路参与锦红汤调节脓毒症时血小板囊泡分泌的机制研究 . 国家自然科学基金（编号：81573783）

6. 中药上市后再评价关键技术研究 ."重大新药创制"科技重大专项"十二五"实施计划（编号：2009ZX09502-030）

7.2 型糖尿病合并冠心病中医综合治疗方案研究 . 国家"十一五"科技支撑计划（编号：2006BAI04A04-2）

8. 缺血性中风综合防治方案和疗效评价的示范研究 . 国家"十一五"科技支撑计划（编号：2006BAI04A02）

9. 中西医结合卒中单元治疗缺血性脑卒中疗效评价的示范研究 . 国家"十一五"科技支撑计划（编号：2006BAI04A02）

10. 复元醒脑汤干预糖尿病脑梗死内皮祖细胞血管新生的实验研究 . 国家教育部高等学校博士学科点（博导类）专

项科研基金（编号：20103107110003）

11. 喘证、中风、外感热病中医临床路径的制定、优化、推广. 国家临床重点专科建设项目

12. 胆石病胰岛素抵抗及其与中医证型相关性的临床研究. 中国博士后科学基金（编号：200435484）

13. 利用个体化诊疗平台评价中医药延缓糖尿病血管并发症疗效的研究. 北京市科技重大项目中医药防治重大疾病临床个体诊疗评价体系的研究课题（编号：H020920010330）

14. 成人缺血缺氧性脑病、AECOPD、脓毒症中医临床诊疗方案与相关基础研究. 上海市重要薄弱学科建设项目

15. 胰岛素抵抗在胆固醇结石形成中的作用及养肝柔肝中药的干预机制. 上海市自然科学基金

16. 基于 microRNAs 在糖尿病脑梗死血管中的基础与研究. 上海市教育委员会重点项目（编号：13ZZ097）

17. 阳明法防治老年咳喘病. 上海市卫生局项目（编号：ZXSNXD_YL_SYJS_9）

18. 胆固醇结石胆囊细胞动力信号转导的变化及中药的干预作用. 科学技术研究专项中医（基础）研究资助项目（编号：04-05JP24）

19. 养肝柔肝法对胆固醇结石豚鼠脂质代谢肝脏相关基因的调节作用实验研究. 上海市重点学科建设资助项目（编号：T0304）

20. 宽胸理肺汤治疗痰浊壅肺型 AECOPD 多中心、随

机、对照循证医学研究.上海市浦东新区卫计委联合攻关项目

21.中西医结合急救医学数字化教材.国家中医药管理局课题

22."疏风解表方"主要药效学和毒理学研究.上海市进一步加快中医药事业发展三年行动计划

23.喘病（AECOPD 和重症哮喘）；外感发热（社区获得性肺炎、医院获得性肺炎）；神昏病（成人缺血缺氧性脑病）的中医诊疗方案与临床路径制订、验证与推广.上海市卫计委"十三五"重点临床专科建设项目

24.基于扶正祛邪经方"补中益气汤"治疗多重耐药菌医院获得性肺炎的多中心、随机、对照临床研究.上海市科技创新行动计划（编号：18401971600）

附录四：制定行业标准、指南

1.国家中医药管理局：喘证（慢性阻塞性肺疾病急性加重期）中医诊疗方案

2.国家中医药管理局：喘证（慢性阻塞性肺疾病急性加重期）中医临床路径

3.外感发热（医院获得性肺炎）中医诊疗方案

4.外感发热（医院获得性肺炎）中医临床路径

5.中国中西医结合急性脑梗死急诊诊治专家共识

6.中国急性脑梗死急诊诊治专家共识

7. 脓毒症液体治疗急诊专家共识

8. 老年多器官功能障碍综合征中西医结合诊疗专家共识

9. 上海市中医适宜技术："阳明法"治疗老年咳喘病

附录五：科学技术奖励

1. 2015 年上海市科学技术进步奖一等奖．基于病证结合胆石症防治的系列研究与应用．第一完成人（20154008-1-R01）

2. 2012 年教育部科技进步二等奖．基于同病异治胆石症中医治疗临床与实验研究．第一完成人（2012-264）

3. 2012 年中华中医药学会科学技术奖三等奖．不同中医治法对胆固醇结石防治作用的实验研究．第一完成人（201203-25-JC-10-R-01）

4. 2014 年上海医学科技奖三等奖．基于同病异治胆石症中医转化医学研究．第一完成人（2014030501）

5. 2011 年上海中医药科技奖二等奖．不同中医治法对胆固醇结石防治作用的实验研究．第一完成人（20110204）

6. 2014 年中国中西结合学会科学技术奖三等奖．雷公藤甲素、锝（99Tc）亚甲基二磷酸盐治疗 graves 病的机制研究（20141601a）

7. 2007 年湖北省科技进步三等奖．电针对高血压脑出血大鼠海马信号转导机制的影响（2007J-259-3-172-136-R03）

8.2007 年中国中西医结合学会科学技术二等奖（通下清热法治疗急性胆源性感染中调控全身性炎症反应的作用的研究（20071004B）

9.2006 年中国针灸学会科学技术奖二等奖．电针对高血压脑出血大鼠海马信号转导机制的影响（ZJ2006006-2-03）

10.1998 年湖北省科学技术三等奖．血虚证与红细胞膜、酶、红细胞免疫功能相关性的临川与实验研究（973-136-3）

附录六：专业论文

1.论"急性虚证"理论及其在急救临床的应用（上）[J]．中国中医急症，2017，26（10）：2116-2117.

2.论"急性虚证"理论及其在急救临床的应用（中）[J]．中国中医急症，2017，26（11）：2116-2117.

3.论"急性虚证"理论及其在急救临床的应用（下）[J]．中国中医急症，2017，26（12）：2116-2117.

4.Effect of emodin on mobility signal transduction of gallbladder smooth muscle in Guinea pig with cholelithiasis [J]．Asian Pacific Journal of Tropical Medicine，2016，9（10）：991-996.

5.Albiflorin Granule significantly decreased the cholesterol gallstone formation by the regulation of insulin transduction signal [J]．Asian Pacific Journal of Tropical Medicine，2016，9（9）：856-860.

6. Meta-analysis of Cholesteryl Ester Transfer Protein TaqIB Polymorphism and Risk of Myocardial Infarction ［J］. Medicine, 2014, 93（26）: e160.

7. The association of neck circumference with incident congestive heart failure and coronary heart disease mortality in a community-based population with or without sleep-disordered breathing ［J］. BMC Cardiovascular Disorders, 2018（18）:108.

8. 中国急性缺血性脑卒中中西医急诊诊治专家共识 ［J］. 中华危重病急救医学, 2018, 30（3）: 193-197.

9. 中国急性缺血性脑卒中急诊诊治专家共识 ［J］. 中国急救医学, 2018, 38（4）: 281-287.

10.2018 美国急性缺血性卒中早期管理指南解读 ［J］. 中华危重病急救医学, 2018, 30（4）: 1-4.

11. 复元醒脑汤对糖尿病脑梗死大鼠脑组织梗死体积及形态学影响的实验研究 ［J］. 中国中医急症, 2018, 27（2）: 189-193.

12. 脓毒性休克的中西医研究 ［J］. 实用休克杂志, 2017, 1（1）: 16-20.

13. 锦红汤保护脓毒症早期心肌损伤的临床研究 ［J］. 中国中医急症, 2017（11）: 1884-1886.

14. 复元醒脑汤对急性脑梗死（风痰瘀阻证）患者凝血功能影响的临床研究 ［J］. 中国中医急症, 2017, 26（8）: 1317-1319.

15. 急性脑梗死不同中医证型与 NIHSS 评分时相性演变的相关性研究 [J]. 中国中医急症，2017，26（7）：1129-1133.

16. 黄芪保心汤对冠心病心绞痛病人中医证候积分、血脂及炎症因子的影响 [J]. 中西医结合心脑血管病杂志，2017，15（11）：1300-1303.

17. 黄芪保心汤对心肌缺血的血流动力学和凋亡作用的研究 [J]. 中国中医急症，2017，26（7）：1175-1177.

18. 复元醒脑法对急性脑梗死患者血栓弹力图与凝血功能相关性的影响 [J]. 辽宁中医药大学学报，2017（12）：69-71.

19. DELP 治疗 2 例急性脑梗死病案报道及分析 [J]. 上海医药，2017，38（5）：29-30.

20. 复元醒脑汤对糖尿病脑梗死大鼠内皮祖细胞功能的作用研究 [J]. 中国中西医结合急救杂志，2016，23（4）：412-416.

21. 复元醒脑汤对糖尿病脑梗死大鼠脑组织 SDF-1. CXCR4.VEGF 基因及蛋白表达作用的研究 [J]. 中国中医急症，2016，25（8）：1457-1460.

22. 方邦江教授治疗中风临床验案举隅 [J]. 光明中医，2016，31（17）：2476-2478.

23. 方邦江治疗疑难杂症验案举隅 [J]. 上海医药，2016，37（9）：43-45.

24. 针灸辅助治疗呼吸机脱机的理论思考与实践 [J]. 中国中医急症，2016，25（2）：368-370.

25. 优化《中医急诊学》教学的实践与思考 [J]. 中国中医急症，2016，25（8）：1534-1536.

26. 基于中医文化构建急诊和谐医患关系教学课程的理论与实践 [J]. 上海医药，2016，37（9）：56-57.

27. 中医医院急诊教学方法与路径探讨 [J]. 上海医药，2015（13）：59-61.

28. 方邦江治疗外感热病经验 [J]. 上海中医药杂志，2015（7）：25-27.

29. 方邦江教授针药结合治疗肺胀病的学术思想 [J]. 中国中医急症，2015（4）：624-625，631.

30. 方邦江教授论治慢性阻塞性肺疾病急性加重期经验初探 [J]. 云南中医学院学报，2015，38（5）：90-92.

31. 复元醒脑汤治疗急性缺血性中风的临床研究 [J]. 中国中医急症，2014，23（11）：1970-1972.

32. 方邦江教授序贯防治中风病学术思想撷英 [J]. 世界中医药，2014（11）：1512-1514.

33. 加味锦红汤联合西医常规疗法治疗脓毒症临床研究 [J]. 上海中医药杂志，2014（10）：57-59.

34. 浅谈"阳明法"防治老年咳喘病 [J]. 光明中医，2014，29（4）：674-675.

35. 院前急救呼吸支持技术的新进展 [J]. 中华全科医师

杂志，2014，13（3）：164-166.

36. 喉罩与气管插管在不同环境院前急救中的应用效果
[J]. 中华全科医师杂志，2014，13（10）：858-860.

37. 方邦江教授治疗外感热病验案举隅[J]. 中国中医急
症，2014，23（3）：465-465.

38. 方邦江教授治疗急重症临床验案举隅[J]. 中国中医
急症，2014，23（4）：646-647.

39. 糖心平治疗糖尿病冠心病的临床观察[J]. 光明中
医，2014（6）：1178-1180.

40. 复元醒脑汤对糖尿病脑梗死大鼠脑组织梗死体积的
影响[J]. 上海中医药大学学报，2013（5）：66-69.

41. 复元醒脑汤对糖尿病脑梗死大鼠血－脑屏障干预作
用的实验研究[J]. 江苏中医药，2013（8）：68-70.

42. 宽胸理肺汤治疗慢性阻塞性肺疾病急性加重（痰
浊壅肺证）临床研究[J]. 中国中医急症，2013，22（9）：
1461-1463.

43. 益气养阴法治疗胸痹的疗效评价[J]. 中华中医药学
刊，2013（7）：1512-1513.

44. 三七花总皂苷对自发性高血压大鼠靶器官及血液流
变学指标的影响[J]. 中国中医急症，2013，22（5）：701-
702.

45. 血必净治疗脓毒症的疗效及对血小板内皮细胞黏附
分子－1和凝血功能影响的研究[J]. 现代中西医结合杂志，

2012，21（11）：1156-1158.

46. 益气养阴活血法治疗糖尿病冠心病的临床观察［J］.上海中医药大学学报，2012（5）：31-33.

47. 疏风解表方解热抗炎作用的实验研究［J］. 国际中医中药杂志，2012，34（7）：613-616.

48. 复元醒脑汤对糖尿病脑梗塞大鼠胰岛素抵抗干预作用的实验研究［J］. 成都医学院学报，2012，07（3）：374-377.

49. 三七花对高血压患者血压及血浆 t-PA、PAI、vWF 的影响［J］. 上海中医药杂志，2012（3）：47-48.

50. 复元醒脑汤对糖尿病脑梗塞大鼠胰岛素抵抗干预作用的实验研究［J］. 成都医学院学报，2012，7（3）：374-377.

51. 舒心饮改善气阴两虚型胸痹患者中医证候的疗效分析［J］. 中西医结合心脑血管病杂志，2012，10（6）：641-642.

52. 三七花总皂苷降压作用研究［J］. 光明中医，2012，27（7）：1314-1315.

53. 祛瘀解毒益气方对脓毒症患者炎症细胞因子的影响［J］. 上海中医药杂志，2011（5）：60-62.

54. 脓毒方治疗重症脓毒症 30 例临床研究［J］. 黑龙江医药，2011，24（2）：278-280.

55. 方邦江教授运用经方治疗外感热病医案举隅［J］. 环

球中医药，2011，04（3）：225-226.

56. 方邦江教授救治肺癌并发胸腔积液咯血验案［J］. 中国中医急症，2010，19（1）：87-87.

57. 复元醒脑汤对高血压性脑出血大鼠血 - 脑屏障通透性的干预作用［J］. 中国中医药现代远程教育，2010，08（17）：206-208.

58. 复元醒脑汤对高血压性脑出血大鼠脑组织形态学的影响［J］. 浙江中西医结合杂志，2010，20（6）：338-341.

59. 复元醒脑汤对高血压性脑出血大鼠脑组织形态学改变影响实验研究［J］. 中国中医药现代远程教育，2010（18）：182-184.

60. 化瘀平肝法治疗急性脑梗死证疗效观察［J］. 中国中医药现代远程教育，2010（18）：165-166.

61. 脓毒方治疗甲状腺机能减退经验［J］. 中医杂志，2010，51（4）：310-312.

62. 脓毒方治疗重症脓毒症的临床研究［J］. 中国实验方剂学杂志，2010，16（9）：207-208.

63. 中西医综合治疗阴类证缺血性中风的临床疗效评价［J］. 上海中医药杂志，2010（4）：14-17.

64. 中药对重症脓毒症的疗效研究［J］. 中国中医药现代远程教育，2010，08（17）：211-212.

65. 参附注射液治疗急性心肌梗塞后心力衰竭临床观察［J］. 辽宁中医药大学学报，2009（12）：92-93.

66. 复元醒脑汤对糖尿病并发急性脑梗塞胰岛素抵抗的干预作用 [J]. 上海中医药杂志，2009（5）：14-15.

67. 复元醒脑汤对急性脑梗死患者胰岛素抵抗的干预作用 [J]. 浙江中西医结合杂志，2009，19（7）：400-402.

68. 养肝利胆颗粒对胆固醇结石豚鼠抗胰岛素抵抗的作用 [J]. 上海中医药大学学报，2009，7（6）：44-47.

69. 益气养阴活血通阳法对急性冠脉综合征患者 CRPIL-6 的影响 [J]. 辽宁中医杂志，2009，36（3）：332-333.

70. Effects of Yanggan Lidan Granule on insulin resistance in guinea pigs with induced cholesterol gallstones [J]. Journal of Chinese Integrative Medicine，2009：7（12）：1159-1163.

71. 养肝利胆颗粒对胆固醇结石豚鼠抗胰岛素抵抗的作用 [J]. 上海中医药大学学报，2009，23（6）：44-47.

72. 养肝利胆颗粒对胆固醇结石豚鼠抗胰岛素抵抗的干预作用 [J]. 中西医结合学报，2009，7（2）：159-162.

73. 胆结石豚鼠胆囊平滑肌细胞 IP3 含量的变化及养肝柔肝中药的干预作用 [J]. 上海中医药杂志，2008，42（8）：68-70.

74. 活血潜阳法治疗中风先兆证疗效观察 [J]. 中西医结合心脑血管病杂志，2008，6（9）：1039-1040.

75. 祛瘀解毒益气方治疗重症脓毒症的临床研究 [J]. 上海中医药大学学报，2008，22（2）：30-31.

76. 升清胶囊下调胆囊结石豚鼠胆囊上皮组织雌、孕激素受体 [J]. 中西医结合学报，2008，6（10）：1040-1044.

77. 调宁蛋白在胆固醇结石形成中的表达及养肝柔肝中药的干预作用 [J]. 上海中医药大学学报，2008，23（3）：55-57.

78. 养肝利胆颗粒对豚鼠胆囊胆固醇结石成石率和血浆胆囊收缩素含量的影响 [J]. 中西医结合学报，2008，6（4）：405-408.

79. 中药灌肠合无创通气治疗 COPD 并呼吸衰竭临床观察 [J]. 实用中西医结合临床，2008，8（3）：13-14.

80. 改进《针灸学》教学方法的若干尝试 [J]. 湖北中医药大学学报，2008，10（4）：66-66.

81. Experience of Dr. Zhu Peiting in Treating Cholelothiasis from the Aspect of the Liver [J]. Journal of Traditional Chinses Medicine，2007，27（2）：135-137.

82. 胆宁片对高脂模型大鼠脂肪肝及 PPARα、CYP7A1 表达的影响 [J]. 中国新药与临床杂志，2007，26（10）：721-726.

83. 胆石病与胰岛素抵抗相关指标关系的临床研究 [J]. 辽宁中医杂志，2007，34（9）：1244-1246.

84. 化痰通络法治疗糖尿病周围神经病变的临床研究 [J]. 上海中医药大学学报，2007，21（4）：35-36.

85. 双气消滞散对 G 豚鼠致石后胆囊调宁蛋白的影响 [J]

中国中西医结合消化杂志，2007，15（3）：148-150.

86. 通下化瘀方早期干预重症急性胰腺炎胰腺微循环紊乱的临床研究［J］. 中西医结合学报，2007，5（2）：134-136.

87. 养肝柔肝中药对胆囊胆固醇结石豚鼠胆囊细胞钙离子浓度的影响［J］. 中西医结合学报，2007，5（2）：179-182.

88. 胆结石豚鼠胆囊细胞［Ca^{2+}］i 的变化与疏肝利胆方药对其的促释放作用［J］. 中国中医基础医学杂志，2006，12（7）：519-521.

89. 疏肝利胆中药防止胆固醇结石形成的实验研究［J］. Journal of Integrative Medicine，2006，4（1）：56-59.

90. 调宁蛋白在胆固醇结石形成中的作用及疏肝利胆方药的干预机制［J］. 四川中医，2006，24（7）：9-11.

91. 软坚消瘿汤治疗慢性淋巴细胞性甲状腺炎的临床研究［J］. Journal of Integrative Medicine，2006，4（4）：355-357.

92. Effect of Electroacupuncture on Gene Expression of α-Subunit of Go-Protein in the Hippocampus of Rats with Hypertensive cerebral Hemorrage［J］. World J.Acu-Moxi，2005，15（1）：22-25，45.

93. 半硫丸对甲减大鼠生殖机能改善作用的实验研究［J］湖北中医杂志，2005，27（1）：10-12.

94. 半硫丸对"甲减"模型大鼠海马 T_3 核受体 mRNA 表达的影响 [J]. 上海中医药杂志，2005，39（2）：46-48.

95. 半硫丸对甲减大鼠脑组织抗氧化能力的实验研究 [J]. 湖北中医杂志，2005，27（6）：3-4.

96. 半硫丸对甲减大鼠海马 SS 与 SSmRNA 表达影响的实验研究 [J]. 江苏中医药，2005，26（6）：47-49.

97. 电针对高血压性脑出血大鼠海马 $Gi_2\alpha$、$Gi_3\alpha$ 基因转录的影响 [J]. 中国中医基础医学杂志，2005，11（6）：437-439.

98. 电针对高血压性脑出血大鼠血压、神经行为学及海马生长抑素表达的影响 [J]. 湖北中医杂志，2005，27（2）：6-8.

99. 电针对脑缺血再灌注损伤大鼠海马诱导型一氧化氮合酶 mRNA 表达的影响（英文）[J]. 中国组织工程研究，2005，9（37）：138-140.

100. 甲状腺功能减退大鼠海马 Gs、Gi 蛋白 α 亚基蛋白表达及半硫丸对其的调节作用 [J]. 四川中医，2005，23（7）：15-16.

101. 甲状腺功能减退大鼠脑海马组织 T_3 核受体基因表达 [J]. 中华地方病学杂志，2005，24（3）：262-263.

102. 养肝利胆方药改善胆囊结石患者的胆囊运动功能 [J]. 中国组织工程研究，2005，9（27）：114-115.

103. 益气养阴方药对甲状腺机能亢进症大鼠甲状腺细胞

NIS mRNA 表达的影响 [J]. 中国中医基础医学杂志，2005，11（5）：358-359.

104. 方邦朱培庭治疗胆道癌经验 [J]. 中医杂志，2005，46（1）：17-18.

105. 甲状腺功能减退大鼠脑海马组织 T_3 核受体基因表达 [J]. 中国地方病学杂志，2005（3）：262-263.

106. 锦红汤对急性胆源性感染中全身性炎症反应免疫调节作用的影响 [J]. 湖北中医杂志，2004，26（3）：12-14.

107. 锦红汤对急性胆源性感染全身性炎症反应综合征的调节作用 [J]. 中国中西医结合杂志，2004，24（8）：707-709.

108. 一种高血压性脑出血动物模型的建立及评价 [J]. 医学理论与实践，2004，17（2）：127-129.

109. 针灸治疗脑出血的机理研究探要 [J]. 中华中医药学刊，2004，22（11）：2126-2127.

110. 中医药防治胆石病研究的思路与方法探讨 [J]. 新中医，2004，36（9）：5-6.

111. 朱培庭教授从肝辨治胆道癌肿经验撷要 [J]. 江苏中医药，2004，25（10）：22-24.

112. 朱培庭从肝论治胆石病经验 [J]. 中医杂志，2004，45（5）：334-334.

113. 朱培庭治疗胆道病经验举隅 [J]. 湖北中医杂志，2004，26（8）：17-18.

114. Effect of Acupuncture on Neurological Defects and Daily Life Ability in Patients with Acute Cerebral Hemorrhage [J]. World Journal of Acupuncture-Moxibustion, 2003, 13 (4): 19-22.

115. Clinical Study on the Needling and Drug Treatment of Acute Cerebral Hemorrhage [J]. Journal of Traditional Chinese Medicine, 2003, 23 (3): 191-192.

116. 半硫丸治疗实验性甲状腺功能减退症大鼠的作用及其机理研究 [D]. 湖北中医学院, 2003.

117. 针刺对急性脑出血患者 TNF-α、NSE、LPO 的影响 [J]. 湖北中医药大学学报, 2003, 5 (1): 39-40.

118. 陈如泉运用活血消瘿汤治疗慢性淋巴细胞性甲状腺炎经验 [J]. 中医杂志, 2002, 43 (6): 419-419.

119. 复方甲亢汤治疗甲状腺机能亢进症 68 例 [J]. 新中医, 2002, 34 (2): 51-52.

120. 急性脑出血患者针刺治疗前后血 TNF-α、NSE 水平变化的观察 [J]. 新中医, 2002, 34 (12): 44-45.

121. 肾血管性高血压大鼠自发性脑出血血肿周围组织 SS 水平的研究 [J]. 医学理论与实践, 2002, 15 (12): 1365-1366.

122. 糖尿病周围神经病变 58 例患者 NO、NOS 水平及 $Na^+-K^+-ATPase$ 活性的临床分析 [J]. 医学理论与实践, 2002, 15 (2): 211-212.

123. 通痹汤治疗类风湿性关节炎 [J]. 湖北中医杂志,

2002，24（2）：18-18.

124. 血热证患者血 LPO、SOD、GSH-Px 及红细胞膜
$Na^+-K^+-ATPase$ 改变的临床研究［J］. 中医杂志，2002，43
（4）：287-288.

125. 针刺水沟、内关、足三里为主治疗出血性中风急性
期的临床研究［J］. 湖北中医杂志，2002，24（10）：6-7.

126. 中药治疗亚急性甲状腺炎的临床观察［J］. 湖北中
医杂志，2002，24（1）：9-9.

127. 小儿外伤性基底节区腔隙梗死的诊断与治疗［J］.
广东医学，2000，21（1）：48-49.

128. 肾性蛋白尿从肺论治验案举隅［J］. 中医药学报，
1996（1）：31-31.

129. 复方平眩汤治疗美尼尔氏综合征 103 例［J］. 湖北
中医杂志，1996（2）：38-38.

130. 血虚证血谷胱甘肽过氧化酶、血硒改变的临床研究
［J］. 四川中医，1994（12）：5-5.

131. 宽胸理肺汤治疗慢性肺心病 64 例［J］. 陕西中医，
1994（4）：150-150.

132. 宽胸理肺汤治疗 64 例慢性肺源性心脏病疗效观察
［J］. 西部中医药，1994（2）：21-21.

跋

　　方邦江教授是上海中医药大学附属龙华医院急诊科主任，是国家重点临床专科急诊学科带头人，国家区域诊疗中心急诊与重症医学学科带头人，上海市急诊与重症医学重要学科带头人，上海市重点临床专科学科带头人，全国中医急诊临床基地主任，中国中西医结合急救医学继续教育基地主任。他是我国建立急诊科室以来的第一批急诊专业医师，医疗生涯丰富，从基层中医、中西医结合急救工作开始30余载，一直孜孜以求，不断充实和完善自我。从大学到博士后的学习与研究经历，以及朱良春、晁恩祥、朱培庭、陈绍宏、陈如泉等名医大家的悉心栽培，便足以说明其深厚学术底蕴与勇于进取的学习精神。

　　方邦江教授是我院担任时间最长的急诊科主任和学科带头人。急诊科在方邦江教授的带领下，锐意进取，充分发掘我院名老中医临床治疗急危重症的学术经验，形成了富有中医急诊特色的优势病种，如"脑复苏""脓毒症""急性脑血管病""喘证（AECOPD）""急腹症"等。而该学科在全国率先实现了急诊门诊、急诊病房、重症监护病房一体化的急救管理体系。目前，该学科已建设成为国家区域诊疗中心、国家重点临床专科、国家中医药管理局重点专科、国家中医药管理局重点学科、全国中医急诊临床基地、全国中医急诊协作组大组长单位、中国中西医结合急救医学继续教育基地、上海市中医急诊分会主任委员挂靠单位、世界中医药学会联合会急症专委会会长挂靠单位，也是中华医学会急诊分会全国中医系统唯一常务委员单位。该学科已形成了以高级医护人员和博士为主体的专业齐全、结构合理、具有竞争力的学科团队，在学科规模、救治水平、教学与科研能力以及中医特色领域均领先于全国同级同类医院的中医、中西医结合急救医学学科。

方邦江教授治学严谨，始终坚持中医、中西医结合道路，坚持医、教、研协调发展。对中医急救事业的执着追求是他今日医、教、研硕果的源泉与动力。方邦江教授在中医、中西医结合急救医学领域的学术成就，获得了海内外专家的高度评价。他提出的"急则亦可治其本"学术观念，倡导"急性虚证"指导中医治疗急危重症的理论，以及率先提出的"早期截断、扭转"的"治未病"思想指导防治脓毒症多脏器功能衰竭等创新性学术思想，是对他从事中医、中西医结合急救 30 余载临床经验的高度总结，已成为指导中医、中西医结合急救学科的全国指南和路径内容。方邦江教授治疗危急重症的学术思想和经验在当今疑难危急重症已成为严重制约中医药生存与发展的瓶颈时期，尤显难能可贵，并将为促进我国中医、中西医结合治疗危急重症产生积极影响。

时值方邦江教授从医 35 年之际，其门人收集、整理方邦江教授治疗危急疑难重症的经验和学术思想，以裨同道，繁荣学术，实为中医界一大幸事。全书内容紧扣学术思想，有层次，有递进，有案例，有分析，条理清晰，文理清新，论述周详，科学性强，富有说服力，读来令人欲罢不能。相信该书的问世必将对促进中医、中西医结合急救医学的进步与发展产生重要影响，故欣然为跋。

上海中医药大学附属龙华医院院长

2018 年 3 月